本书由山东中医药大学附属医院资助出版

# 张素芳

## 小儿推拿学术经验集

主审　张素芳

主编　姚　笑　周奕琼

编委　（以姓氏笔画为序）

丁英霞　邢晓君　刘晓峰

李文靖　李倩楠　李媛媛

张　璇　逄　丽　蔡慧玲

中国中医药出版社

·北　京·

**图书在版编目（CIP）数据**

张素芳小儿推拿学术经验集 / 姚笑，周奕琼主编 . —北京：中国中医药出版社，2020.7

ISBN 978-7-5132-6065-7

Ⅰ . ①张… Ⅱ . ①姚… ②周… Ⅲ . ①小儿疾病－推拿 Ⅳ . ① R244.15

中国版本图书馆 CIP 数据核字 (2019) 第 301580 号

---

**中国中医药出版社出版**

北京经济技术开发区科创十三街 31 号院二区 8 号楼

邮政编码 100176

传真 010 64405750

河北仁润印刷有限公司印刷

各地新华书店经销

开本 880×1230 1/32 印张 6.5 字数 144 千字

2020 年 7 月第 1 版 2020 年 7 月第 1 次印刷

书号 ISBN 978-7-5132-6065-7

定价 39.00 元

网址 www.cptcm.com

社 长 热 线 010-64405720

购 书 热 线 010-89535836

维 权 打 假 010-64405753

微信服务号 zgzyycbs

微商城网址 https：//kdt.im/LldUGr

官方微博 http：//e.weibo.com/cptcm

天猫旗舰店网址 https：//zgzyycbs.tmall.com

如有印装质量问题请与本社出版部联系（010-64405510）

# 编写说明

张素芳教授是我国著名小儿推拿专家，她既受过规范的专业训练，又术有专攻，集一指禅流派、湘西流派和孙重三流派精华于一身，手法精湛，辨证明晰，效果卓著，为海内外小儿推拿业从业者景仰。总结张素芳教授的学术思想和临床经验，不仅有利于小儿推拿理论的充实和发展，对小儿推拿临床实践更具有指导意义。

与传统小儿推拿著作相比，本书有以下几个特点：

第一，全面梳理了张素芳教授的学术渊源、师承脉络、发展成熟过程，为理解张素芳教授的学术思想、技法特点、用穴规律打下基础。

第二，首次阐述张素芳教授"八卦为体、五行为用、阴阳为本"的学术理论体系。八卦、五行、阴阳本为中医基础理论，但与小儿推拿的取穴相结合后，立即显示了这一普遍理论的灵活性和实用性，实现了中医理论与小儿推拿技法用穴的完美结合。

第三，重点分析了张素芳教授小儿推拿技法的特点。张素芳教授继承了一指禅、孙重三流派手法操作规范、注重细节的优点，又将其运用得更加灵活、多变，形成了虚实得当、缓急有序、轻重合宜、刚柔相济的手法特点，并归纳了张素芳教授的特色手法。

第四，系统总结了张素芳教授临床用穴的规律。张素芳教授除了继承了孙重三流派用穴全面的特点，又突出了从病证症三层次用穴、操作富于变化、结合解剖用穴的特点，并全面总结了张素芳教授的特色用穴。

第五，全面论述了张素芳教授小儿推拿的治则与治法。阐明了调整阴阳、治病求本、扶正祛邪、三因制宜等中医原则在小儿推拿中的具体应用。强调内治之理即为外治之理，提出推拿处方选穴的五个层次，充实了小儿推拿处方选穴理论，为小儿推拿处方选穴设立了规范，并提供了具体的思路和理论依据。

第六，系统总结了张素芳教授对咳嗽、发热、腹泻、便秘病因病机、辨证要点的认识，以及治法处方的经验，既充分体现了张素芳教授临证注重整体调整、五行为用、阴阳为本的学术思想，又结合各个病证的不同特点介绍了其独特的临床辨治经验，为后学提供宝贵的借鉴。

第七，深入论述了张素芳教授推拿治疗脑瘫、抽动症、遗尿、腺样体肥大等儿科疑难病的理论认识及治法取穴、手法运用等经验，为广大小儿推拿从业者认识和治疗此类疾病打开了思路。

第八，精选十例张素芳教授小儿推拿经典病案，从理、法、方、推等方面加以介绍，为读者深入理解张素芳教授的学术思想、体会其临证思路、学习其推拿经验提供了实例。

自古以来，小儿推拿重术而轻道，致使小儿推拿理论混乱，从业者缺乏规范，良莠不齐，因而造成本学科难以有更高层次的发展。"读经典、跟名师、勤临床"是振兴发展中医事业的法宝。笔者有幸跟随张素芳教授学习近五年，更是深深体会到名老中医的宝贵经验是中医学的一笔巨大财富。承蒙张素芳教授的教诲，笔者不惮浅陋，全身心投入本书撰写，以最大的诚意全面呈现张素芳教授的学术经验，希望能为小儿推拿的继承和发展提供借鉴！

《张素芳小儿推拿学术经验集》编委会
2020 年 5 月

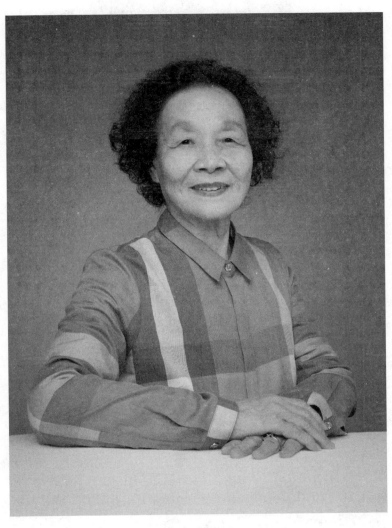

张素芳教授

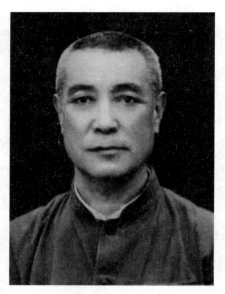

孙重三先生

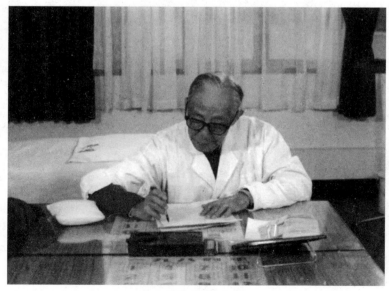

朱春霆先生

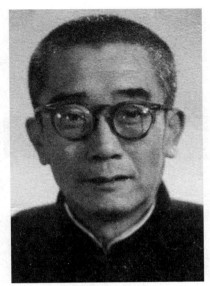

李锡九先生

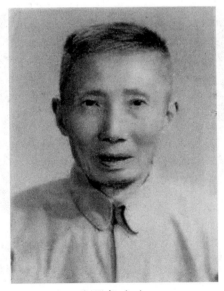

钱福卿先生

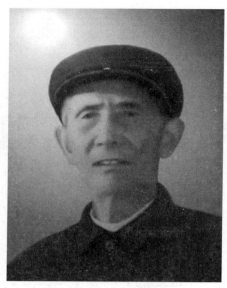

刘开运先生

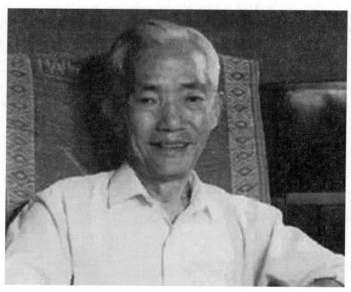

丁季峰先生

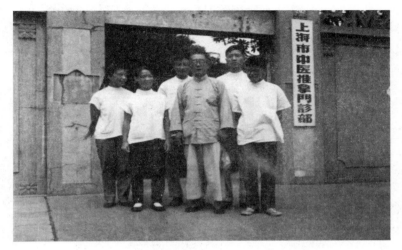

张素芳（前排左一）与内功推拿名家李锡九（前排正中）合影

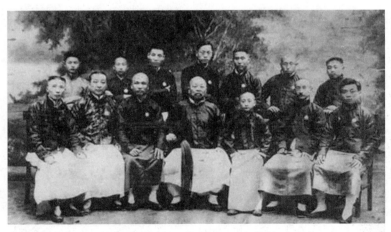

一指禅推拿流派名家丁凤山（前排正中）
与弟子钱福卿（前排左一）

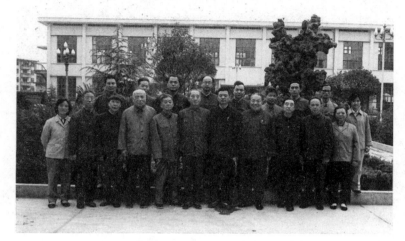

《中医儿科学》（五版教材）编委会（前排左一为张素芳）

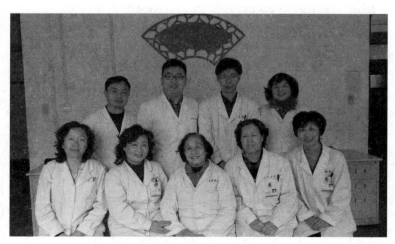

张素芳工作室部分成员

# 张素芳教授简介

　　张素芳，女，1940年生于上海市，1958年进入上海中医学院附属推拿学校学习，是新中国培养的第一批推拿专业学员，师从推拿名家朱春霆、王纪松、钱福卿。后又跟随山东小儿推拿名家孙重三先生学习，自1961年毕业工作至今已近60年。曾任山东中医药大学推拿教研室主任兼附属医院推拿科主任，山东中医药大学教授、主任医师，为第五批全国老中医药专家学术经验继承工作指导老师，全国名老中医药专家传承工作室指导专家，山东中医药大学针灸推拿学专业博士研究生导师，山东省推拿专业委员会名誉主任委员。

　　从医近60年来，张素芳教授一直从事中医推拿的教学和临床工作，擅长运用推拿手法治疗小儿消化和呼吸系统疾病，尤其在诊治小儿腹泻、厌食、腹痛、便秘、感冒、发热、咳嗽、夜啼等方面颇有心得，对小儿脑瘫、先天性巨结肠、小儿抽动症、遗尿、肾病、血液病、腺样体肥大、生长发育迟缓等儿科疑难杂病也积累了丰富的临床经验。工作之余，她记载了大量的珍贵病案，涉及六十余种病证。先后在省及国家级核心期刊发表学术论文16篇，主持并参与科研课题10余项，主编、参编、点校著作10部，参与拍摄《齐鲁推拿》科教片1部。

　　在临床实践中，张素芳教授勤于思考，大胆探索，深入学习了《内经》《伤寒杂病论》《难经》《温病条辨》等经典著作，小儿推拿类专著更是她几十年来案头必备的书籍。为了探索推拿学的机理，她还阅读了机械、电子等方面的书籍，逐渐形成了独具特色的推拿理论和方法。张素芳教授认为，小儿推拿应以"法于阴阳，调和五脏"为治疗大法，以"八卦为体，五行为用"为推拿处方选穴重点，以"阴平阳秘"为治疗终极目标。

小儿推拿有着"便、廉、验"的优势，是不可多得的绿色疗法。要使这门学科发扬光大，造福更多的人，就需要有人去传播它。从医近60年来，张素芳教授在全国各地及日本、新加坡的华人聚集地讲授小儿推拿学，参与国家、省、市级的教育培训，学生遍布世界各地。1985年在国家卫生部的直接领导下，承担了全国小儿推拿师资培训班的授课任务，培养了来自全国及世界各地的学员60余人，如今，这些学员都早已成为当地小儿推拿的名家。小儿推拿也因为他们在各地开花结果，并取得了广泛的社会影响和良好的经济效益。

张素芳教授曾担任全国推拿专科医疗中心专家委员会委员、中医儿科学会常务理事，历任山东中医药学会推拿专业委员会副主任委员、山东省卫生厅医疗事故技术鉴定委员会专家库专家、山东气功协会理事、《山东中医杂志》及《山东中医学院学报》两刊特约审稿专家、中国传统医学手法研究会山东分会副理事长、小儿按摩网首席顾问、山东齐鲁养生院医学顾问。

辛勤的工作，换来了丰硕的成果：1983年12月获山东省科学技术委员会科技进步三等奖。1989年获山东省科学技术协会优秀学术成果二等奖。2000年10月获山东省科学技术委员会科技进步三等奖。2005年10月获山东中医药学会儿科分会特别贡献奖。2009年获山东中医药大学教学成果奖三等奖，同年获山东省教育厅山东高等学校优秀科研成果奖二等奖。

张素芳教授常以《小儿推拿广意》里的两句话教导学生：保赤为怀，不为自私。患者不分贫富贵贱，她都会一丝不苟地为他们检查和诊断，全神贯注地治疗，从不计较自己的得失利害，甚至不去顾及自己和家人的健康。她曾经在著作序言中写道："作为一个老专家，每天忙忙碌碌地工作在临床上，我一直在想我为什么，我这一生值得吗？我想了很久很久，当我从家长们的微博上，从家长们那里的口口相传，从不断成长的孩子们身上，我感受到了对我的肯定，听到了他们真诚的赞誉，我觉得这一生付出是值了！"话虽朴实，却掷地有声，真正体现了一代名医从容坦荡的大家风范！

# 目　录

# 第一章 学术渊源

## 一、早期个性的形成

### （一）江浙地域文化对个性形成的影响

上海地处长江入海口，东向东海，隔海与日本九州岛相望，南濒杭州湾，西与江苏、浙江两省相接，属北亚热带湿润季风气候，四季分明，日照充足，雨量充沛，土地肥沃，自古便是富庶之地。

江南地区，自古以来就是人杰地灵、文化荟萃之地。缪钺先生这样评价江南，"以天象论，斜风细雨，淡月疏星，词境也；以地理论，幽壑清溪，平湖曲岸，词境也；以人心论，锐感灵思，深怀幽怨，词境也"[1]。自然地理铸造了吴越人温文尔雅、开放灵巧、思维发散、热爱生活的地域性格。加上道教文化对江南地区的影响，江南人更增加了超尘脱俗、高雅飘逸的特点。

1840年第一次鸦片战争后，上海成为五个对外通商口岸之一，开埠后的近代上海成为东亚最繁荣的港口和经济、金融中心。20世纪30年代就已经是东亚第一大都市，城市的现代化程度、国际化程度都远在香港和东京之上，上海不仅成为当时的政治中心，在工商业、金融证券业、对外贸易和市政建设方面也在旧中国领先，同时也是当时的新文化中心。

江南的吴越传统文化与各地移民带入的多样文化相融合，

形成了特有的海派文化，也铸造了上海人特有的兼容并蓄、善于创新的个性。

（二）家庭对个性形成的影响

张素芳出生于上海市的一个知识分子家庭。父亲起初在一家洋行做事，母亲为家庭妇女，家庭经济状况中等。之后由于洋行破产，父亲与人合作开办实业，但因为经营不善，合伙人携款逃跑，致使其父负债累累。父亲再度找到一个职员的工作，收入低微，而整个家庭人口却增加至七八人，生活陷入困苦，因此，母亲到街道上找工作，夫妻二人勉力支撑整个家庭，并且每月还要还欠债。家道中落，给整个家庭带来了沉重的打击。作为家中的长女，张素芳不是怨恨和痛苦，而是主动承担了大量的家务及照顾四个弟弟的责任。二弟因病导致视力下降，几乎失明，张素芳省下自己的助学金，为弟弟配了一副眼镜。艰苦的生活，磨炼了张素芳的意志，塑造出了坚韧、独立、自信、自强、吃苦耐劳、勇于付出的个性，这种个性也贯穿了她之后的求学和工作过程。

张素芳教授在给乔建君医师著作《小儿推拿》写的序中讲述了自己小时候与小儿推拿结缘的故事："我自幼得益于小儿推拿。听母亲说我出麻疹那年，因并发肺炎差点断送性命。幸亏好心人介绍，认识了上海知名的小儿推拿医生朱慧贞女士，才挽回了我的生命。1958年，我进入上海中医学院推拿学校学习，成为我人生中的转折点。在校学习期间，我逐渐认识到这种外治疗法历史悠久，源远流长。毕业后来到山东中医学院附属医院推拿科工作，在五十余载的岁月中，亲临其神奇的效果。20世纪80年代初，在上海召开的全国中医推拿学术交流会上巧遇朱老师，谈起往事，感慨万千。朱老师嘱咐：'小儿推拿确实是个宝啊！一定好好学习，注意钻研。'之后我就更加潜心于小儿推拿的临床、教学和研究。"[2] 在冥冥之中，小儿推拿就在幼年的张素芳心中埋下了种子。

## 二、推拿思想的萌芽（1959—1961）

1956年6月13日，《人民日报》发表了中央宣传部长陆定一关于《响应毛主席号召"百花齐放，百家争鸣"》的文章，在这种形势下，1958年5月，上海的推拿名家朱春霆先生（曾为陆定一的保健大夫）受命组建上海市推拿医士学校及上海市中医推拿门诊部，后于9月份上海市推拿医士学校改名为上海中医学院附属推拿学校，学制三年。11月25日正式招生，朱春霆先生亲自编写教材，亲自授课[3]，张素芳幸运地成为该校1958年招收的学生。与其同班的同学还有现今蜚声海内外的推拿名家严隽陶、王国才、俞大方、周慧琳等人。

### （一）推拿练功

要学好推拿，首先要经过推拿练功。一指禅推拿名家王松山先生曾经说过："从事推拿治疗者，首先自己要有强健的体力，否则患者还没治好，医生自己已感到疲乏，当然就谈不到发挥推拿治疗的作用。"推拿练习的最主要功法便是"易筋经"。《易筋经》据近人考证为明代的天台紫凝道人所著，是一部强身健体、防病治病的自我保健功法。一指禅流派将其作为本派常规功法。易筋经共有十二式，可以锻炼医生的腰、肩、臂、腕、指的肌肉和韧带，有助于医生临床推拿时的蓄力和发力。练习本功法时要动静结合，既要全神贯注，精神内守，呼吸调匀，又要保持气息流畅，动作连贯，才能内养脏腑气血，外壮筋骨皮肉[4]。在这十二式功法中，着重练习的是"三盘落地""韦驮献杵第一式""摘星换斗""倒拔九牛尾""饿虎扑食"五式。例如，在练习"韦驮献杵第一式"时，应体会到"立身期正直，环拱平当胸，气定神皆敛，心澄貌亦恭"的境界。而在"摘星换斗"时，采用"独手擎天掌伏头"的姿势，同时口中缓缓数一、二、三、四以练吐纳换气。"倒拔九牛尾"以弓步取势，目的是锻炼腰、臂、手的蓄力。起初《易筋经》的教学是由少林内功推拿法老师马万龙担任，后来由1956年入学的师兄曹仁发带领练习，每天早晚各练一次。

（二）推拿手法

白天的课程分两部分，上午练习推拿手法，下午学习中医知识。推拿手法的参考教材是王松山老师捐献的丁凤山遗著《一指定禅》。一指禅推拿基本手法共有12种，即推、拿、按、摩、捻、缠、揉、搓、抄、摇、抖，其中一指禅推法是主要的手法。推拿手法的教学采用了师生结对的方式，当时教习推拿手法的有5位老师，即王松山、钱福卿、沈希圣、王纪松、王百川。结合学生的自身条件尤其是拇指的生理特点，分为罗纹面、拇指端和偏峰推组，分别由不同的老师给予指导。最初练习的是一指禅推法，学习的重点是掌指关节和拇指关节的控制[5]。在练习时要求学生精力集中，意守指端，紧贴米袋，双手同时操作，常常一练就要1~2个小时，直到拇指关节柔软灵活，不浮不滞，刚柔相济，手随心转[6]。

当时教授张素芳一指禅推法的主要是王纪松老师。王纪松老师是一指禅流派嫡传弟子，师法丁凤山的大徒弟王松山

（王松山是王纪松的父亲）。其手法的特点是"刚柔相济，以柔为贵"，并认为"柔则为补，刚则为泻"。所谓"刚"，是指手法沉实有力，深透而不硬滞。推拿频率移动速度都较快，治疗时间较短，单位时间内的刺激量较大。所谓"柔"，则是指手法力度较小，轻柔和缓而不浮于皮上。推拿频率及移动速度都较慢，推拿时间相对较长，单位时间内的刺激量较小。王纪松认为，"柔"性手法较为和缓，不超过患者的耐受能力，因此施力易为患者吸收，进而调节和提高人体的脏腑机能。对于身体机能不足，且不耐重推拿手法的患者较为适宜。而"刚"性手法与此相反，手法刺激量较大，能抑制人体过亢的脏腑机能[7]。在临床上要根据病情，辨证施术，比如"胃脘痛"属气滞血瘀型的，推拿首先要用重按法或𢸃法作用于背部脾胃俞，使气行瘀散，疼痛立止。而若属于脾阳不足的"胃脘痛"，则推拿则需选择揉法、摩法，轻柔施治于患者腹部，以助养脾阳，散寒止痛。在一指禅手法中，揉法、摩法、一指禅推法、抹法作用和缓，刺激量小，因而属于"柔"性手法。而按法、拿法、缠法、𢸃法的刺激量较大，则归属于"刚"性手法[8]。王纪松老师对手法的认识和运用对之后张素芳手法特点的形成有着至关重要的作用。

对张素芳手法形成影响的另一个重要人物是一指禅𢸃法的创始人丁季峰老师。丁季峰（1914—1998），一指禅推拿学派的第四代传人，青少年时代曾在当时上海最著名的英国教会中学——育才中学学习，接受过完整的现代学校教育。他在临床实践中发现治疗软组织损伤时若单用一指禅推法不但费时长，而且推拿效果不明显。因此结合现代医学有关软组织的解剖、生理、病理特点，将一指禅推拿学派的"小𢸃法"加以变化，创造出独特的丁氏掖法。丁氏掖法具有作用面积大、刺激力量强、手法渗透性好、压力周期性变化的特点，用于颈、肩、背、腰、臀及四肢的肌肉、肌腱、韧带损伤的治疗，可解除肌肉痉挛，松解软组织粘连，再配合局部被动运动，对改善关节强直僵硬、肌肉萎缩、感觉迟钝以及气滞血瘀所致的疼痛效果显著[9]。丁季峰老师极为重视对现代解剖学的学习，认为中医的解剖学认识较为粗糙，因此对手法的实施带来了障碍，比如颈部的斜扳法，如果没有现代解剖学知识的指导，很容易引起损伤，甚至危及生命[10]。丁季峰的这些学术观点，对张素芳理解手法的作用形式、作用原理有很大的影响，使其之后临床治疗疾病时也很重视利用解剖学特点。

除以上两位老师之外，少林内功推拿流派的马万龙和李锡九先生也对张素芳推拿手法的丰富有重要影响。少林内功推拿流派在头面部的手法有五指拿法、扫散法，用之可以清醒头目，镇静安神；配合推桥弓、拿颈项部等手法后又能平肝潜阳，息风降压；配合分推前额又可以疏风解表，醒脑开窍。头面部手法用来治疗感冒、失眠、头晕、头痛、神经衰弱、高血压病等病证。少林内功推拿流派在胸腹部的手法有单手推胸部、顺推胃部、横扫大肠。单手推胸腹部在操作时医生一手扶患者肩部，另一手掌紧贴于患者胸部，自一侧锁骨外侧向对侧肋缘下斜推，推至局部发热为止，然后再依法推另外一侧。操作完胸部之后，再以横推法推脘腹、少腹等部位，即为顺推胃部、横扫大肠。这些内功推拿的手法在张素芳教授以后治疗内科疾病如冠心病、高血压、胃肠病时都有使用。

（三）中医基础知识学习

无论是朱春霆校长，还是其他教员，都非常重视对学生中医学知识的传授。朱校长为六世家传医师，祖籍上海嘉定黄墙，朱氏世医不仅医术精湛，而且著书立说颇多，因此朱春霆家学渊远，对《黄帝内经》颇有研究。他认为尽管中医推拿手法各不相同，但其理论基础却一致，都要以阴阳五行、脏腑经络、营卫气血等理论为指导，以四诊八纲为诊断疾病的手段，以辨证施治为法则，在临床各科中，朱氏又特别推崇张仲景、李东垣和张介宾[11]。王纪松老师同样非常重视中医基础知识，王老师擅长把自然界的现象取象比类，比如，高血压属肝阳上亢者，若出现声音宏大，两目阴翳，则易发生中风，这种现象与自然界的暴风雨来临时电闪雷鸣一样。而小儿在发生高热惊厥前两眼上翻，也就像闪电与雷鸣相继出现一样。人是自然界的一部分，与自然不可分割，又受自然变化的影响，比如，冬天易感寒邪，而夏天则易发生疰夏。张素芳教授的学术思想中注重天人合一的观点最初应来源于此。

中医基础理论课安排在入学后第一个学期，每天上午由上海中医学院基础教研室的老师授课。在这里，张素芳系统学习了阴阳、五行、藏象、经络、腧穴、四诊、辨证、治则治法等知识，为以后的临床课打下了坚实的基础。

（四）辨证施治

在学习的最后一年，张素芳开始不定期地实习。主要是跟随老师们在学校推拿门诊部应诊。当时推拿治疗病种较为广泛，除运动系统的疾病外，还有内科病，如胃肠病、心血管病、五官病及神经系统病等。

王纪松老师擅长治高血压病。他认为肝阳上亢所致的高血压可用"以柔制刚"方法加以治疗，比如用柔和的一指禅推法、抹法、钩法都可以使全身的小动脉舒张，血压下降[12]。

钱福卿老师临床治疗的病种较多，如内科的高血压、头痛、头晕、劳倦内伤、胃痛，妇人痛经、月经不调，小儿消化不良、疳证、腹泻等。在临床治疗的过程中，钱老师注重观察患者的反应，随时调整自己的手法。钱福卿最为人称道的是以缠法治疗外科痈疽疔疮，其治疗思路是排脓托毒，祛瘀生新，并随病情变化调整治疗方法。例如肿块僵硬难消，则分而散之，如疮肿已溃，则聚而引出[13]。

朱春霆校长治疗何长俊瘫痪病例则更是轰动一时。何长俊是国家一级残疾军人，著名歌手。何长俊因5年前从高处摔下，导致双下肢瘫痪，虽经多方治疗，但病情没有任何好转，反而日渐加重。何长俊身残志坚，曾经感动过无数人，也激励了很多人。周恩来总理亲自指示上海医务界要尽最大努力治疗何长俊的病。在上海华东医院，朱校长接诊了何长俊，经过仔细检查，朱春霆认为何长俊顽疾的根源在于肾，为他精心制定了"补荣通俞，调虚实，和逆顺，以起其痿"的治疗原则，起初以按摩居髎、肾俞为主，何长俊感到腰臀部有酸胀，并且感觉温暖之气流向两足心。经过朱校长8次推拿治疗后，何长俊竟然扔下拄了五年的拐杖，独立行走。1958年11月29日的《解放日报》专题报道了这件事情[14]。朱春霆先生辨证施治的推拿思想也深深地影响了包括张素芳在内的所有学生。

（五）小儿推拿

小儿推拿由刘开运老师主讲。当时小儿推拿没有师资，了解到来自湖南西部的进修医师刘开运曾经学习过当地的苗医及小儿推拿知识时，就指定由他主讲。刘开运，出身于中医世家，为苗汉后裔，家族业医三百余年，精通中医、苗医、推拿三套绝技[15]。刘氏小儿推拿特点主要有以下三点：

第一，按五脏辨证施治。刘开运中医基础非常扎实，将中医学的整体观念和阴阳五行、脏腑经络理论系统总结，认为人体是以五脏中心的具有生克制化相互关系的一个整体。在这种思想的指导下，将临床病证划分成五大类，即肝系病、心系病、脾系病、肺系病、肾系病，再将这五脏病以虚实寒热加以划分，六腑病证亦根据表里关系分属到五脏病中。在五脏辨证的基础上，根据五脏的相互关系，确立治则治法。虚证多用"补三泻一"法，而实证则选用"清四补一"法。以手部的"五经"穴及五脏解剖位置附近的穴位为主穴进行推拿，达到系统调整五脏的目的[16]。五脏相关的思想在张素芳的学术理论体系中占有重要的地位。

第二，对症选择适当的手法和穴位。刘开运除以"推五经"等为主穴调整五脏功能之外，还将常用的穴位和手法按临床功用主治分成退热类、化痰止咳平喘类、止腹痛类、止呕类、消食导滞类、镇静安神类、利尿通淋类、镇惊息风类、开窍醒神类等九大类作为对症治疗之选，起到辅助主穴的作用[17]。张素芳教授取穴范围广，用穴灵活的特点概源于此。

第三，操作过程开阖有序。刘开运在治疗的开始和结束时都要施行常规的开窍、关窍手法。头部常规开窍手法有开天门、推坎宫、推太阳各24次，可醒脑明目，有开窍之意。手部常规开始手法有按总筋、分手阴阳各24次，寓调理气机、平衡阴阳之意。治疗结束手法为按肩井穴3~5次。本特点在张素芳的临床中也有明显的体现，张素芳教授常以分手阴阳作为推拿开始手法。

## 三、推拿思想的逐渐丰富（1961—1981）

（一）孙重三流派小儿推拿丰富了张素芳的辨证思路和治疗方法

1961年7月，张素芳由上海中医学院附属推拿学校毕业，分配至山东省中医院推拿科。当时的推拿科主任是山东小儿推拿三大流派代表人物之一的孙重三先生。

孙重（zhòng）三先生（1902—1978），原名孙国钧，字重三，1902年6月16日（农历五月十一日）出生，是荣成县（现荣成市）埠柳公社不夜村人。孙氏是当地望族，家学颇深，其父是前清秀才，兼修医术，对医学颇为精通，其岳父家亦开药铺。孙氏曾在当地读了五年私塾，后在家人的支持下，20岁的孙国钧拜本县名老中医林淑圃为师，由此步入杏林。林淑圃是胶东地区颇有名望的中医师，擅治儿科病证，难能可贵的是他还精通针灸推拿，特别是小儿推拿。在跟师学习期间，孙国钧诚心侍奉老师，刻苦钻研医术，因此深得林淑圃的赏识，林氏把自己的经验倾囊传授给了孙国钧，其中就包括了小儿推拿的十三大手法。经过10年的不断磨炼，孙国钧学成出师。

出师后，孙重三开始在当地一边行医，一边教书。随着经验的积累，孙重三的患者越来越多，至1939年，孙重三决定放弃教书，把主要精力都放在医术上，于是在家乡开了自己的诊所。1941年，诊所规模扩大，有三位同乡入股参与诊所的经营。1947年底，胶东地区解放后，实行土地改革，诊所解散，孙重三进入乡供销社工作，之后调入医药部。1956年又到荣成县人民医院工作。因其文化基础较好，且在当地是有名的医师，经过当地主管部门的批准，孙重三于1957年进入山东中医进修学校（原址在济南市长清灵岩寺）深造。1958年孙重三被聘为山东中医进修学校教员。1959年调入山东中医学院任儿科教研室主任，1975年晋升为山东中医学院推拿教研室讲师兼推拿科主任，1978年病故。

孙重三先生的小儿推拿疗法是以整体观念为基础，以阴阳、五行学说为理论指导，以辨证论治为诊疗原则，运用各种手法通经络、行气血、调阴阳、理脏腑、和营卫，从而达到治病的目的。孙重三先生的学术观点主要有以下六点：

第一，秉持"天人合一"整体观念。孙重三非常重视"天人合一"观，认为人是自然界的一部分，人的气机变化是与天地相应的，与自然界息息相关。以外感为例，虽有伤寒、温病、暑热病之分，但都属四时之气。在天之五运与地之六气交相作用下，自然界出现寒来暑往的变化，六经的气血为之波动，五脏之气失去平衡，正气与邪气互相倾移，所以出现太过不及之变。因此人一方面要慎重守护正气，不使正气损耗，另一方面还要顺应天地的四时变化及时调整自己的生活节奏，才能使经络畅通、气血和顺。在为患者诊断、辨证、处治、善后时均应因时、因地、因人而异。他认为医者要懂得分辨四时之气所在，能预测病邪什么时候来，从而加以预防，就可以避免疾病。又认为如果确定病与时气的关系，病也可迎刃而解。张素芳教授受此启发，在临床上也非常重视"必先岁气，勿伐天和"的疾病防治方法。

第二，诊病以望、闻为主，四诊合参。孙老强调诊断是整个诊治过程中的重要一环，没有正确的诊断就不可能应用正确的治疗方法。以四诊采集病情的相关信息，辨别阴阳、表里、寒热、虚实、脏腑、气血。辨清阴阳，病在阴，勿犯其阳；病在阳，勿犯其阴，以防阴阳亏损。辨寒热虚实，寒者热之，热者寒之，实则泻之，虚则补之。辨清脏腑归属，《黄帝内经》云"五脏藏精气而不泻"，故五脏有补无泻，五脏受邪时应泻其邪而不能伤其精。"六腑传化物而不藏"，邪客时可攻之，但亦应中病即止，切勿过度。气血是维持生命活动的重要物质，气血调和，邪气不能加害，健康就有保障，故治病必须察其气血的情况。

在诊查小儿疾病时，孙重三先生认为四诊中应以望、闻为重。因婴儿口不能言，稍大的儿童虽能言，但叙述病情不确切，因而难行问诊，又因小儿的手腕短小，三部莫分，尽管可一指定三关，但终难施切诊之巧，因此诊查儿科疾病应从望、闻诊中仔细寻求，再结合问诊、切诊、腹诊、查舌象指纹，才能做出正确诊断辨证。张素芳教授在临床中也非常擅长望面色、看指纹来诊查小儿疾病。

第三，依据标本缓急确立治则。孙老认为，治疗须分清标本缓急。标本缓急者，即急则治其标，缓则治其本。表里同病时，邪在肌表，属表证，病轻较浅，故属标证；脏腑之病，属里证，病位深且重，故为本证。手足三阴经三阳经有表里的关系，即阴经属脏络腑，阳经属腑络脏，这样在脏腑、阴阳、经脉之间就形成了表里属络关系，在表之腑为标，在里之脏为本，互为表里的经脉在生理上密切联系，在病理上相互影响，治疗时相互为用，可标本同治。

孙重三认为，小儿推拿不仅能治疗慢性病证，也能治疗某些急危病患。在临床上，孙老经常运用推拿手法治疗肠梗阻、肠套叠、急性中毒性痢疾、尿潴留、急惊风等急症，收到了良好的效果。孙重三先生著作中的常用穴位里，头面部共

13穴，有醒脑开窍作用，用于急救的穴位便占6个。上肢部共38个穴位，有清热解郁、宣达透表作用，用于救治急惊风的穴位19个。这一方面可能是当时医疗条件所限，没有更加有效的治疗手段进行临床急救，另一方面也说明孙老在临床上对治疗急惊风、高热惊厥比较擅长和重视，是孙重三小儿推拿的一大特色。张素芳教授在年轻时就经常跟随孙重三先生去抢救急症患儿。

第四，处方主次有道、法度谨严。在孙重三先生所介绍的13种疾病共20小节的治疗处方中，不仅均列出了治疗的主穴，还给出了为数不少的备用穴。主穴是针对主病机或主症进行治疗的穴位，是推拿治疗的必用穴，也是推拿治疗的重点穴，必须做足做通。备用穴则有些的是辅助主穴治疗主病机或主症；有些是针对次要病机或次症进行治疗的穴位，如果没有相应的症状或病机，则不需使用；有些为减轻主穴的寒热偏性而设。其处方用穴君臣佐使法度谨严。

主穴之间环环相扣，缺一不可。在孙老所列的主穴之中鲜见同一类的穴位同时出现，它们的选用，或针对不同治疗部位，或依据五行补泻，或调气运血，或升清降浊，但又是紧密地围绕着主病机而设，共同使主病机在有条不紊的推拿治疗中得以化解。比如，在热吐一节，主穴有多退六腑、运八宫、推脾土、推天柱骨、按弦搓摩。退六腑为泻热通腑，运八宫为行气，推脾土为和中助运，推天柱骨为降逆止呕，按弦搓摩为疏通胃脘。从胃到肠，从上到下，环环相扣，如果去掉任何一个，就会使治疗不够完整。

备用穴则特色鲜明，如祛寒的、清热的、行气的、活血的、豁痰的、消积的、温阳的、养阴的，显示出了孙重三先生对穴性的把握上游刃有余，配合主穴用以临床治疗，自然会手到病除。张素芳教授在临床处方上的多样性和灵活性多源于此。

第五，穴位操作注重细节。在孙重三先生所列出的常用76个穴位中，每个穴位的介绍都是和手法联系在一起的，如推天柱骨、掐威灵、分手阴阳、摩肚脐、拿膝眼、运板门等。穴位能够发挥医者想要达到的功效，必须得和手法密切结合，手法的轻重、缓急、施术时间的长短直接影响到穴位的作用。比如分手阴阳，孙老指出："实热证推向阴池宜重，虚寒证推向阳池宜重。"张素芳教授在临床应用时也非常注重这一细节。

注重推拿中的细节还表现在孙重三先生著作中介绍操作时，对于医者左手如何握持患儿手，手指如何摆放，右手如何发力，从何处而起，至何处而终，都有明确交待。比如在操作运八宫手法时，"医者先以左手持患儿左手之四指，使掌心向上，同时拇指按定离宫，再以右手食中二指夹住患儿之拇指，然后以拇指自乾向坎运至兑宫为一遍"。再如掐十宣时，"医者以左手握住患儿之手，拿手掌向外，手指向上，再以右手拇指甲先掐患儿中指，然后逐指掐之，掐三至五遍"。欲使患儿发汗时，"先掐心经与外劳宫，再重按太阳穴，然后掐二扇门，至患儿头部及前后身微汗出为止"。张素芳教授曾经说过，孙老在做推拿时从来都是身姿端严，手法收放自如，令患儿安闲放松，令观者赏心悦目。

第六，临床擅用"十三大手法"。"十三大手法"的内容为摇斗肘法、打马过天河法、黄蜂入洞法、水底捞明月法、飞经走气法、二龙戏珠法、苍龙摆尾法、按弦搓摩法、猿猴摘果法、赤凤点头法、凤凰展翅法、揉脐龟尾并擦七节骨法、按肩井法。此"十三大手法"为孙重三先生在临床治疗及防未病时经常用的复合手法。

在临床上孙老每治一种病必配两三种大手法，如开始先做四大手法，治疗结束时常做摇肚法并必做按肩井法，前者是顺气和血，通经活络，后者肩井为大关津，按而摇之意为关闭津门以防汗出复感。如遇惊吓造成的夜啼首选猿猴摘果法；对急惊慢惊急重症时，可取凤凰展翅法；不论外感或内伤引起的咳嗽憋喘、胸闷气短、痰涎壅盛，可配合飞经走气法、按弦搓摩法、开璇玑法；凡发热，可根据表里虚实选取二龙戏珠法、打马过天河法、水底捞明月法。又如大便秘结不通，乳食积滞，或肝脾肿大，可选用按弦搓摩法、苍龙摆尾法；如受寒腹痛，处方中配赤凤点头法；伤食腹痛配天门入虎口、苍龙摆尾法；小儿麻痹上肢不能抬举屈伸，可配合凤凰展翅法、按揉肩井及摇肚肘法等。

孙重三先生在临床运用"十三大手法"时，都要根据病情，灵活变化推拿的方向、施术的力度、手法的频率，使得同一手法具有了多种功效。比如：运用揉脐及龟尾并擦七节骨法治疗热泻时，须向下擦七节骨，达到泻热通便的目的，而在治疗脾虚泻时，须向上擦七节骨，起到补虚固涩的作用。又如按弦搓摩法、飞经走气法，用于行气则手法轻而快，用于化痰则手法重而缓。再如赤凤点头法用于虚寒性腹痛时，手法操作轻柔和缓，以通关顺气，温中祛寒，用于热吐则上下摆动幅度大，摆动有力，频率快，以起到消积除胀、通关泻热的作用。

"十三大手法"是孙重三小儿推拿的重要组成部分，在国内小儿推拿各派中特色鲜明，独树一帜。张素芳教授在近60

年的临床实践中，对"十三大手法"也有了深入的体会，认为其精华是利用肢体骨节屈伸摇动，达到百节通利，邪气外泄，脏气内固，从而提高疗效。

（二）现代医学知识的融入提高了张素芳的临证能力

20世纪60年代中期，张素芳医师进入山东医学院大专班，系统学习了现代医学的解剖、生理、病理、诊断和临床各科知识，并跟随当时著名的神经内科专家朱汉英教授到山东医学院附属医院神经科病房查房，在那里张素芳医师掌握了神经系统的查体方法和脑血管病的治疗方法。1966年，在极左错误思潮的影响下，山东省中医院推拿科被解散，张素芳医师于是到肝病科、针灸科和骨科轮转。在肝病科，张素芳医师腹部触诊的技术得到全面提高，同时还学习了临床急救方法。在针灸科，张素芳跟杜德五先生学习，对经络腧穴的特性有了更深刻的认识。在骨科，张素芳医师解剖学、影像学知识获得了提升，能够熟练诊断和处理骨关节疾病，给骨折患者复位及小夹板固定。

现代医学知识的学习以及临床各科的实践，使张素芳医师的临证经验更加丰富，对其后来临床诊治神经、消化、急症、骨关节病有极大的帮助。

（三）推拿治疗仪的发明促进了手法的成熟

1981年，为定量研究推拿手法的力学特性，由王国才、毕永升、张素芳为主开发研制出了TDZ-1型推拿手法动态测试仪。测试仪由支架、测力盘、传感器三部分组成，能够记录手法的垂直力、水平横向力和水平纵向力。通过分析仪器记录的操作者手法动力学参数和典型动态曲线，就可获得其操作特点。1981年11月份，他们应用TDZ-1型推拿手法动态测试仪描记下了包括朱春霆、丁季峰、王纪松、李锡九和贾立惠等人的手法图。手法图准确地反映了操作者手法力的大小及垂直力、水平横向力和纵向力的分配情况。例如，朱春霆一指禅推法的动态曲线显示：手法周期较短，垂向波幅较低，横向曲线与基线重合，纵向曲线在基线上蠕动，并且回摆波与前摆波的振幅接近，由此可分析出朱氏推法具有力度轻（1kg）、频率快（193次/分）、操作平稳、作用深透，以水平纵向摆动为主，且前摆力与回摆力几乎相等的特点。再比如，王纪松一指禅推法动态曲线显示：手法周期较长，垂向曲线舒展流畅，起伏势缓，纵向和横向曲线在基线上蠕动。因此可分析出王纪松式一指禅的特点是手法稳定、力度重（3kg）、频率稍慢（160次/分）、水平纵向摆动与横向摆动兼具[18]。

通过对推拿名家手法力学特性的定量分析，研究者找到了他们手法在时间、空间上的特点，使人们在学习手法时不只是模仿其形式（形），而是掌握其内在的技巧（神），这有助于推拿手法的推广应用。通过对推拿名家手法力学特性的定量分析，还可以进而探索出适合于不同人体的手法量级，制定针对不同人群的最适宜刺激剂量，使推拿治疗逐步达到客观化、指标化、计量化和统一化，推拿的医疗质量控制更加精确化，使推拿治疗学纳入系统工程学的轨道[19]。

正是这一系列对推拿手法的深入研究，使得张素芳对推拿手法有了更加深刻的理解，在临床手法的使用上更加合理。

## 四、推拿思想的成熟（1981—1990）

随着工作、科研的不断深入，学科分化越来越细化，张素芳的临床重心也发生了转移，由原来的成人小儿兼顾转为以小儿推拿为主，兼顾成人推拿。其学术思想也进入成熟期，标志性的事件有两个。

（一）全国小儿推拿师资进修班开办

1985年8月5日，卫生部委托山东中医学院附属医院举办的"全国小儿推拿师资进修班"举行了开学典礼。山东省卫生厅中医处、山东中医学院及附属医院等有关部门负责人参加了开学典礼。共有来自南京、武汉、常州、长春、湖北、云南、陕西、山东、安徽等省市的30余名学员参加学习[20]。这些学员中年龄最大的是来自南京的38岁的殷明，年龄较小的有来自长春的王立新，当时只有20岁出头。

整个培训期总共两个月，第一个月为理论学习，张素芳、王国才、毕永升是师资培训班的主讲老师。课程设置有推拿练功、推拿手法、小儿推拿穴位、小儿推拿治疗。张素芳老师作为该项目的总负责人，承担了大部分的课程教授工作，每天上午四节理论课，下午两节手法练习课。第二个月为临床实践，学员们被分配到山东省中医院推拿科、青岛市中医院儿科、青岛医学院附属医院推拿科实习。

全国小儿推拿师资进修班的开办，扩大了山东小儿推拿的影响力，把山东小儿推拿的"三大流派"经验推广到了全国，也确立了以张素芳为首的山东小儿推拿医师在全国的地位。

（二）《中国小儿推拿学》出版

1989年9月，随着推拿事业的迅速发展，推拿高级人才的培养已越来越迫切，全国许多高等中医院校都相继开设了推拿专业课程，但原有教材已不能满足推拿教学、临床和科研的需要，因此，由安徽中医学院、南京中医学院、黑龙江中医学院、山东中医学院等九所中医院校组成了推拿学系列丛书编写委员会，按教材形式编写了一套六本系列丛书。张素芳任《中国小儿推拿学》主编，湖南中医学院陈士杏教授、山东中医学院毕永升教授任副主编。

《中国小儿推拿学》的出版是标志着张素芳学术思想成熟的另一个事件。此时的张素芳已全面掌握了小儿推拿的理、法、方、推的各项内容，并在一定程度上有自己的独到见解和治疗心得。

《中国小儿推拿学》内容包括小儿推拿简史、小儿生理病理特点及生长发育的特点、诊断概要、辨证概要、手法、穴位、治疗、小儿推拿保健共八章。第五章手法中共介绍了小儿推拿单式手法17种，复式手法12种。第六章穴位共介绍了94个小儿推拿常用穴位。第七章治疗介绍31种疾病的定义、病因病机和辨证论治。其内容完善，论述客观，是不可多得的小儿推拿教材。

## 五、推拿思想的升华（1990—2012）

### （一）临床治疗病种进一步扩大

随着人生阅历的丰富和临床经验的积累，张素芳教授的推拿学术思想进入了升华期。临床治疗病种进一步扩大，几乎涵盖了内、外、妇、儿、五官等各科，全国各地的患者带着各种疑难杂病纷至沓来。

笔者查阅了现有的张素芳教授近30年来记录的一百多例典型临床病案，涉及新生儿疾病、呼吸、消化、循环、神经、泌尿、运动、生殖及其他杂病共有九大类五十多个病种。有常见病，如发热、腹泻，更多的是疑难病，如先天性巨结肠、手足搐搦症、心肌病、脑功能不全症等。张素芳教授在每个医案中都详细讲述了病因病机、治疗过程、临证思路、古代经典医籍对此病的认识，一共七百多页近20万字，几乎全为手写稿，真实再现了张素芳教授临床治疗的全过程，实为弥足珍贵的第一手资料，在此不禁要感谢张素芳教授为小儿推拿事业所做的无私奉献。

（二）深入研究推拿的临床疗效和治病机理

针对临床经验的深入研究是探索验证自己学术观点的有效手段，张素芳教授在这方面做了很好的尝试。

1990年张素芳发表了《活血化瘀手法对微循环影响的机理》一文。首先设计一个简单的微循环模型，以一根乳胶管代表毛细血管，管内装数粒蜡丸代表阻塞于血管中的红细胞，乳胶管上端接一个液槽，下端接一个量杯。实验开始时，乳胶管内没有液体流出，在乳胶管上推拿几秒钟后，乳胶管开始导通，停止推拿，在自然状态下仍然有液体流出，计量自然状态10分钟内液体量。之后，在乳胶管上施以每分钟180次的手法，持续推拿10分钟，并计量此过程中的液体量。经过对比发现，推拿状态下，流出的液体量是自然状态下的2倍。结论是：推拿可以有效增加毛细血管内的血流量，并由此推断，推拿活血化瘀的机理是：在血管长度不变而被压扁时，容积减小，当推拿作用于治疗部位的血管之上后，血管内一部分停止流动的血液被推动，进而冲开堵塞的和处于闭合状态的毛细血管，使参与微循环的毛细血管数量增加，血流速度增加，微循环功能改善[21]。

1992年张素芳教授开展了"活血化瘀手法对心功能影响实验观察"。实验方法：临床选取30例冠状动脉供血不足患者，于治疗前记录心电图、心功能，之后进行四个疗程的推拿治疗。推拿治疗步骤：①患者取仰卧位，医者坐于患者左侧，以右手掌心分别在库房、屋翳、膺窗、周荣、胸乡、天溪、天池穴做逆时针摩动5分钟。②继上势，以拇、食指拿左右内关穴80次，用中指端捣大陵穴80次。③患者取端坐位，医者站其左后方，以掌心摩背部肺俞、心俞、厥阴俞等，按揉背部压痛点各20次，最后拿肩井结束。四个疗程后复查心电图及心功能。实验结果显示：推拿治疗后冠状动脉供血不足患者的心电图ST段压低、T波低平或倒置现象明显改善，左心室射血时间明显延长。结论：活血化瘀手法对心肌缺血及心功能下降有明显改善作用[22]。

在此阶段，张素芳教授根据临床科研撰写并发表的论文还有《推拿治疗颈性眩晕临床研究》《推拿治疗小儿肌性斜颈50例疗效观察》等，对临床治疗相关疾病都有很大的借鉴作用。

（三）增加了与同行的交流沟通

担任推拿科主任后，张素芳教授的社会活动逐渐增多，尤其是参加每年的中医推拿、气功、儿科专业学术会议，开阔了张素芳教授的视野，增加了与同行的交流机会，这其中既有王伯岳、江育仁等老一辈儿科医家，也有张奇文、赵鉴秋、田常英等一批优秀的儿科、推拿科医生同行。他们交流临床经验、推拿技法、学术观点，在相互交流中不断碰撞出智慧的火花。

（四）相关学科知识的积累

除了与同行的交流之外，还有一个人对张素芳教授的学术思想形成至关重要，他就是张素芳教授的丈夫、机械力学教授周旭飞，通过他的指导，张素芳教授从力学的角度对小儿推拿技法有了更深入的认识，推拿受力弧概念的提出便是出自周教授。

不知《易》，不可以为良医。《易经》是另一个交叉渗透于张素芳学术理论体系中的内容，张素芳教授在著名易学大师刘大钧的亲自指导下修习《易经》，了解《易经》的相关理论，并将其对卦、爻的理解运用到中医学理论与实践中，形成"八卦为体、五行为用、阴阳为本"的学术理论体系。

## 六、推拿思想的凝练（2012—）

（一）名老中医带徒总结学术思想、临床经验

2012年初，国家中医药管理局下发《关于申报第五批全国老中医药专家经验传承指导老师和学员的通知》，张素芳教授决定正式收徒总结自己的学术思想和临床经验。山东省中医药管理局委托山东中医药大学组织考试遴选学员，经过初试、复试、面试，最终姚笑和李静两人成为张素芳教授的首批弟子。2012年8月9日，在山东济南军区第二招待所的大会议室，山东省卫生厅及中医药管理局为包括张素芳教授在内的全省32位全国老中医药专家学术继承指导老师和64名传承人举行了隆重的拜师仪式。

自2012年8月至今，姚笑和李静二人以照片方式记录张素芳教授原始病案共1800多份，撰写跟师笔记400多页，经

典学习笔记300多页，整理医案80多个，撰写心得体会110余篇。

通过两年多的跟师学习，他们从以下几个方面整理总结了张素芳教授的学术思想和临床经验：①张素芳教授中医理论及发挥；②张素芳教授推拿手法理论；③张素芳教授推拿处方用穴理论；④张素芳教授临床医案整理；⑤张素芳教授小儿推拿保健方法。

（二）成立工作室总结、研究、推广张素芳教授学术思想和临床经验

2014年9月，国家中医药管理局再次通过了关于建立张素芳全国名老中医药专家传承工作室的申请，在山东中医药大学附属医院成立了以张素芳为首的12人组成的传承工作组，并为工作室配备了先进的仪器和设备。

张素芳全国名老中医药专家传承工作室工作内容包括：①通过工作室建立，收集整理笔记、病案、手稿、图片等；②结合老中医经验传承，整理并推广张素芳名老中医的学术思想、临床经验；③建立张素芳名老中医典型医案共享平台，为学者提供学习和研究之用；④培养一批高层次的中医临床科研人才，提高中医临床疗效和学术水平；⑤开展名老中医学术思想和临床经验的科学研究；⑥推广张素芳名老中医学术思想、临床经验，培养小儿推拿后备人才。

# 第二章　学术思想

## 第一节　理论体系

张素芳教授以《黄帝内经》为指导思想，参和《易经》及历代医家真言，结合近60年的小儿推拿临床实践，在中医及小儿推拿方面形成了较为成熟、系统的诊治思路和学术观点，其学术理论体系可总括为"八卦为体，五行为用，阴阳为本"。

### 一、八卦为体

八卦是从宇宙万事万物中抽象出来的基本属性，万事万物都可从其中找到对应的卦位。天可用乾代表，地可用坤代表，风可用巽代表，雷可用震代表，水可用坎代表，火可用离代表，山可用艮代表，泽可用兑代表。

八卦为体，具有三层含义：第一，八卦代指一个生命整体。第二，八卦分为乾、坎、艮、震、巽、离、坤、兑八个卦，代指人体不同的脏腑器官。第三，以"八卦穴"作为治疗疾病的方式。

#### （一）八卦代表生命整体

八卦是一气周流的代表符号，具有左升右降的运转规律，凡气之升，要有震、巽之上行，凡气之降，要有兑、乾之下降，坎水沉潜而蕴生机，离火炎耀而含归藏。

中医把人体视为一个整体，一气充斥全身，贯穿生命始终。气行顺畅，则身体健康，气机逆乱，则百病自生。人的生、长、壮、老、已生命过程是一个八卦轮回，人的晨醒昏定是一个八卦轮回，机体的物质利用和排泄过程也是一个八卦轮回。

以八卦代指人体，符合一气周流全身规律：一气之升，则火旺金烁；一气之降，则水寒木郁。营卫之循行，既要有离火之温煦，又要有坎水之归藏。以八卦代指人的精神活动，则晨醒昏定，魂安魄宁。以八卦代指人的物质变化，则纳化有度，藏泄有常。

（二）八卦各卦代指不同的脏腑器官

八卦合而为一，分而为八。人身脏腑、四肢、百骸根据其不同功能属性以八卦概之。其中"乾为首，坤为腹，震为足，巽为股，坎为耳，离为目，艮为手，兑为口"。八卦与五体、五官具有对应关系。在整个生命过程中，八卦对应脏器各司其职，饮食劳作、精神意识活动有条不紊。

在病理上，疾病的发生机制可用八卦运转失常来解释。如小儿呕吐，多由艮卦（胃）不调所致，泄泻则多与坤卦（脾）有关，咳嗽则多为乾卦（肺）受病。疾病的病机还可用两卦间关系失调来解释。如小儿不寐，多由坎离（水火）未济所致；小儿慢惊，多责之于坎艮震不相续。

（三）八卦为体是小儿推拿治疗疾病的方法论

小儿推拿特定穴中有"八卦"一穴，为人体缩影。其中离卦对应心，坎卦对应肾，乾卦、兑卦对应肺与大肠，震卦、巽卦对应肝与胆，坤卦为阴土对应脾，艮卦为阳土对应胃。

八卦为体，统领人体脏腑、四肢、百骸，目的是依据八卦的不同属性以及相互关系，通过对小儿手掌"八卦穴"的推拿，协调诸卦气机，恢复八卦所对应脏器间的平衡稳定状态，使人体疾病康复。关于"八卦穴"的操作和临床应用后面有专门论述。

张素芳教授曾治一秦姓男孩，2岁，患儿因"口舌生疮2天"于2009年6月23日初诊。其母述患儿2天前出现发热，体温39℃，自服退热药后体温降至38℃，但患儿哭闹不安，自述口痛，口内有臭味，时有呕吐，大便两日未行，矢气多且味臭，小便色黄，食欲差。查体：下牙龈充血，咽红，并有一处绿豆样大溃疡，舌红，苔白厚腻。因而诊断为口疮，证属心脾积热。遂以泻心火、清热毒为治法，处方：运内八卦500次（重掐离卦，再从离运到乾，多运重运，从坎至巽轻运），退六腑500次，清板门300次，清大肠500次，清肺经300次，掐心经100次，顺摩腹300次，推下七节骨300次，按揉肺俞、厥阴俞、心俞、脾俞、胃俞、大肠俞各50次。

次日复诊：体温降至正常，36.7℃，口痛明显减轻，大便通，质干硬臭，无烦躁，改以运八卦、清胃、掐揉四横纹、推下七节骨为主，上方继续推拿。

共经4次推拿治疗，口疮痛止，口臭除，大便通，诸症消失。

张素芳教授认为患儿平素喜肉食，家长投其所好，营养过度，以致内火偏盛，邪热积于心脾，循经上扰，熏灼口舌，法当以清热解毒为主，操作运八卦时重掐离卦，可以清泻心火，再从离运到乾，多运重运，意在使心火下降，大便畅通，从坎至巽轻运则不会引动风木。配以退六腑、清大肠，既从全局通调一身之气，固护脾胃，又开通脏腑之气，泻火解毒，实为以运八卦为主穴的典型案例！

（四）八卦为体的意义

八卦为体，从系统论的高度概括了人的生理、病理机制，既强调了人的一气行周特性，又清晰划分了四肢百骸脏腑的属性和布列，将还原论纳入系统分析之中，是更为合理的一种理论构架。八卦为体，向下可细分至四肢百骸、细胞分子，以至无限；向上又可总归为阴阳、一气。因此八卦为体是既有宏观统一性，又具微观特殊性的复杂系统。以"八卦穴"为体调整小儿脏腑，治疗小儿疾病，是张素芳教授基于《黄帝内经》《易经》，结合小儿推拿穴位特点，创造性地运用"八卦穴"的方法。

## 二、五行为用

五行为用是指运用五行相互关系来分析脏腑病机，制定治则治法。

（一）以五行相互关系论述脏腑之间的生理、病理机制

木、火、土、金、水五行既代表了事物的五类属性，又代表了不同属性事物间的关系，木、火、土、金、水五行之间顺次相生，隔一相克。

在中医"脏腑学说"中，有五脏配五行的相关内容。肝属木，心属火，脾属土，肺属金，肾属水。五脏之间也有顺次相生、隔一相克的关系。

中医学运用五行之间相生、相克关系，来论述五脏间生理上的相助和相制。五脏的五行相生关系表现为肾水藏精以资养肝木，肝木藏血以养心火，心火温煦以助脾土，脾土化水谷为精微以充肺金，肺金清肃下潜以助肾水。五脏的五行相克关系表现为肝木条达以防脾土壅塞，脾土运化以防肾水泛滥，肾水滋润以防心火亢旺，心火温煦以防肺金凝肃，肺金收敛以防肝阳上亢。

中医学运用五行间的相乘、相侮关系，来论述五脏间病理上的力量不均衡。五脏相乘表现为肝病传脾，心病传肺，脾病传肾，肺病传肝，肾病传心。五行相侮表现为肝病传肺，心病传肾，脾病传肝，肺病传心，肾病传脾。

（二）运用五行相互关系确定小儿推拿治法

运用五行相生的关系确定小儿推拿治法，"虚则补其母，实则泻其子"，譬如滋水涵木法、培土生金法、金水相生法、益火生土法。临床常用的有培土生金法，肺气虚除补肺经之外，还要配合补脾经。滋水涵木法，肝阴不足可补肾水。利用五行相克的关系确定小儿推拿治法，"制其偏盛以为平"，譬如培土制水法、佐金平木法、水火既济法。临床常用的有平肝经以治疗肺气上逆咳喘，补肾经以治疗心火亢旺。

在小儿推拿理论中，五指各对应一脏，拇指末节为脾经，食指末节为肝经，中指末节为心经，无名指末节为肺经，小指末节为肾经，总称为五经穴。五经穴在临床调治诸病最为常用，然其应用须臾不离五行关系。

譬如，张素芳教授曾治一石姓女孩，1岁，因发热于1985年11月5日初诊。其母代述患儿自前一天起身热流涕，不思饮食，晨起体温38.9℃，烦躁不安，恶心呕吐，大便干结，小便正常，曾给服紫金锭等退热药仍不退热。查体：体温39.1℃，烦躁不安，腹胀，两颧红赤，舌红苔白，咽部充血，扁桃体Ⅱ°肿大，指纹紫红，手心热。血常规检查正常。因而诊断为感冒夹食滞。予以消食导滞、表里双解之法。处方：清肺经300次，清肝经300次，清天河水500次，清板门300次，退六腑300次，清大肠500次，掐揉少商100次，逆运内八卦100次，推下中脘300次，推下七节骨300次。仅推拿一次，患儿烦躁不安和恶心呕吐即见减轻，但仍未大便，体温38.5℃，上方加分手阴阳300次。再诊时其母述经昨天推拿，大便通，体温到夜间下降，下午体温38℃。复以上穴推拿一次后体温36.8℃，食欲增进，大便1次，质仍偏干。

张素芳教授认为，小儿感冒以积食外感最为多见，因小儿肺为娇脏，卫外不固，又脾常不足，需要营养但消化能力差，更易在食多后为外邪所伤。本证患儿属风热感冒，因又有恶心、不思饮食、大便干结症状，说明患儿在感邪前已内伤饮食，加之外邪入里化热，热伏心肝，故烦躁不安，肺气浮躁，清肃之气不能下行大肠而出现大便干结。所以治疗时要表里同治，用分手阴阳、清肺经等清肺解表，以清天河水、清肝经疏泄心肝积热，然后清板门和中助运，伍以退六腑、清大肠通腑泄热，最后运内八卦安神定魄，以利于余热尽散。本病例说明治疗感冒夹滞时，须在五行相互关系的指导下肺、心、肝、脾、大肠等多脏腑协同治疗，方能取得良效。

（三）五行为用的意义

五行为用基于五脏的生理特点，运用五行生克乘侮关系确定小儿推拿治法。张素芳教授在小儿推拿中通过直接清或补五脏对应的五经穴，起到增强或削弱相关脏腑功能，达到协调五脏关系，使之恢复平衡稳定的状态。五行为用是最为灵活的脏腑辨证施治方法，在临床的应用最为广泛。

## 三、阴阳为本

阴阳为本有三层含义：第一，阴阳消长变化是维持生命的本源力量。第二，阴阳失衡是疾病发生的最基本病机。第三，调整阴阳是治疗疾病所必须遵循的基本原则。

### （一）生命的维持不离阴阳

《素问·阴阳应象大论》云："阴阳者，天地之道也，万物之纲纪，变化之父母，生杀之本始，神明之府也，治病必求于本。"说明了阴阳是天地万物的大道，阴阳的消长是其生杀变化的本始力量，"阳生阴长，阳杀阴藏"。阴阳的互根互用是维持生命形式的内在机制，"阳化气，阴成形"，"阳在外，阴之使也，阴在内，阳之守也"。人作为世间万物之一，必然遵循阴阳消长变化规律，生命的维持离不开阴阳。

### （二）阴阳失衡是疾病发生的基本病机，调整阴阳是治疗疾病的基本原则

疾病的发生是阴阳相对平衡遭到破坏，局部或整体阴阳的偏盛偏衰代替了正常的阴阳消长所造成的，治疗疾病首先要调整阴阳。

调整阴阳的方法主要有以下几类：①阳盛则身热，阴盛则身寒。治之应热者寒之，寒者热之。②阳虚则身寒，阴虚则身热。治之应益火之源以消阴翳，壮水之主以制阳光。③局部阴阳的偏盛或偏衰，治之应从阳引阴，从阴引阳。④调摄阴

阳，防病于未然，则应知七损八益，顺应阴阳消长。

（三）阴阳"以平为期"在小儿推拿中的具体应用

1．运用"手阴阳"穴调整阴阳

小儿推拿特定穴有"手阴阳"穴，该穴位于手掌根小天心两侧，桡侧为阳池，尺侧为阴池。小儿病多先从"手阴阳"分起。《幼科推拿秘术》认为此步骤为"诸症之要领，众法之先声"，并认为"推此不特能和气血，凡一切膨胀泄泻，如五脏六腑有虚，或者大小便不通，或惊风、痰喘等疾皆可治之。至于乍寒乍热尤为对症"。

《素问·阴阳应象大论》云："善用针者从阴引阳，从阳引阴。"张素芳教授认为，小儿推拿以指代针，其操作的意义与针相同。阳衰而致阴盛者，当治其阳衰，这里的治乃是补阳的意思，多分阳池或揉阳池，手法须轻。阴盛而阳衰者，应治其阴盛，这个治为泻的意思，分阴池或揉阴池，手法宜重。阴阳偏盛者，治疗方法应采取损其有余。阴阳偏虚者，即阴或阳虚损不足，为阴虚或阳虚。阴虚不能制阳，常表现为阴虚阳亢的虚热证；阳虚不能制阴，多表现为阳虚阴盛的虚寒证。阴虚而阳亢者应滋阴以制阳，阳虚而致阴寒者应温阳而制阴。

若阴阳两虚，则应阴阳双补。由于阴阳是相互依存的，故在治疗阴阳偏衰的病证时还应注意"阴中求阳""阳中求阴"，也就是在补阴时应佐以温阳，在温阳时应当配以滋阴，从而使阳得阴助而生化无穷，阴得阳升而泉源不竭。

通过推拿小儿"手阴阳"穴，可直接起到调整阴阳的作用。除"手阴阳"穴外，调整局部阴阳的穴位和手法还有分推腹阴阳、分头阴阳、分胸阴阳，意义与"手阴阳"穴相似。

## 2.运用推三关和退六腑调整阴阳

小儿推拿还有一对调节阴阳的效穴——三关和六腑。三关穴为阳，六腑穴为阴，一个为大热穴，一个为大凉穴，这两个穴配伍应用也能起到调节阴阳的作用。

《幼科推拿秘书·三关六腑秘诀歌》云："小儿元气胜三关，推动三关真火燃，真火熏蒸来五脏，小儿百脉皆和畅，元气即足邪气退，热极不退六腑推，若非极热退愈寒，不如不退较为安，六腑愈寒疾愈盛，水火相交方吉庆。"

张素芳教授解释其意为推三关取热，退六腑取凉，状如医家大寒大热剂。若非大寒大热，必二法交替应用，取"水火既济"之意。因此，在实际操作推三关、退六腑时，要掌握手法的轻重，次数的多寡，以防大寒大热，伤于正气，因此必须做到"谨察阴阳所在而调之，以平为期"。

通过张素芳教授下面的一则医案就可以很好地理解这一原则。

钱某，女，3岁半，经本院电话室刘某介绍于1993年6月4日初诊。该患儿主诉为连续发热3月余。患儿开始因拔手上的肉刺后引起局部肿痛，随后出现发热，体温37.8~39.8℃。因高热不退住进山东省立医院儿科，确诊为金黄色葡萄球菌感染所致败血症。按败血症治疗2个月20天，体温降至38℃左右。但稍有不慎即引起感冒，发热体温升高，反复数次。西医认为患儿体弱，免疫功能差，建议请中医配合。服中药14剂未见明显改变，遂求助于小儿推拿。

当时患儿体温38℃，白天高夜间低，23点后能退到37.5℃左右，大量盗汗，心跳快，纳差，精神不振，易疲劳，夜眠不安，大便2~3天1次，质软，色暗绿，小便频，量多，色清白，有药味。查体：精神不振，面色㿠白，双目轻度凹陷，声低乏力，呼吸平稳。唇白，咽红，扁桃体充血，双颌下有蚕豆大淋巴结各1个，头发湿稍黏，腹无明显压痛，舌质红，苔薄黄，指纹淡紫至气关，脉细数。血常规检查显示白细胞总数 $10 \times 10^9$/L，中性粒细胞70%，淋巴细胞30%。血培养：阴性。小便常规检查：白细胞0～2个/HP。中医诊断为发热。

张素芳教授认为，久病发热，动则益甚，是由于久热耗气致气虚，故身倦乏力，四肢不温，病机为脾胃气虚，上、中、下焦阳气升降失常而生热，热行于外则身热。劳倦失度，中气受损，故而大便色绿，小便清白。"劳者温之"，治宜益气升阳，健脾助运。处方：推三关600次，退六腑200次，补脾经800次，清板门 200次，运内八卦100次，揉肾顶300次，摩腹500次，捏脊5遍（重提肝、脾、肾、三焦俞，并按揉之）。

经3次推拿治疗，患儿体温达37.2℃，虚汗止，行动活泼。推拿治疗9次，体温降至正常，纳好转，大便每日1次，便质正常，小便亦已正常，血常规检查均在正常范围，家长觉得不可思议，感叹说："用去这么多钱没治好的病几次推拿不痛不痒中解决问题，小儿推拿真是个宝啊！"

（四）阴阳为本的意义

阴阳为本明确指出了阴平阳秘是机体健康的基础，阴阳失调是疾病的基本病机，调整阴阳是治病的根本大法。张素芳教授以"阴阳"调阴阳，使小儿推拿的理、法、穴、推结合于一体，既直接又高效。

### 四、八卦为体、五行为用、阴阳为本的学术价值

八卦为体、五行为用、阴阳为本的学术理论体系，贯穿于张素芳教授小儿推拿的病因病机分析、治则治法确立、推拿手法运用的全过程。八卦、五行、阴阳本为中医学基础理论，然而一旦与小儿推拿的八卦、五经、阴阳穴结合应用，立即扼制了无序的病理格局，调整了机体各部分互助、互制、互化的关系，进入有序的健康格局，显示了这一普遍理论的灵活性和实用性，体现了张素芳教授的整体观念与辨证施治上的独特性，既能从总体上把握诊治疾病的大方向，又能具体指导小儿推拿的实践，完美地将理、法、方、术融合在一起。

## 第二节　四诊特色

儿科又称"哑科"，小婴儿不能言，年幼儿虽能言却词汇少，不能准确表达自己的情况，因此小儿推拿医师要擅长运用望、闻、切诊法，以补充问诊的不足。

张素芳教授在其近60年的工作中，积累了大量诊法上的经验，其中最具特色的是其"望面部"和"望手部"技艺。

### 一、望面部

#### （一）望神

小儿甫一来诊，首先望其形神。若两目有神，表情活泼，面部红润，呼吸均匀，则为气血调和，精力充沛，无病或病情较轻。小儿大多活泼好动，而肝脾不调的患儿，大多不爱动，不活泼，蹲着或趴着不动，甚至有轻度浮肿。但如果躁动不

安，面色如妆，提示心肺有热。

（二）望目

张素芳教授眼部望诊，常用"五轮学说"作指导。若两眼睑下垂，微微浮肿，似睁非睁，则为无神，多为痰湿阻滞，脾肺受困，清阳不展。若见小儿眼白微黄浊，则有肺热，白晴不清亮，提示咳嗽有痰。若小儿眼胞色暗，甚至紫红色，则表示有脾热，积滞内停不化。若夏季小儿眼胞浮肿，色紫红或发暗，多为外感暑湿。小儿下眼睑浮肿，多脾肾不足。

（三）望鼻

张素芳教授用望色的方法来观察局部及相关部位微循环的变化，并依据面部"五色主病"和"五部配五脏"理论辨析病情。如果鼻尖红，提示脾有热。鼻准及鼻翼色黄，为脾胃不足。若小儿中午或晚上吃得过多，则易生积滞，日久可见面色暗滞，鼻部发黄。

（四）望口

小儿口唇色淡红润泽。若小儿口唇色苍白，则多有气血不足或有虚寒。若小儿口唇色红绛，则提示小儿内有实热。小儿舌质淡，多为气血不足。舌尖红，若再伴心烦哭闹，大便稀溏，色黄味臭，可考虑小肠湿热。舌体中部及两旁属脾胃，若该处有腻苔，则提示脾胃有积滞。还可根据舌苔是否浊腻来指导治疗：如果外感病舌苔不腻，可用补脾经，以助肺气外宣。若舌苔腻，则不可补脾经，以防滞气影响肺气宣发。

（五）望耳

两耳轮色红活，为气血充盛，若色苍白，为气血不足。

## 二、望手部

### （一）望掌

五脏在手掌面的分部，大鱼际中心部位对应心脏，食指根下方圆丘对应肝脏，中指根中点为鼻咽点，无名指下方两侧突起的圆丘对应肺脏，小鱼际中心为肾脏，手掌中心为脾胃。若手掌局部发青发暗，则提示其相应脏腑可能有气血不通，需要着重按揉推运。

### （二）望小指

张素芳教授通过观察小儿小指的情况来判断先天肾气是否充足。如果小指形态与其他四指基本一致，则为正常。若小指明显偏短、偏细、弯曲，三节不均，则提示先天肾气不足。

### （三）望指纹

张素芳教授望食指指纹则遵"浮沉分表里，红紫辨寒热，淡滞别虚实，三关断轻重"的原则。积滞内停，小儿指纹常见紫滞。

## 三、望二便（阴）

### （一）望小便

若小儿小便色黄腥臊，脾气急躁，为肝胆火盛。小便赤涩疼痛，量少，多为心火。小便清长，量多质清，为肾阳虚。小便量小，色浊，为脾失健运。小便淋沥不尽，伴水肿，胸满者，为肺有水饮。小儿睾丸阴囊松垮，下垂者，提示肾虚。小便不畅，或最后有污浊，也提示肾精亏损。

（二）望肛周

小儿腹泻若肛门周围潮红，表示大肠有湿热。肛门色淡松弛，表示脾虚不固。

## 四、闻诊与切诊

（一）闻诊

可以通过听咳嗽声音来判断病位和病性。如果咳嗽哽气，鼻音较重，则位于鼻咽部。若有犬吠音，则为喉头水肿。若咳嗽声音低沉，痰出不畅，则提示病位偏于下呼吸道，且脾胃功能不足。

（二）切诊

通过切肌肤温度来判断病位。小儿手心热，提示胃肠有积热。上腹部及脐周热，也为胃肠积热。两胁下热，提示肝胆有热。前额热提示热居阳明胃经，头两侧热提示热在少阳胆经，后枕部热则提示热在太阳膀胱经。

需要注意的是，小儿大多怕生人，医生不要直视孩子或马上触摸孩子，以免引起孩子情绪紧张恐惧。

## 第三节 治疗原则

小儿推拿属中医学的外治法之一，"外治之理即内治之理"，因此，中医临床治疗疾病所遵循的理论原则，在小儿推拿的临床实践中同样具有指导作用。张素芳教授根据小儿推拿的特点，灵活地将中医治则治法融入小儿推拿临床实践，并总结出行之有效的取穴原则和方法。

## 一、小儿推拿的原理

推拿疗法建立在"天人合一"整体观念的基础上，以"阴阳""五行"为理论指导，以"辨证论治"为思维方法，运用各种手法，通过经络"行气血，通阴阳"的作用，来调整脏腑营卫，从而达到治愈疾病的目的。

## 二、小儿推拿治疗原则

张素芳教授强调，小儿推拿必须遵循治疗原则，才不会失治误治。她在临床上常遵以下治疗原则：

（一）治病求本原则

1.依据疾病的根本病机进行治疗

治病求本是指治病要明确疾病的本质，抓住疾病的主要矛盾，针对其根本的病因病机进行治疗。

明确疾病的本质，是小儿推拿选穴的首要原则。《素问·标本病传论》指出"先病后逆者治其本"。疾病是通过若干症状显示出来的，但是此症状只是疾病的表现，并不都能反映疾病的本质，有的甚至是假象，只有在充分了解疾病各方面情况后进行综合分析，才能透过表象看到本质，找出病证之所在，方能确定正确的治疗方法，此即治病求本，是中医的灵魂。小儿推拿也应遵循这个原则，因症辨病辨证，因证立法，因法选穴。

例如有患儿原有消化不良，近2天打喷嚏，流清涕，咳嗽，纳少，二便调，夜眠一般，夜间不咳，听诊双肺呼吸音粗，偶闻干啰音等。这里的本就是脾虚，"母病及子"，造成肺卫不固，腠理疏松，易为外邪所袭，因而外感咳嗽为标。治疗宜培土生金，健脾固表，重用脾经穴及肺经穴，这就是治病求本的原则。

2.急则治标，缓则治本

在临床会遇到一些标本双方有一方病情较重、病势较急的情况，如高热惊厥、癫痫发作、脑血管畸形等，还有尿潴留、严重呕吐等一些症状，则应急则治其标。"明辨标本，谨察间甚，间则并行，甚则独行。"张景岳解释为："间者，言病浅；甚者，言病之重也。病浅可兼治，故曰并行。病甚者，难容杂乱，故曰独行。"

张素芳教授认为，间者并行，是指标本两方面病情均较重则标本兼治。如果标本双方一方病情较重、病势较急，则应专治其病甚、病急的一方面，是谓甚者独行。当抽搐惊厥、昏迷等情况出现时，就应该沉着冷静地把握好手法、穴位，就地抢救生命为主。

张素芳教授曾经遇到过这样一个病例：该患儿为一王姓男孩，12个月，2012年4月27日下午4点，患儿因咳嗽在门诊施行推拿治疗，推完上肢部穴位，需调换姿势推前胸，于是接诊医师将孩子抱起往床上放，这时，孩子突然全身发软，面无血色，四肢软弱无力，失去知觉。家长见状号哭摇晃，又突然抱起孩子，叫道："你怎么啦，你怎么啦？"接诊医师见状急忙呼张素芳教授过来诊查，张素芳教授从患儿母亲怀中接过孩子，将其头靠在左肩部，用右手在心后区紧拍三下，孩子接着"哇"的一声哭出来，大家心中的石头都落了地。事后其母说在孩子不高兴时，不遂他意时，就会发作，该患儿自出生后已出现过3次类似情况。

这种突然出现的昏迷状态就需要急则治其标，抢救在先，尽快让他苏醒。方法可用重刺激手法，在人中、承浆、十王、精宁、威灵等处重掐。然后建议家长做进一步检查，如血液常规检查，血糖、尿酮、颅脑的X光片、脑电图、脑CT等检查，以善后治。

《素问·标本病传论》云：“小大不利治其标，小大利治其本。”例如癃闭病证，西医称之为尿潴留，临床表现为小便欲解不能，小腹窘迫，排不出尿。癃闭的病因很多，可为外感，如温热蕴结，也可为内伤，中气不足，肾气不足，或者心火炽盛，气郁化火。重症表现为排尿困难，甚至点滴不通者时，必须急则治其标，泻实为主，揉推箕门，按膀胱点，一般10分钟左右就能通畅排尿。但对于欲解不能，或解不能尽，或见小腹窘迫，排尿无力，尿行中断等，就需要辨证后再治其本。

张素芳教授对一例疑似中毒性痢疾患儿治疗经过正是体现了“小大不利治其标”的原理。

1968年7月31日，本院职工之子5岁，因患腹胀，满大如鼓，烦躁不安，坐立不定，反复如厕而不得便，症状愈来愈重，去山东省立二院就诊，怀疑为“中毒性痢疾”，建议灌肠查大便，孩子不从，无法取便，无法下药，情急中邀张素芳教授诊治。

张素芳教授观察孩子焦虑不安，反复进厕所，无法下蹲，腹大如鼓，面红，舌质红，苔黄腻厚，口气臭，初步判断为内有积滞，因为腹胀孩子无法躺下，只能让他倚被而坐，然后用很轻的手法做分腹阴阳，开始他用双手拒绝，但渐渐地适应了，慢慢地由坐逐渐躺下去，并且入睡，约10分钟，孩子突然醒了，喊：“爸爸我要大便！”如厕后，顺利地便下大量臭秽之便，孩子腹胀随即减轻，经查大便证明不是中毒性痢疾，而是伤食积滞。因前几日是孩子生日，吃了很多油腻甘甜之品，只是因宿食积滞，郁而生热，造成的腹胀。因胀症甚急，且不能排便，故首先宜治其标，运动滞气，气行则积通，手法由轻渐重，因病而宜。

（二）调整阴阳原则

疾病的发生是因为阴阳相对平衡遭到破坏，即阴阳的偏盛偏衰代替了正常的阴阳消长。

各种致病因素的影响及邪正之间的斗争，导致机体阴阳两方面失去相对协调平衡，形成阴阳的偏盛、偏衰、互损等病理状态。"阳盛则阴病"，这个阴病是阳盛造成的，治疗时必须治其阳盛。"阴盛则阳病"，这个阳病是阴盛造成的，此时必须治其阴盛。故要"阳病阴治""阴病阳治"。

调整阴阳是针对机体阴阳偏盛偏衰的病理状态，采取损其有余、补其不足的方法，使阴阳恢复到相对平衡的状态。调整阴阳是临床治疗的基本原则之一。

在临床上，为达到阴阳平衡，张素芳教授常常运用偏凉或偏温的穴位和手法"热者寒之""寒者热之"以削其有余，运用偏养阴或偏温阳的穴位和手法"壮水之主""益火之源"以增其不足。

比如，治疗发热证，用水底捞明月效果明显，操作方法是在小指面或小指根做运法，经坎宫至内劳宫。《按摩经》认为，水底捞明月有止热清心的作用，《幼科推拿秘书》认为此法可以止热，并凉入心脏，临床上对高热神昏，烦躁不安，属于邪入营血的各类实证大多有效，虚热证禁用。张素芳教授认为，水底属于肾水，内劳宫为手厥阴心包经荥穴，属火，因此水底捞明月有"引阴入阳"的作用，故能治疗心烦不安、呕吐、癫痫、口疮等一切热证。

张素芳教授还善于从调整阴阳的原则出发，用运八卦治阴阳失调肾火上升。肾火上升表现为上热下寒，面色红赤，头晕，耳鸣，口舌溃疡，牙齿肿痛，两足发冷。在操作运八卦时，先顺运八卦，自离乾顺运，再由坎巽顺运，然后坎离对运，从离火顺运向坎，使气由阳降为阴，从坎向离顺运，使气由阴升阳，引火归原，使阴阳平衡，虚火不升。

下面一则推拿治疗便秘的医案更是张素芳教授重视调整阴阳原则的范例。

曲某，男，32天，因大便不畅一月余于2008年5月8日初诊。母亲代述，患儿出生24小时内排胎便后，经常8～9天大便一次，每次排便面红耳赤，十分用力，还要刺激肛门后才得便，大便质稠量少，较臭，至就诊时已有8天多未排便。查体：舌红苔少，腹胀，左下腹无结块。

张素芳教授在问诊时了解到，患儿之母怀孕时营养极为丰富，并过食高蛋白燥热之物，产后更是每日海参、鲍鱼、鸡汤等不断，因而推断该患儿的病因是由于母乳过于燥热，致使患儿体质偏热，热盛伤津，肠间津液不足而大便不利。临床诊断为新生儿便秘（实秘）。治宜清热润燥，健脾助运。处方：分手阴阳（重分阳）100次，清补脾经各300次，清大肠200次，运内八卦100次，补肾经150次，摩腹（顺时针）300次，拿肚角5次，推下七节骨200次，揉龟尾50次。

次日复诊，治疗后当夜大便一次，质好量多味臭。经3次治疗后，基本每日大便一次，偶尔有2～3天一次。6个半月时因感冒来诊，追问大便情况，家长说自推拿后未再出现便秘症状。

此患儿因阳热亢盛，"阳盛则阴病"，导致津液耗伤，肠燥便秘。根据调整阴阳的原则，"阴病治阳"，削其有余，故治疗以清大肠、重分阳清其阳热，配合补肾经增液通便，拿肚角直接刺激腹部加强通便作用。同时要求其母改变饮食习惯，清淡饮食，荤素搭配，控制蛋白质含量，以改善母乳的性质。

（三）扶正祛邪原则

扶正即扶助正气，增强体质，提高机体抗邪能力。祛邪是祛除致病邪气，使邪去正安。扶正多用补法，祛邪多用泻法。

1.疾病的过程是正气与邪气矛盾双方交争的过程

疾病的过程在一定意义可以说是正气与邪气矛盾双方相互斗争的过程，邪胜于正则病进，正胜于邪则病退。因此治疗疾病就是扶正气，祛除邪气，改变邪正双方力量对比，使之向有利于健康的方向转化。所以扶正祛邪是指导临床治疗的一条基本原则。

"邪气盛则实，精元夺则虚。"邪正盛衰决定病情的虚实。虚则补之，实则泻之，补虚泻实是扶正祛邪基本原则的具体应用。扶正即是补法，用于虚证，祛邪即是泻法，用于实证。扶正与祛邪虽然是具体不同内容的两种方法，但它们是相互为用、相辅相成的，扶正使正气加强，有助于抵御和驱逐病邪，而祛邪排除了外邪的干扰侵犯和对正气的损伤，有利于保存正气和使正气得到恢复。

2.扶正或祛邪的主次与先后

在临床上运用扶正祛邪时要认真观察和分析正邪双方消长盛衰情况，根据正邪在矛盾斗争中所处的地位，决定扶正或祛邪的主次先后。

邪盛正不虚则以祛邪为主，正虚邪微则以扶正为主，正虚邪恋则扶正祛邪并重。正虚在前而邪侵在后的新病，应先祛邪后扶正。邪侵在前而正虚在后的久病，宜先扶正后祛邪。在扶正祛邪并用时应还要注意把握扶正而不留邪、祛邪而不伤正气的原则。

3.临床适宜扶正祛邪的常见病证

在临床中对于下列几种常见的病宜采用扶正祛邪。

其一，是肺系的复感病。这种反复呼吸道感染是临床最常见的病证，一年内上下呼吸道感染(感冒、扁桃体炎、支气管炎、肺炎)反复出现超过了一定的频率称为反复呼吸道感染，用小儿推拿方法改善小儿体质、增强抗病能力、扶正祛邪有一定优势，具有治愈率高、复发率低、无毒副作用等特点。

中医认为复感病的发病机制关键是正虚，因此以扶正为主。运用小儿推拿时应针对未病、欲病、已病之人有区别地实施治疗。

小儿推拿对于整体功能失调有明显的调节优势，并能增强体质。张素芳教授曾接诊过一4个月婴儿，因小儿肺炎，每月住院2~3周，经人介绍前来找张素芳教授，推拿2周后从此再无咳嗽，肺炎治愈。

其二，是脾系疾病。有的小儿容易伤食、腹泻、便秘，常反复发作，原因归咎于小儿脾胃功能尚未发育完善，消化机能尚弱，故无论内伤或是外感，均会使脾胃升降运纳功能失调。因此肠胃保健对小儿亦非常重要。但脾胃的扶正要注意从其本身的状况出发，或以扶正为主，或以祛邪为主。

其三，是小儿的发育迟缓。很多生长发育迟缓的孩子生长激素分泌有问题，西医的检查治疗非常复杂，特别是要空腹验血，很多家长因而放弃，转求于小儿推拿。根据长期的观察，张素芳教授认为本病属于中医讲的先天禀赋不足、后天失于调养，因此用扶正的方法给以培补先后天，兼以祛邪。

补虚与泻实既对立又统一。用补益类的手法或穴位补虚以扶助正气，有助于抵御和驱逐病邪；用清泻类的手法或穴位泻实以排除外邪，有利于保存正气和使正气得到恢复。但在具体使用时，虚证不可过补，以免壅滞或留邪，实证不可过泻，以免正气耗散。

张素芳教授曾诊治一刘姓男孩，52天，因咳嗽反复发作38天于2011年10月12日初诊。患儿系38周早产儿，出生后16天就因"新生儿肺炎"在某妇幼保健院住院8天，经抗生素治疗痊愈出院。出院后不久又因咳嗽再入院治疗8天，除抗生素、祛痰治疗外，发现患儿黄疸未退，又给"茵栀黄口服液"口服。来诊时患儿偶尔咳嗽，吃奶喝水时易呛，大便次数多，每次换尿布均有大便，小便黄，睡眠好。查体：面色略黄，额下、眼周及鼻周皮色黄，舌淡红，苔薄黄，指纹淡紫。黄疸指数8（正常值6），两肺呼吸音粗，偶闻痰鸣音。

张素芳教授考虑到患儿本为早产，肺气不足而生咳嗽，呼吸不畅，痰不能咳出，痰浊久留。久咳正气愈亏，子病及母，致肺脾两虚，正如《素问·咳论》所说："微则为咳，甚则为泄。"大部分年龄较小的患儿咳嗽日久，都伴有不同程度的腹泻。因此诊断为咳嗽（肺脾两虚），治法用培土生金。处方：分手阴阳50次，补脾经300次，清大肠300次，运内八卦200次，清肺经300次，开璇玑50次，摩中脘300次，揉气海100次，分推肩胛骨100次，按揉风门、肺俞、厥阴俞、脾俞、胃俞、大肠俞各50次，推上七节骨100次。

次日复诊，吃奶喝水时仍易呛，口中吐沫，大便每日3次，小便已不黄，额下、眼周及鼻周黄色已退，面部较显干净。经5次治疗后，已不呛咳，吃奶有力，精神好转。

治久咳宜从脏腑辨证，以培土生金为主，祛痰宣肺为辅。以补脾经、摩中脘培土；清肺经、开璇玑、分推肩胛骨、按揉风门及肺俞以宣肺气；揉脾俞、胃俞、大肠俞治泻。肺脾气足，宣发肃降功能恢复，则咳嗽痰鸣得除而获愈。

（四）调和气血原则

气血是构成人体和维持人体生命活动的基本物质。《素问·调经论》云："人之所有者，血与气耳。"气血充盛才能满足人体生命活动的需要，气血流畅才能发挥各脏腑器官的正常功能。调和气血既包括补气血不足，又包括改善气血运行的状态。小儿推拿依照调和气血的原则，以助气生血、顺气和血、活血化瘀为法，可达到改善气血功能状态的目的。

养血益气法治疗视神经萎缩一例赏析：

严某，男，6岁，住山东师范大学宿舍，1995年以视力下降加重1月余来诊。其母代述，该患儿视力下降，查视力左眼0.8，右眼0.6，1个月前去山东医科大学附属医院眼科检查眼底，眼底镜见"视神经纤维变性，视乳头灰白色，其他状态无改变"，未做特殊治疗，因服中药困难，遂尝试推拿治疗。查体：患儿面色苍白，精神尚可，双眼视力表检查为右眼0.6，左眼0.8，眼胞、眼球表面无异常。舌淡红，苔少，脉细缓。眼底检查报告：视神经纤维变性，视乳头灰白色，眼底苍白。诊断：①慢性球后视神经炎；②视神经萎缩。

《诸病源候论·目茫茫候》认为："凡目病，若肝气不足，兼胸膈风痰劳热，则目不能远视，视物则茫茫漠漠也。若心气虚，亦令目茫茫。"张素芳教授审视患儿面色㿠白，舌淡红无苔，考虑为心脾两虚、气血不足之证。目失所养，神气衰微，故而出现视物不清。治宜养血行血，补益心脾。心肝为阳脏，不宜用补法，"虚则补其母"；因此治疗以补脾经、补肾经、揉二马为主，可补益心血，疏调肝气，配以拿风池、揉睛明、揉攒竹、揉承泣、揉球后以祛风通络。12次为一疗程。

经6次治疗，患儿反映视物较前清楚，但家长心中无数，又怕浪费时间、金钱，故特地去山东医科大学附属医院眼科复查，眼检镜检查见眼底转红润，视神经纤维及乳头色转淡红。经查眼底镜，发现孩子视力好转后，家长高兴地说："这绝对是推拿的效果，因为在这阶段我什么药也没给他吃，也没打什么针。"这样树立了信心，坚持治疗，共治疗20次，患儿视力左眼恢复到1.5，右眼恢复到1.2，取得了良好的效果。

（五）调理脏腑原则

五脏六腑功能的正常对维持生命活动至关重要，它们生理上相互协调，病理上相互牵制。因此调理脏腑不仅要治一脏一腑，还要调整脏腑间的关系，使之协调有序。

小儿推拿以脏腑辨证为依据，根据五行生克原理，不足者补之，又可"虚则补其母"，补益其气血阴阳，有余者泻之，又可"实则泻其子"，或助其所不胜以制约其过亢的功能，使脏腑间达到平衡稳定。

（六）三因制宜原则

三因制宜，即因时、因地、因人制宜，是指治疗疾病要根据季节、地区以及人体的体质、性别、年龄等不同而确定适宜的治疗方法。

一年四季，脏腑气血功能不同，一日十二时辰，阴阳消长各异。人有男女，年龄有大小，形质有胖瘦，体格有强弱，精神勇怯各有不同，及至地理环境、气候条件、生活环境各有差异，因此应在治疗时详加辨别。小儿推拿依据三因制宜原则，应当因时、因地、因人不同，采用不同的推拿手法，选取不同的穴位。

《幼科推拿秘书·分补泻左右细评秘旨歌》云："补泻分明寒与热，左转补兮右转泻，男女不同上下推，子前午后要分明。寒者温之热者凉，虚则补之实则泻。"

因时不同用不同的推拿手法：①子前为阳，午后为阴。根据病证性质，选取适宜时间治疗。②四季手法应用轻重宜有区别。③春夏所用介质宜用薄荷，秋冬宜用木香。

因人不同用不同的推拿手法：根据人的性别、年龄大小、形体肥胖、体质强弱、精神勇怯等不同进行不同的施治。正如《灵枢·卫气失常》所云："先别其三形，血之多少，气之清浊，而后调之，治无失常经。"

因地不同用不同的推拿手法：因地理环境、气候条件、生活环境的差异而采用不同的治疗方法。地理环境的不同，气候冷热有别，人的体质及发病的情况亦因之而异，故施治亦不同。

（七）未病先防原则

中医学预防为主、养生防病的内容极为丰富，《素问·四气调神论》云："不治已病治未病，不治已乱治未乱。"小儿脏腑娇嫩，形气未充，发病容易，变化迅速，易寒易热，易虚易实，因此应该强调治未病理念。小儿推拿治未病前途广阔，适应性强，且深入人心。

张素芳教授宗《内经》要旨，临床应用小儿推拿治未病的原则，主要体现在以下几点：

**1.未病先防**

"不治已病治未病，不治已乱治未乱"，突出表达了中医预防为主的思想。张素芳教授尤重小儿推拿的预防保健，自创了呼吸系统保健方法和消化系统保健方法。

**2.治病萌芽**

《素问·刺热》云："病虽未发，显赤色者刺之，名曰治未病。"就是说疾病的初发，苗头初露，就要给予治疗。《素问·阴阳应象大论》云："故善治者治皮毛，其次治皮肤，其次治筋脉，其次治五脏，治五脏者半死半生也。"张景岳解释曰："祸起于微，能预此者，谓之治未病。"

前人的理论给了张素芳教授很大的启发，她根据《诸病源候论》《千金要方》《小儿药证直诀》的方法，调制五物甘草摩膏方摩囟上、手足心而避风寒，以黄连蒸制后取汁液擦口腔预防胎毒等。

**3.病后防复**

《灵枢·逆顺》云："方其盛出，勿敢毁伤；刺其已衰，事必大昌。"故曰："上工治未病，不治已病，此谓之也。"意思是说在针刺时，对于病势猖盛病证，要避其猖獗之势，选择适当时机，推拿也是如此。

（八）结语

综上所述，张素芳教授认为，小儿推拿与中医治则关系密切，中医治则不仅规范了小儿推拿治疗的大方向，而且直接指导小儿推拿处方选穴，如分手阴阳可直接调节阴阳的偏盛偏衰，补脾补肾可直接扶助正气，运八卦可直接行气，天门入虎口可直接顺气和血。究其原因，大概是因小儿脏腑清灵，气血运行较成人更为通畅，因此更易于从整体进行调节。但一些先天禀赋不足及久病者又需因人因地因时而异，采取更加有针对性的治疗方法。

# 第四节　推拿技法

　　张素芳教授早年师从名家，打下了良好的推拿技法基础，工作后又得益于孙重三先生的言传身教，加上近60年来在临床上反复打磨，推拿技法已臻炉火纯青，其技法有形而不拘于形，遵法而不泥于法。笔者有幸跟师学习，总结老师推拿技法大致如下：

## 一、技法特点

### （一）姿势稳定，动作规范

　　所谓姿势稳定，是指医者重心稳定。小儿推拿医师多以坐位施术，因而要求术者坐有坐相，上身以期端正，两脚分开与肩等宽，躯干、大腿、小腿呈直角，两足踏实，身体的重心位于躯干正中近椅面处，全身呈放松状态，气机流畅。

　　姿势稳定，手法才能自然实施，医者全身才能最大程度放松，舒适的体位，合适的距离，手法才能持久而不变形，医者气息才会均匀，才能专注于施术面不为外界所扰。

　　动作规范，是指术中一招一式，都要谨遵要领。如推法，要求"期如线之直，而不扰动其他经穴之气"，并根据不同的施术部位，手法上要有所变化。推头面多以拇指面着力，推大肠经、天门入虎口以拇指桡侧着力，清天河水、推三关则以食中两指并齐，指端着力。

再如揉法，要求吸住皮肤，手法柔和，动作协调，均匀连续。在揉中脘时以食中二指或大鱼际吸定该穴，在腕关节的带动下做环转运动，在做揉二扇门时则要将食中二指分别置于二扇门间，上下揉动而腕关节不转动。

摩法"不宜急，不宜缓，不宜轻，不宜重，以中和之意施之"。搓法既要带动皮下组织，但又不能夹持太紧，要紧搓而慢移，做搓法时医者不可屏气。掐法要垂直平稳用力，掐后随之以揉法缓解不适。

规范的动作既可以省力，又有利于手法的渗透，因此既能减少施术者的体力消耗又能保障治疗效果，既能防范自身损伤又能不伤及患者无关部位。

（二）以弧蕴力，均匀持久

推拿手法的基本要求是持久、有力、均匀、柔和、渗透。张素芳教授借助两个受力弧，使推拿施术得以均匀持久。

第一个受力弧（水平受力弧）：由术者躯干、两臂与患儿共同构成。术者首先两肩放松，肘关节自然屈伸于120～150°之间，医者躯干、两臂与患儿共同围成一个稳定的椭圆形受力弧。在这个受力弧上，各点受力大小相等。术者躯干、两臂共同分担用力，故而不会感觉疲劳，使推拿治疗过程更持久。在施术过程中，医生双臂伸展越长，则医生需要克服的重力越大，因而越易疲劳。

第二个受力弧（垂直受力弧）：由医生、患儿和地面共同组成。在这个受力弧上，同样各点受力大小相同。当医生施术力量在小儿承受范围内时，小儿往往能自然接受，不产生紧张反抗的情绪，使推拿手法渗透于内。但当医生施术力量超过小儿承受的范围时，小儿就会加以抵抗，反作用于医生，使推拿难以继续，因而医生需要施加更大的力度，造成整个受力弧力度增大，小儿会愈加抗拒。因此要求医生在施术时用力均匀，不可忽大忽小，忌用蛮力和暴力，将整个受力弧控制在小儿能够承受的力量范围内。

（三）柔和渗透，相得益彰

张素芳教授的业师——"一指禅"名家王纪松先生曾强调"推拿应刚柔相济，以柔为贵"。小儿肌肤娇嫩，不耐推揉，因此张素芳教授的小儿推拿手法特点体现为柔和为形，渗透为神。

柔和为形是施术时动作平稳缓和，手法变换自然协调，力度轻而不浮，频率缓而不滞，使患儿易于接受推拿治疗。如果动作幅度大，施力较重，超过孩子的承受范围，患儿精神上产生恐惧，身体上产生紧张抗拒，气血运行不畅，推拿很难再进行下去。

渗透为神是指随着施术的不断进行，手法用力透皮入内，由浅入深，或直接深达施术部位的深层组织、内脏器官，或间接通过各种途径使手法的生物效应到达目标脏器，起到补虚泻实、调整脏腑的目的。

柔和为形还体现于在运用一种刺激性较强的手法之后，随即施以另外一种轻柔的手法缓解痛苦。例如，掐法、拿法之后继以揉法缓解疼痛，为进行下一次掐、拿做好准备。

渗透为神不但是指力量的渗透，还包括温热的透入。因此在小儿推拿完成后，往往可见小儿面色红润，手足温暖，微微出汗，呈现气血调和之象。

（四）结合解剖，施术有据

张素芳教授在运用推拿技法时常结合解剖学定位。例如，做腹部摩法时，在右下腹升结肠起始段先重推按一下，接着向上摩时手法略轻，至右肠曲升结肠与横结肠交接部位再重推按一下，之后沿横结肠轻摩，至左肠曲横结肠转向降结肠处再重推按一下，之后轻摩，最后至降结肠与直肠交接处再重推按后轻摩，周而复始。张素芳教授认为沿着结肠走行实施摩法时，结肠弯转处是粪便较难通过的部位，因此要稍加力量，使粪便顺利通过该处。

这样的例子还有。治疗小儿癃闭时，将中指按于膀胱充盈的最高点，向尿道口方向施压，可使小儿膀胱内压力增大，促使尿液排出。治疗小儿脑积水时，在小儿后颈部枕骨大孔处用揉法促进脑脊液的循环。治疗小儿反复呼吸道感染时，在小儿天突到膻中用推法作用于胸骨后的胸腺，以提高小儿免疫功能。在颈部两侧的扁桃体体表投影区用揉法治疗小儿扁桃体肿大，在后背脊柱上用叩法促进脑发育不良患儿的神经支配等。

从解剖学来分，推拿的作用层次由浅及深有皮肤、筋膜、肌肉、骨骼、脏腑的不同，精准针对某一层次、某一部位的刺激，可有效改善相应部位、相关脏器的血运状态，进而调节其生理功能。

（五）多术复合，得气为度

张素芳教授推拿时常多个手法联合作用于同一部位，达到协同治疗的作用。例如，在推拿背部的心俞时，先以掌按该穴几分钟，再施以摩法，然后再按，再摩，使手掌的温热之气由穴透入，可起到驱散阴寒、助益心气外发的作用。在做掐四横纹时，多配以揉法，既能缓解掐法的痛苦，又能促进掐法的渗透。在揉脐时，也常与按法联合，先揉继按，两法交替进行，可有效缓解腹痛。

两种或两种以上的手法结合使用，可互相弥补各自的不足。如掐法力重，但气虽散却不行，配揉法可以行气。摩法虽可行气，但惜于力浅，用按法可加重其力。用运法时气行而遇不畅时，则于不畅处施以揉法以疏通。凡此操作，都是以促进气血调和、脉络通畅为目的，即得气为度。

（六）随证调整，应病而变

张素芳教授在推拿操作中注意随时观察小儿的病情变化，以随时随地调整手法的轻重缓急。例如，在做拿肚角时，医者位于患儿背部的中指与位于腹部的拇指一边要相对用力，一边要观察孩子的面色，当患儿略有痛苦时，医者应轻轻停止用力，随之向外侧拿动。在遇到腹胀患儿不得平卧时，可嘱其坐位，先在两胁肋操作，待腹胀稍减后再采用平卧位，做腹部手法。小儿怕见生人，可嘱其俯于家长身上，先在患儿背部轻柔操作，待恐惧减轻后再做其他手法。

在做其他手法如按法、摩法、揉法时，也要随时观察患儿的面色。如果按于某穴或某一部位，患儿面色自然，表情轻松，情绪安定，表示此处可按，可以继续做下去，如果患儿强力反抗，表情痛苦，哭闹挣扎，则表示不可按，一定要及时停下，详细诊查病情，探究不可按的原因，辨证准确之后再施手法。

随证调整还包括开始操作某一手法时，患儿乐于接受，但操作一段时间后，患儿变得不安、烦躁、哭闹，则表示推拿过度，应停止推拿或改以轻缓手法推拿。

随时观察孩子的反应，有助于确定推拿是否适度。推拿适度，则气血调匀，推拿过度，则正气耗散，推拿不足，则治疗无效。病已变，则推拿的方法也要随时改变。

（七）点线面穴，施术有别

小儿推拿穴位有点、线、面的不同，张素芳教授在施术时所用方法也有所区别。

在揉点形穴位时，张素芳教授常会结合按法、掐法。如在揉四横纹时，常先掐后揉；在鱼腰、印堂、太阳、耳后高骨等头面部穴位施术，多先按后揉，按揉结合。

在推直线形的穴位时，要求力量均匀，线路平直，头尾一致。如推天河水，要右手食中指端并齐，自腕横纹中点，循直线推至肘横纹中点，自头至尾，用力均匀。其他线形穴位如推三关、退六腑、清大肠、推箕门都依此法。

在推圆形或弧形穴位时，要求不离穴位，不扰他经。如推运八卦时，推拿时要以左手拇指压住离卦，以防扰动心神，在运行过程中始终不离穴位，遇有滞塞，则按揉该处数次，再继续推运。

在推拿面形穴位时，要求着力平实，覆盖全面。如揉板门，以右手拇指面着力于穴上揉之。在摩腹时，对小婴儿用三指掌面着力，对幼儿用手掌、对年长儿用全手着力于腹部，轻缓摩动。摩腹遇到局部隆起或温度偏低的部位时，还要结合按法，在隆起处或寒凉处轻按，使之气通温暖。

## 二、特色手法

（一）四步摩法

本法师承于孙重三先生。孙老用充气的猪膀胱作教具，一手扶猪膀胱，由下而上，由右而左，再由上而下，由左而右，先重后轻，由轻而重地用掌根掌心持续不断地周而复始练习，在教具上练熟后可应用到人体。

操作方法：从右下腹开始（升结肠近端）先重按一下，接着向上用摩手法时轻些，到右肠曲（横结肠）开始处先重按一下，然后轻摩，到左肠曲近处重按一下后即轻摩，到降结肠处与直肠交接处重按一下再轻摩，周而复始。操作时要求肩关节放松，肘关节屈伸，腕关节微曲，手法轻重适度，刚柔得体，动作灵活自如，身体可随手的位置变化而轻微调整。

作用主治：具有导滞通便作用，用于治疗先天性巨结肠及顽固性便秘。

（二）循法

循法又称循经推拿法。本法是张素芳教授在治疗肺系疾病时常用的手法。手太阴肺经起于中焦，向下联络大肠，折回来沿着胃的上口穿过膈肌，入属肺脏，再从肺系（气管、喉咙）横出胸壁，从胸廓外上方，走向腋下，沿上臂前外侧，至肘中，后再沿前臂桡侧下行至寸口（桡动脉搏动处），又沿手掌大鱼际外缘出拇指桡侧端。

操作方法：肺热者多自少商揉起，沿少商、鱼际、太渊而上。虚证或痰多者自天突揉起，向下经膻中推至中脘。操作时要求循经而施，不得离经。

作用主治：自少商开始按揉具有清肺利咽的作用，可治疗咽炎、喉炎、扁桃体炎；自天突开始者按揉可和胃降逆，化痰止咳，用于治疗支气管炎、肺炎。

（三）叩法

本法是张素芳教授在治疗小儿脑发育不全或脑瘫时常用

的手法。

操作方法：医者以右手食、中、无名三指指端着力，在头两侧胆经或后背部督脉进行轻轻叩击动作，称为叩法。操作时肩、肘、腕放松，以腕发力，以指端着力。用力要稳，轻巧而有弹性，动作要协调而有节律，可轻重交替。

作用主治：本法有醒脑开窍、益智健体的作用，用于脑发育迟缓或脑瘫的治疗。

（四）抚脊法

此法是张素芳教授在治疗小儿夜啼时常用的手法。

操作方法：用食、中、无名三指分别置于督脉和两侧膀胱经，自上而下，食指和无名指自大杼开始，经肺俞、厥阴俞、心俞、膈俞、肝俞、脾俞、肾俞抚至白环俞，中指从大椎沿脊柱抚至腰俞，反复操作。操作时手法力度轻，速度慢，频率缓。

作用主治：本法有镇惊安神、安魂定魄的作用，用于治疗小儿夜啼虚证。

（五）捻揉十指（趾）法

此法施术部位在十指（趾），多用于小儿发育迟缓的治疗。

操作方法：掐揉掌指（趾）关节，并从指根至指尖开始捻揉十指（趾）指间关节各1～3分钟，再轻轻拔伸手指及足趾。

作用主治：指趾关节是骨骺集中部位，多刺激这些部位，可促进骨骺的形成，促进骨骼的生长，用于小儿生长发育迟缓的矮小症。

（六）分腹阴阳法

本法是张素芳教授治疗消化系统病证常用的方法。

操作方法：患儿可取仰卧位，医者以两手拇指或四指自中脘穴沿肋弓下缘向两旁斜下做分推。操作时重点分推肋下缘，因此处是肝胆脾胃所在区域，有时手下能感觉到升结肠、横结肠、降结肠的蠕动。

作用主治：疏肝和胃，消胀除满。用于肠胀气、肠痉挛和嵌顿疝的治疗。

（七）推囟法

本法可促进智力发育。

操作方法：医者以右手食、中、无名三指置于百会穴，自后向前推向囟门。囟门未闭者，沿骨缝边缘操作，注意手法要轻柔。

作用主治：益智安神，醒脑开窍。治疗小儿脑发育不全、智力迟钝时多用。

（八）按弦搓摩法

操作方法：年长患儿取坐位或站位，双手抱于脑后，小婴儿可俯身于家长身上，医者位于患儿身后，双手插于患儿两腋下，四指在前，可达胸腹前脾、胃经，拇指在后背可抚及膀胱经，双手同时用力自腋窝开始，由上而下顺推至腰际，推3～5遍。

作用主治：本手法有降气化痰的作用，用于胀气、食积、痰阻症等实证。

（九）拿肚角法

操作方法：医者双手拇指按于腹部两侧肚角（脐旁开2寸下2寸处，相当于脾经的腹哀穴）上，位于患儿背部的中指与位于腹部的拇指一边要相对用力，一边要观察孩子的面色，当患儿略有痛苦时，医者应轻轻停止用力，随之向外侧拿动，反复操作4～5次。

作用主治：本法具有缓急止痛、通便泻浊的作用，常用于治疗腹痛和便秘。

### 三、质量标准

张素芳教授认为，小儿推拿手法除了要具有柔和、持久、均匀、有力、渗透的基本条件外，在临床上还应当符合以下标准：第一，临床疗效肯定，适应范围确切；第二，手法安全性强；第三，受术者痛苦小，易接受；第四，施术者能耗低，效率高。她的推拿技法是对以上标准的最好诠释。

## 第五节　用穴特点

### 一、穴位分类及使用情况

为了充分了解张素芳教授用穴规律，笔者对张素芳教授2013—2015年接诊的1826份门诊病历汇总，将张素芳教授常用穴位（包括复式手法）共125个分为10类。

本次穴位分类首先是将小儿推拿特定穴与经络腧穴区分出来。小儿推拿中特定穴因无经络归属，便根据治则和治法划分为行气通关、调整阴阳、调整脏腑和随证（症）加减四类。经络腧穴有经络归属，经络腧穴使用较多者单列为一类，经络腧穴使用较少者统计到一类。剩余穴位则根据其出处来源的不同，分为了全息穴、解剖穴、效验穴和复合穴。

表 2–1　张素芳教授临床常用穴位总表

| 序号 | 类型 | 穴位 | 使用频率 |
|---|---|---|---|
| 1 | 通关穴 | 八卦、艮卦、四横纹、小横纹、五指节、离–乾、乾–艮 | 9.87% |
| 2 | 寒热穴 | 手阴阳、外劳宫、三关、指三关、天河水、二马、六腑 | 7.77% |
| 3 | 五经穴 | 五经、脾经、肝经、肺经、心经、肾经、胃经、小肠经、大肠经、膀胱经 | 19.71% |
| 4 | 背俞穴 | 肺俞、心俞、膈俞、肝俞、胆俞、胃俞、厥阴俞、脾俞、肾俞、小肠俞、大肠俞、三焦俞 | 20.16% |
| 5 | 循经穴 | 少商、鱼际、太渊、列缺、中府、云门、天突、膻中、中脘、神阙、关元、气海、百会、神门、命门、风府、大椎、风池、肩井、风门、膏肓、商阳、合谷、曲池、人迎、神门、内劳宫、迎香、三阴交、三阳络 ※、涌泉、丰隆、上巨墟、足三里、巨髎、承山、龟尾、督脉、足太阳膀胱经、手太阴肺经足少阳胆经、太冲、天枢、外关、人中 ※ | 20.46% |
| 6 | 全息穴 | 胫骨全息 | 0.26% |
| 7 | 解剖穴 | 扁桃体点、胸骨后方 ※、膀胱点 ※ | 0.15% |
| 8 | 对证（症）穴 | 二扇门、横纹–板门、板门–横纹、板门、掌小横纹、八髎、精宁、威灵、摩腹、按弦搓摩、腹阴阳、肚角、定喘、右端正、肾顶、肾纹、捔揎、七节骨、一窝风、膊阳池、天柱骨、箕门、脊、小天心、分肩胛、分八道、乳旁、乳根 | 16.61% |
| 9 | 效验穴 | 鼻咽点、十指节、捔中指、鼻通、囟门、止痢穴、增高点、印堂 ※、山根 ※、准头 ※、耳风门 ※ | 1.31% |
| 10 | 复合穴 | 猿猴摘果、飞经走气、黄蜂入洞、水底捞明月、开璇玑、四大手法、天门入虎口、运水入土、运土入水 ※、打马过天河 ※、安魂 ※、定魄 ※、水火既济 ※ | 3.71% |

注：带 ※ 穴位本次统计中未见使用，但在张素芳教授已往病历中出现。

表 2–2　各类小儿推拿特定穴使用频率表

| | 通行气血类 | 调整阴阳类 | 调整脏腑类 | 随症（证）加减类 |
|---|---|---|---|---|
| 概念界定 | 位于手部，小儿推拿特定穴，具有通关节、行气血的作用 | 位于手部，小儿推拿特定穴，具有调节阴阳、祛寒除热的作用 | 位于手部，小儿推拿特定穴，具有调节五脏六腑的作用 | 小儿推拿特定穴，具有对证或对症治疗的作用 |
| 各穴使用频次（次） | 八卦 751<br>四横纹 724<br>小横纹 43<br>五指节 42<br>离－乾 40<br>艮卦 21<br>乾－艮 2 | 手阴阳 561<br>外劳宫 392<br>指三关 120<br>天河水 71<br>二马 64<br>三关 41<br>六腑 29 | 大肠经 1048<br>脾经 729<br>肺经 513<br>肝经 280<br>肾经 224<br>胃经 173<br>小肠经 151<br>心经 78<br>膀胱经 44<br>五经 2 | 板门 695<br>摩腹 481<br>七节骨 273<br>八髎 191<br>腹阴阳 161<br>分肩胛 154<br>掌小横纹 127<br>小天心 120<br>脊柱 97<br>箕门 82<br>天柱骨 69<br>一窝风 62<br>八道 31<br>肚角 29<br>乳旁 27<br>肾顶 26<br>右端正 25<br>乳根 24<br>定喘 20<br>抚脊 9<br>精宁 8<br>威灵 8<br>横纹－板门 4<br>拇摁 4<br>膊阳池 2<br>二扇门 1<br>板门－横纹 1<br>肾纹 1 |
| 总使用率 | 9.87% | 7.77% | 19.71% | 16.61% |

表2-2中四类穴位都属小儿推拿特定穴，其总使用率为53.96%，使用频次在245次（累计使用率占70%）以上者共有11个，分别是大肠经、八卦、脾经、四横纹、板门、手阴阳、肺经、摩腹、外劳宫、肝经、七节骨。这些穴位大多与肺脾关系密切，与临床统计病例70%以上为咳嗽、腹泻、发热、感冒等肺脾系病种相一致。

表2-3　各类经络腧穴使用频率表

| | 背俞穴 | 手太阴肺经穴 | 任脉、督脉腧穴 | 其他经脉腧穴或整经 |
|---|---|---|---|---|
| 概念界定 | 位于足太阳膀胱经，五脏六腑在背部的俞穴 | 位于手大阴肺经 | 位于任脉、督脉 | 其他经脉腧穴 |
| 各穴使用频次 | 脾俞 883<br>肺俞 801<br>胃俞 642<br>厥阴俞 359<br>大肠俞 279<br>肾俞 155<br>肝俞 139<br>心俞 23<br>小肠俞 15<br>膈俞 14<br>胆俞 5<br>三焦俞 1 | 鱼际 305<br>中府 257<br>云门 254<br>少商 245<br>列缺 156<br>太渊 145 | 中脘 285<br>膻中 254<br>天突 79<br>大椎 45<br>风府 42<br>命门 26<br>龟尾 22<br>督脉 19<br>百会 9<br>神阙 8<br>气海 5<br>关元 5 | 风门 492<br>肩井 169<br>风池 144<br>足三里 105<br>涌泉 60<br>曲池 44<br>迎香 40<br>足太阳膀胱经 29<br>商阳 28<br>合谷 19<br>承山 13<br>手太阴肺经 11<br>人迎 8<br>丰隆 8<br>天枢 7<br>三阴交 5<br>太冲 5<br>神门 5<br>内劳宫 4<br>上巨墟 2<br>巨髎 2<br>足少阳胆经 2<br>膏肓 1<br>外关 1 |
| 总使用率 | 20.16% | 8.28% | 4.86% | 7.32% |

表2-3中四类穴位均为经络腧穴，总使用率为40.62%。使用频次在245次（累计使用率占70%）以上者共有12个，分别是脾俞、肺俞、胃俞、风门、厥阴俞、鱼际、中脘、大肠俞、中府、云门、膻中、少商，亦与临床小儿常见病种有关。

表 2-4　类特殊穴位使用频率表

|  | 全息穴 | 解剖穴 | 效验穴 | 复合穴 |
|---|---|---|---|---|
| 概念界定 | 位于胫骨内侧，自胫骨内侧髁至内踝呈一条直线 | 病变部位的体表投影区或病变局部就近部位 | 无经络归属，且不属于小儿推拿特定穴，临床有效的经验穴 | 复式手法和小儿常用复合手法 |
| 各穴使用频率 | 胫骨全息　43 | 扁桃体　24 | 鼻咽点　85<br>鼻通　59<br>囟门　40<br>止痢穴　20<br>捻十指　9<br>捋中指　2<br>增高点　1 | 水底捞月　155<br>按弦搓摩　122<br>四大手法　101<br>天门入虎口　86<br>开璇玑　71<br>猿猴摘果　44<br>黄蜂入洞　16<br>飞经走气　8<br>运水入土　6<br>摇斗肘　2 |
| 总使用率 | 0.26% | 0.15% | 1.31% | 3.71% |

表2-4中穴位数量虽不多，这些穴位或是张素芳教授特色用穴，或为孙重三小儿推拿流派的复式手法，但凡使用，往往都有显著的疗效。之后在张素芳教授特色用穴中会有专门论述。

## 二、选穴层次

张素芳教授在"八卦为体，五行为用，阴阳为本"的学术思想指导下，详察疾病的发生机制，从调整阴阳、调和气血、调理脏腑、扶正祛邪的原则出发，根据小儿体质状况，从大处着眼，从细处着手，利用小儿推拿手法和穴位，和其血气，调其脏腑，最终使机体归于阴阳平衡。张素芳教授用穴可分为三个大层次，即治则层面、辨证论治层面和对症治疗层面，这三个大层次又可分成六个小层次。

第一层，通关节，行气血。其主要作用是疏通手部关节，促进手部气血流通。小儿手部是推拿的主要操作部位，是推拿信息输入主要途径，因此手部气血流通情况为治疗的关键。所用穴位以通关类穴位为主，这是小儿推拿治疗必不可少的一环。

张素芳教授在这一层面上最常用的穴位主要有掐揉四横纹（4.40%）和运八卦（4.57%）。八卦可看作人体在手掌的全息，八卦推运畅通，则全身的气血运行都会得到相应的改善。四横纹位于第一、二指间关节处，屈曲角度最大，最易形成关节积液，民间针刺"四缝"，便在该处，消积导滞最为常用。其他如小横纹、五指节亦与四横纹相同。

第二层，和阴阳。在疏通气血的基础上，对整体阴阳偏盛偏衰进行调整。调整阴阳所用穴位以寒热穴（7.77%）为主。手阴阳可平衡阴阳，又处于手腕关节处，推之既能调整阴阳，又能和血顺气，故应用最多。外劳宫能提振正气，扶正祛邪，提高人体免疫力，又善温中焦，助脾运，最适于脾肺气虚小儿。

第三层，调五脏。在阴阳平调的基础上，对五脏六腑进行远程调节和近程调节，使脏腑功能协调。五经穴（19.71%）中以大肠经使用频率最高，脾经、肺经次之，背俞穴

（20.16%）中则脾俞、肺俞几乎相同，胃俞略少，这与小儿推拿治疗的病种有关，小儿推拿临床治疗最多的便是消化系统疾病和呼吸系统疾病，大肠经不仅用于治疗腹泻和便秘，因大肠与肺相表里，呼吸系统疾病中也多有应用。经过对肠腑功能的调整，很多腹泻或外感病证便可痊愈。而肺经用清法可宣通肺气，用补法可益气固表，大部分外感类疾病都需使用肺经穴。

第四层，通经隧，贯脉络。如果病程超过3～5天，或虽未超过3天但脏腑功能受损较大、经络不畅、附属器官受到影响时，需要在病变脏腑所在经络及相关经络加强治疗，这一步治疗多用循经穴。例如，风热感冒，肺热上熏咽喉，可掐揉少商、鱼际、太渊、列缺等穴以泻肺热。应用腧穴较多的经络有手太阴肺经（8.28%）、任督二脉（4.86%），其他经脉、腧穴共占7.32%。

第五层，对症穴，效用专。在临床中，对症取穴是小儿推拿中处方较为重要的部分。有的针对次要病机，有的针对症状，对症穴中小儿推拿特定穴的使用较多（占16.61%）。

第六层，据解剖，找靶点，全息穴，兼效验。在通经络治疗的同时，可依据病变部位的解剖结构，在其体表投影区或病变局部取穴。如在扁桃体点以勾揉法推拿治疗扁桃体肿大。在喉结周围以缠法推治急性喉炎治疗。在胸骨上反复上下推揉，可间接刺激到胸腺，调节机体的免疫力。推按膀胱点则直接增加了膀胱内压，刺激性引起排尿反射。许多头面五官和四肢的病变也适合以局部取穴治疗。

除此之外，张素芳教授还常配合效验穴（1.31%）、胫骨全息穴（0.26%）加强推拿的疗效。

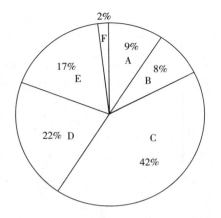

A 第一层通行气血类

B 第二层调整阴阳类

C 第三层调整脏腑类

D 第四层经络腧穴类

E 第五层对症取穴类

F 第六层特殊用穴类

图 2-1　各层次穴位使用率

## 三、用穴特点

### （一）取穴范围广泛

本次统计张素芳教授 1826 份（人/次）门诊病历，共使用穴位 125 个，加上以往病历中所用穴位，共 130 余个，包括小儿推拿特定穴、十四经腧穴、经外奇穴、效验穴、解剖定位、复式手法等，大大扩充了小儿推拿用穴的范围。这反映了张素芳教授知识面广，善于学习借鉴他人经验，勇于探索实践的特点，其中很多穴位是张素芳教授在临床上反复尝试，行之有效而保留下来的，因此有很高的参考价值。

### （二）用穴思路全面

在 1826 份（人/次）病历中，所有穴位总使用频次为 16450 次，每病（人/次）用穴约 9 个。在统计的六个常见病中，咳嗽病历 572 份（人/次），共涉及穴位 109 个，使用总频次为 7503 次，每病（人/次）用穴约为 13 个。

（1）既有对因治疗者（如板门、风池、四大手法），又有对证治疗者（如肺经、脾经、外劳宫），还有随症加减者（膻中、掌小横纹、七节骨）。

（2）祛邪不伤正，扶正不留邪。在清肺经的同时常配合补脾经，使肺得脾助而升宣有力。同样在补肺经的同时常配合揉天突、膻中、中脘，使肺气充盛而无痰湿壅阻。

（3）用穴寒热得当，阴阳调整有度。张素芳教授用穴多较平和，除非是高热不退时用水底捞明月（使用率0.37%）、退六腑（0.08%）等穴，临床极少用大寒大热的穴，如需温阳则常用指三关（0.67%）代替大三关（0.21%）。患者很少因为治疗用穴不当出现实热证变成虚寒证、外寒证转化成内热证的情况。她常根据患者的阴阳偏盛偏衰，通过重分阳池或重分阴池的方法使得阴阳达到平衡。

（三）用穴层次分明

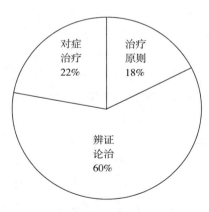

**图 2-2　用穴层次**

张素芳教授用穴可分为三个大层次，即治疗原则层次、辨证论治层次和对症治疗层次。这三个大层次又可分成六个小层次。治疗原则层次主要包括行气和血、调整阴阳类用穴，在这一层次上的用穴较为集中，虽主要有手阴阳、八卦、四横纹、外劳宫等十多个穴，但占总使用率的18%。辨证论治层次的用穴多以五脏六腑为中心取穴，是张素芳教授用穴的重点，所涉穴位数量较多，约40个，包括了手部脏腑特定穴、背俞穴和循经腧穴，其使用频率占总用穴的60%以上。对症治疗层次的穴位包括对证（症）取穴和经验用穴，虽然使用率仅占总使用率的22%，但用穴数量颇多，共有近80个穴位属于此层次。

（四）操作灵活多变

穴位的使用是与手法密切相关的。张素芳教授的临床用穴体现了灵活多变性。比如分手阴阳，不是两边平均用力，而是根据病情有所侧重，阴病（阴盛或阴虚）多分阴，阳病（阳盛或阳虚）多分阳。补脾经轻推为补，重推则为补泻兼施。

## 四、特色穴位及操作方法

（一）推五经穴

位置：拇指掌面末节脾经，食指掌面末节肝经，中指掌面末节心经，无名指掌面末节肺经，小指掌面末节肾经，肝、心、脾、肺、肾经合称五经穴。

操作：患者左手掌面向上，医者以右手五指并拢，掌面贴于患者掌上，自指根向指端方向（离心）推动。

临床应用：此法脾、肝、心、肺经从指根推向指尖方向为清，而肾经从指根推向指端方向为补。用于治疗体虚发热。

（二）推囟门

见于技法部分。

（三）八卦

位置：手掌面，以掌心(劳宫穴)为圆心，以圆心至中指根横纹2/3处为半径，画一圆，八卦穴即在此圆上，分为乾宫、坎宫、艮宫、震宫、巽宫、离宫、坤宫、兑宫八宫。近中指根下为"离宫"，近小天心者为"坎宫"，拇指侧离至坎半圆的中点为"震宫"，小指侧半圆的中点为"兑宫"，兑坎中点为"乾宫"，坎震中点为"艮宫"，震离中点为"巽宫"，离兑中点为"坤宫"。

临床应用

（1）顺运八卦

操作：医者先用左手持患儿左手四指，使其掌心向上，同时医者左手拇指按定离卦，再以右手食、中两指夹住患儿拇指，然后右拇指自乾卦向坎运至兑卦为一遍，在运至离卦时应从左拇指上运过，否则恐动心火。也可以用拇指面或中指面在八卦上做揉法，称作揉八卦。

作用主治：宽胸利膈，理气化痰，行滞消食，主治咳嗽胸闷、纳呆腹胀。凡临床上需要，均可用运内八卦。如小儿乳食内伤出现腹胀、腹泻、纳呆等就可以用顺运内八卦。

（2）逆运八卦

操作：与顺八卦相反方向操作。

作用主治：能降气平喘，用于小儿痰喘、呕吐。

（3）分运八卦

乾震顺运能安魂：自乾经坎、艮至震，掐运七次，有安魂定志的作用。

巽兑顺运能定魄：自巽经离、坤至兑，掐运七次，有宁神定魄的作用。

离乾顺运能止咳：自离经坤、兑至乾，掐运七次，有止咳作用。

坤坎顺运能清热：自坤经兑、乾至坎，掐运七次，有清热作用。

坎巽顺运能止泻：自坎经艮、震至巽，掐运七次，有止泻作用。

巽坎顺运能止呕：自巽经震、艮至坎，掐运七次，有止呕作用。

艮离顺运能发汗：自艮经震、巽至离，掐运七次，有发汗作用。

水火既济：自坎向离直推，能调济水火，平衡阴阳。

揉艮宫：单揉艮卦有健脾消食的作用。

（四）分手阴阳

位置：在手掌根，小天心穴两侧，拇指侧为阳池，小指侧为阴池。

操作：用两拇指从小天心向两旁分推。

临床应用：本法可和气血、调阴阳，为诸症之要领，众法之先声。

阳盛则热，热者宜寒之，阴虚则热，宜壮水之主，养阴清热，因此虚、实热证均须重分阴池，即所谓"阳病阴治"。

阴盛则寒，寒者宜热之，阳虚则寒，宜益火之源，温阳助火，因此虚、实寒证均须重分阳池，即所谓"阴病阳治"。

（五）腹阴阳

见技法部分。

（六）指三关

位置：食指掌面与桡侧之间部位呈一条直线。

操作：自指尖推向指根。

临床应用：具有助气活血的作用。用于外感风寒湿诸邪，内里正气不足者，或感冒后期，正气已虚，邪仍在表者。也可用于小儿贫血症。

（七）扁桃体点

位置：下颌角直下1~2cm处，扁桃体体表投影区。

操作：以中指面揉或以一指禅缠推，使力渗透于内。

临床应用：适用于治疗扁桃体肿大、咽炎。

（八）鼻咽点

位置：中指根下正中。

操作：以拇指按揉。

临床应用：适用于治疗鼻、咽、喉、扁桃体、腺样体等病证。

（九）增高穴

位置：手掌四五掌骨间，握拳，小指尖对应点下5分和1寸5分处。

操作：以拇指端着力于穴位上，按揉1~3分钟。

临床应用：为增高效验穴，用于生长发育迟缓的治疗，脾肾不足者也可用之。

（十）胫骨全息

位置：位于胫骨内侧，自胫骨内侧髁至内踝呈一直线状。

操作：以拇指面着力于穴位，上下反复按揉3~5遍，对应脏器所在部位、结节处或有明显疼痛部位重点按揉。

临床应用：益气活血，健脾助运。用于治疗小儿消化系统疾病。也可用于不便于在手部操作的患儿。

（十一）膀胱点

部位：在尿闭时，小腹隆起最高点。

操作：令患儿仰卧，两腿伸直，医者在患儿左侧，左手扶患儿之膝，右手食、中、无名三指末端，按于穴上，慢慢地向左向右揉之运之各200～300次。揉运时要求手法宜轻、宜缓，以患儿能忍受为度。

临床应用：此法配合箕门穴是治疗小儿尿闭最常用方法，效果极佳，一般立竿见影。

# 第三章　小儿常见病治疗经验

## 第一节　小儿咳嗽

小儿常见疾病中，呼吸系统急性感染占极重要的地位，张素芳教授在小儿呼吸系统疾病的治疗中积累了丰富的临床经验，其中小儿咳嗽的诊疗经验尤其突出。现介绍如下。

### 一、发病特点

#### （一）肺为娇脏，易伤难治

肺主皮毛，主一身之表，所谓肺气易伤，是与其解剖学的特点密不可分的，小儿呼吸道短而狭窄，纤毛运动差，黏膜柔嫩，血管丰富，肺脏血多而气少，因而易为寒热所伤，伤后咳喘胸闷症状突出。所谓难治，则因小儿脏腑娇嫩，较为突出的是"脾肺皆不足"，脾与肺是母子相生，脾气虚，则难以资助肺气，致使肺气不足，而肺脏受病，则子病及母，致使脾脏受累，两者相互影响。因而肺系疾病要恢复，需要脾气充盛，源源不断资助肺气，才能驱邪于外，故而难治。

#### （二）咳多夹痰、夹泻

饮食入胃，水谷精气由脾上输于肺，肺输布精微于全身，小儿生长发育有赖于后天水谷精气不断补充。小儿脾常不足，易为乳食生冷所伤，使脾失健运，水谷不能生成精微，酿为痰浊，上贮于肺；肺脏为娇脏，一旦受邪，肺即不能敷布津液，亦可化液生痰，阻塞气道，因此有"脾为生痰之源，肺为贮痰之器"的说法。脾失健运，水谷不化，合污而下，发为泄泻。故《内经》有"微则为咳，甚则为泻"之言。

（三）五脏六腑皆可致咳

"五脏所伤肺为咳"，"咳证虽多，无非肺病"。肺属金，肝属木，肝木过旺则侮肺金，出现咳而两胁痛，不能转侧的肝气犯肺之咳；心火克肺金，心火不降则灼肺，出现咳而喉中介介如梗状，甚则咽肿喉痹的心火灼肺之咳；脾土不运，痰气内阻，出现咳而右胁痛，痛引肩背，甚则不可以动，动则咳剧；肾为肺之子，肾不化气，水液内停，上凌于肺，出现咳则腰背痛，甚则咳涎。

"肺朝百脉，输精于皮毛，毛脉合精，行气于府，府精神明。"若六腑有病，则肺气不能下行输布于腑而上逆作咳，故咳而呕苦水者，属胆腑，咳嗽而矢气者，属小肠，咳而呕，呕甚则长虫出属胃腑，咳而遗屎，属大肠腑，咳而遗溺，属膀胱。久咳不止，三焦受之。

（四）久咳耗气伤阴

外感咳嗽经久不愈，耗伤正气，致使肺气亏虚，肺金为脾土之子，子盗母气，故脾气虚弱，运化失司，气不布津，痰液内生，蕴于肺络，则致久咳不止，咳嗽无力，痰白清稀。

若遇外感咳嗽日久不愈，正虚邪恋，热伤肺津，阴津受损，阴虚生内热，损伤肺络，或阴虚生燥，而致久咳不止，干咳无痰，声音嘶哑。

若久病不愈，水冷金寒，元阳下亏，则出现畏寒、喘促、恶心、呕吐、泄泻、水泛痰冷、腹胀食减等症。

## 二、辨证要点

### （一）外感咳嗽辨因为先

小儿肺常不足，肌肤柔嫩，藩篱疏薄，肺脏尤娇，卫外不固，易为外邪所侵，故外感咳嗽应先辨病因。临床上外感风寒及外感风热咳嗽最为多见。

#### 1. 感受风寒

若风夹寒邪，风寒束肺，肺气失宣，则见咳嗽痰白清稀，喷嚏流涕，鼻塞声重，恶寒无汗，舌苔薄白，指纹浮红，脉浮紧。

#### 2. 感受风热

若风夹热邪，风热犯肺，肺失清肃，则致咳嗽不爽，痰黄及黏稠，鼻流浊涕，口渴咽痛，头昏有汗，舌苔薄黄，指纹浮而青紫。

### （二）内伤咳嗽辨脏腑为先

内伤咳嗽可因肺病的迁延或他脏先病累及肺所致，因此，内伤咳嗽以辨脏腑为要点。

小儿咳嗽的内因主要为肺脾虚弱，并由此生痰蕴热或痰湿蕴肺，又可因肺、脾、肾不足而久咳难止。

#### 1. 痰热蕴肺

小儿脾肺虚弱，气不化津，痰易滋生。若外感邪热稽留，炼液生痰，或素有食积内热，或心肝火盛，痰热相结阻于气道，肺失清肃，则致咳嗽痰多、痰稠色黄、不易咯出。

#### 2. 痰湿蕴肺

小儿脾常不足，易为乳食生冷所伤，使脾失健运，水谷不能生成精微，酿为痰浊，上贮于肺。肺脏娇嫩，不能敷布津液，化液生痰，痰阻气道，肺失宣降，气机不畅，则致咳嗽痰多，痰色白而稀。

### 3.肺脾虚弱

小儿禀赋不足，素体虚弱者，或外感经久不愈，耗伤正气，致使肺气亏虚。肺金为脾土之子，子盗母气，故脾气虚弱，运化失司，气不布津，痰液内生，蕴于肺络，则致久咳不止，咳嗽无力，痰白清稀。

### 4.肺阴亏虚

小儿脏腑娇嫩，若遇外感咳嗽日久不愈，正虚邪恋，热伤肺津，阴津受损，阴虚生内热，损伤肺络，或阴虚生燥，而致久咳不止，干咳无痰，声音嘶哑。

### 5.元阳下亏

久病不愈，水冷金寒，元阳下亏，则出现畏寒、喘促、恶心、呕吐、泄泻、水泛痰冷、腹胀食减等症。

## 三、治则治法

### （一）外感新咳宜宣散

外感咳嗽，新病起病急，病程短，多伴有表证，属实证，其病首在肺，后由肺可传他脏，故肺为本而他脏为标。疏散外邪、宣通肺气为基本治法。外感咳嗽初起，邪气盛，而正气未虚，治疗时不宜太早用补法，以免邪留不去。

#### 1.风寒咳嗽

证候：咳嗽频作，痰清稀白，鼻塞声重，流清涕，恶寒无汗，头痛身痛等，舌苔薄白，指纹浮红，或脉浮紧。

治则：寒则温之。

治法：疏风散寒，宣肺止咳。

处方：四大手法，揉外劳宫，天门入虎口，清肺经，顺运内八卦，补脾经，推膻中，揉中府，按揉风门，拿风池、肺俞，分推肩胛骨，按肩井。

2. 风热咳嗽

证候：咳嗽不爽，鼻流浊涕，痰黄黏稠，不易咳出，口渴咽痛，伴有发热恶风，头痛，微汗出，舌质红，苔薄黄，指纹浮紫，脉浮数。

治则：热则清之。

治法：疏风解热，宣肺止咳。

处方：分手阴阳，清板门，清肺经，运内八卦，掐揉四横纹、掌小横纹，掐揉少商、太渊，揉膻中，飞经走气。

（二）内伤久咳宜宣补

内伤咳嗽因他脏先病而引发肺咳，故他脏为本，肺为标，应辨别病位病性随证施治。实证痰热、痰湿可分别用清肺化痰、燥湿化痰之法；虚证阳虚、阴虚可分别用健脾补肺、益气化痰、养阴润肺之法；病后可根据不同的病情兼清余热。

需要注意的是，虚证不宜妄用补法，以免闭门留邪。

1. 痰热咳嗽

证候：咳嗽痰多，痰黄稠黏，咯吐不易，甚则发热，口渴，烦躁不安，纳呆，小便黄少，大便秘结，舌质红，苔黄腻，指纹紫红，脉滑数。

治则：热则清之。

治法：清热化痰。

处方：分手阴阳，清补脾经，水底捞明月，清肺经，清大肠，清心经，运内八卦（离至乾重些），揉列缺，分推膻中，重揉肺俞、脾俞、胃俞，按肩井，飞经走气。

2.痰湿咳嗽

证候：咳嗽重浊，痰多成壅，色白而稀，喉间痰声，胸闷纳呆，身乏困倦，舌淡红，苔白腻，指纹青。

治则：祛邪扶正。

治法：燥湿化痰止咳。

处方：分手阴阳，清补肺经，清肝经，补脾经，苍龙摆尾，重揉肺俞、脾俞、胃俞，揉外劳宫，黄蜂入洞。

3.气虚咳嗽

证候：咳嗽无力，痰白清稀，面色苍白，气短懒言，语声低微，自汗畏寒，舌淡嫩，边有齿痕，脉细无力。

治则：虚则补之。

治法：健脾补肺，益气化痰。

处方：分手阴阳，补脾经，补肺经，补肾经，揉掌小横纹，运内八卦，重揉艮卦，运水入土，摩膻中、中脘，按揉肺俞、脾俞、肾俞，按肩井。

## 四、临床用穴分析

根据张素芳教授582份咳嗽病历统计，共用穴位108个，累计使用频次为7503次，每例次平均用穴约为13个。累计使用频率80%以上的穴位共有29个，与肺相关的穴位有14个，与脾相关的穴位有9个，与肝相关的穴位有3个，剩余3个穴位是八卦、手阴阳、外劳宫（如图3-1）。这正体现了张素芳教授注重肺脾两脏的相生关系和肺肝两脏的相克关系。

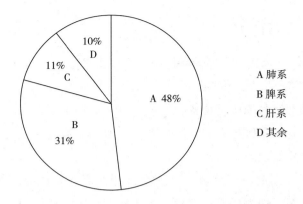

**图 3-1　累计使用频率 80% 以上穴位的脏腑归属**

在累计使用频率80%以上的29个穴位中，小儿推拿特定穴12个，肺经腧穴6个，膀胱经腧穴4个，任督脉腧穴2个，足少阳胆经腧穴2个。小儿推拿特殊手法有摩腹、按弦搓摩、分肩胛3个。从图3-2可以看出，张素芳教授在治疗咳嗽时小儿推拿特定穴与体穴同时应用，其中肺经腧穴和背俞穴应用较多，体现了张素芳教授用穴的远近搭配、整体与局部兼顾的特点。

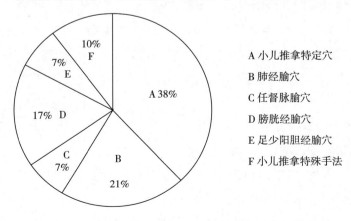

**图 3-2　累计使用率 80% 以上穴位的分类**

### 五、预防方法

张素芳教授常用推拿预防咳嗽的方法有三。

处方一：揉外劳宫300次，黄蜂入洞50次。

外劳宫位于手背中央，与内劳宫相对（在手背第二、三掌骨之间），用拇指端或中指做揉法，有解表发汗、温阳散寒、升阳举陷的功效。

黄蜂入洞位于两鼻孔。黄蜂即指医者食中两指，操作的方法为医者屈大拇指，将食、中两指入小儿两鼻孔揉之，一般小儿不喜人摸头部，操作时宜适当固定其头部。

此法用于外有寒侵而感冒尚未发生之时，主要起预防作用。

处方二：推补脾经300次，摩囟门100次，分推八道各50次。

推脾经包括清脾经、补脾经，根据患儿的舌质、舌苔、口气等情况，或清或补或清补兼施。

囟门位于头部百会前对骨陷中。医用食、中、无名三指或掌心做摩法，对囟门未闭的婴幼儿，可用两手拇指沿囟门骨边由前头顶方向做推法。此法预防小儿鼻塞、感冒、夜啼等。

八道位于前胸第一二、二三、三四、四五左右肋间隙，医者用两手拇指面，自上而下循序由内向外做分推。此法可以预防胸闷、胁胀、咳嗽、哮喘等。

本法适用于呼吸道疾病反复发作，或积滞内伤生痰，或脾虚湿盛引发的咳嗽的预防。

处方三：摩膻中200次，按揉肺俞100次，厥阴俞100次，空掌拍背部肺俞、厥阴俞30次。

膻中位于胸前任脉上，前胸正中线平第四肋间隙，操作时可用食、中、无名指指面做顺摩。因为本穴属心包的募穴，又是八会穴之一的气会，可防治咳嗽、气喘、胸闷、心悸等，同时可以提高免疫功能。

肺俞穴在第三胸椎棘突下旁开1.5寸，为肺的背俞穴，治疗五脏病要取俞穴，治疗六腑病要取合穴，按揉肺俞穴可防治小儿咳嗽有痰，要揉透，使痰易上易吐，用空掌拍背部俞穴意在加强肺气的运动，增强肺功能。

厥阴俞位于第四胸椎棘突下旁开1.5寸，它可以治疗咳嗽、胸闷、呕吐、心痛等。与肺俞相配，共同提高预防疗效。

本法用于咳嗽的病后调理，可使肺气通畅，气血和顺，使身体完全康复。

# 第二节　小儿发热

## 一、病因病机

张素芳教授根据不同病因，将发热分为外感发热、阴虚内热、肺胃实热三种，其病机发展，又会出现肝风痰扰之证。

### （一）外感发热多属风寒风热

外感六淫以风寒、风热为多见。小儿肌肤娇嫩，腠理不密，外邪从皮毛而入，或束于肌表，或侵于肺，束于肌表则阳热闭于内而发热，侵于肺则见流涕、鼻鸣、咽喉不利甚或咳喘。

### （二）内伤实热多属肺胃实热

外感发热治不及时或误治则会造成邪热稽留，传入阳明而成阳明经证。也有小儿因乳食内伤，造成肺胃壅实，郁而化热。阳明热盛伤津，可累及肠腑见便干而出现阳明腑证。

（三）阴虚内热责之里虚久病

小儿体质素弱，先天不足，后天营养失调，而致气阴不足，水不制火，而现阴虚火旺症状。大热之后，或久病伤阴，亦可致肺肾不足，阴液亏损，而引发热。

（四）不明原因发热多有痰湿作祟

有些小儿本身是痰湿体质，脏腑不调，内有宿寒，搏于胃气，故令不和，气行壅涩，脾胃之阳受阻，出现身重乏力体热。若感外邪，则湿热郁蒸中焦，难以透达而出现发热长期不退。正如《增释推拿穴位图·诸热门》所说："百积热者，眼胞浮肿，面黄足冷，发热从头至肚愈甚，恶闻饮食之气，呕吐恶心，肚腹疼痛。"

（五）发热过极常引动肝风，发热过久则易耗脾气

小儿肝常有余，筋脉未壮，若发热过极，津液耗伤，筋脉失养，则会发为痉证，出现抽搐。发热久治不愈，迁延过久，耗气伤津，正气易虚，出现纳呆腹胀、少气懒言的脾虚症状。

## 二、辨证要点

（一）表热辨病因

表热乃是由外邪侵犯体表引起的，根据外邪的性质，分为外感风寒和外感风热。总以发热、恶寒、鼻塞、流涕、咳嗽为主症。

外感风寒以无汗、头身疼痛不适、口不渴、咽不红、舌苔薄白、脉浮紧、指纹淡红为特点。

外感风热以有汗、流黄涕、咽喉肿痛、口渴欲饮、舌苔薄黄、脉浮缓、指纹色紫为特点。

（二）里热辨脏腑

里热虚证是由于体虚气弱，营卫不和引起，实热是肺气壅塞，胃气不和造成。另外还有热盛动风抽搐或气虚阳浮发热。

阴虚发热以午后潮热、手足心热、夜间烦躁啼哭、形体消瘦、盗汗、大便干、小便黄、舌红少苔、指纹细紫为特点，病变属肾阴不足。肾水亏虚，不制心火，则烦哭不寐，不润大肠则便干难下；入睡后阳热入里，内热蒸腾，津液外泄，则为盗汗。

若宿食久停胃腑，郁而化热，则会出现腹胀腹痛，嗳腐吞酸，恶心纳呆，舌苔白腻，指纹紫滞等。

外感发热日久，胃肠燥热津伤，则会出现口渴欲饮，大便干结，舌苔黄燥，指纹色紫等。

## 三、治则治法

（一）外感发热以宣散外邪为主

外感发热以"客者除之"为治则。

1.外感风寒

治法：祛风解表。

处方：分手阴阳（重分阴），清补肺经，推三关，运八卦，四大手法（向眼方向揉太阳），拿风池，按肩井。

2.外感风热

治法：疏风清热。

处方：分手阴阳（重分阳），清天河水，清肺经，四大手法（向耳方向揉太阳），掐揉少商、鱼际、太渊、列缺。

（二）内伤发热以清脏腑热为主

1.胃肠实热

治法：清热导滞。

处方：清天河水，水底捞明月，退六腑，推三关，清五经，运内八卦，分推腹阴阳。

2.伤食发热

治法：消积导滞，和胃降逆。

处方：清板门，清大肠，掐揉四横纹，运内八卦，顺摩腹，推下天柱骨。

3.阴虚发热

治法：滋阴清热。

处方：分手阴阳，补肾经，揉二马，水底捞明月，清心经，清肝经，推涌泉。

## 四、临床用穴分析

（一）用穴统计

共总结治疗发热214例，用穴总频次为2341次，每例次用穴平均约11个。累计使用率80%以上的穴位共有29个，其中直接参与调节寒热的穴位有手阴阳、外劳宫、天河水、水底捞明月及大椎共5个，参与调节呼吸功能的穴位有肺俞、风门、少商、肺经、鱼际、太渊、列缺、肩井及风池共9个，参与调节消化功能的穴位有大肠经、板门、脾俞、胃俞、脾经、胃经、中脘、七节骨、天柱骨、小肠经共10个，参与行气穴位的有八卦、四横纹、摩腹3个，与肝相关的穴位有厥阴俞、肝经2个（如图3-3）。

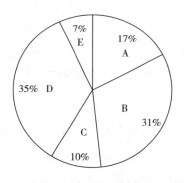

A 直接调节寒热穴位
B 调节呼吸功能的穴位
C 参与行气的穴位
D 调节消化功能的穴位
E 与肝相关的穴位

**图 3-3　累计使用率 80% 以上的穴位功能分类**

从图3-3可以看出，张素芳教授在治疗发热时，多从肺、脾（胃）、肝三脏考虑，因外感发热多因肺卫失调所致，内伤发热多因胃肠积热所致，而小儿高热最易引动肝风，发生惊厥，故取穴多与肺、脾（胃）、肝相关。

累计使用率80%以上的29个穴位中，小儿推拿特定穴有手阴阳、外劳宫、肺经、天河水、水底捞明月、大肠经、板门、八卦、小肠经、四横纹、脾经、胃经及肝经共13个穴，上肢部穴位有少商、鱼际、太渊、列缺及肩井共5个，胸腹部穴位有摩腹、中脘2个，头颈部穴位有风池、天柱骨2个，腰背部穴位有大椎、肺俞、风门、厥阴俞、脾俞、胃俞、七节骨7个，较少使用面部及下肢穴位（如图3-4）。

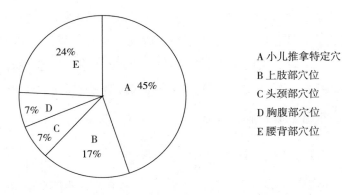

A 小儿推拿特定穴
B 上肢部穴位
C 头颈部穴位
D 胸腹部穴位
E 腰背部穴位

**图 3-4　累计使用率 80% 以上的穴位分布**

（二）推拿用穴解

开天门、推坎宫、运太阳、揉耳后高骨称为四大手法，有解表作用，加拿风池，对轻型感冒发热效果好。用分手阴阳、清肺经可清肺解表；补肺经配运内八卦可宣肺理气；捏挤大椎及推膀胱经可退外感发热；按肩井、摇肘肘可防复感。补脾经、揉一窝风及揉外劳宫可培土健脾，温阳散寒，充实卫外之气，驱散寒邪。清天河水解表热，退六腑、推三关可调和阴阳，清里热。运八卦、分腹阴阳、拿天枢、捏脊可消积导滞，推下天柱骨可降逆止呕。清大肠可除肺热，清内里积热，又清肝胆湿热。清板门可和胃助运。

# 第三节　小儿泄泻

小儿时期常见疾病中，消化系统病证占极重要的地位，张素芳教授在小儿消化系统疾病的治疗中积累了丰富的临床经验，其中小儿泄泻的诊疗经验尤其突出，现介绍如下。

## 一、病因病机

（一）脾常不足是小儿泄泻的致病内因，慢性泄泻又与肝、肾、肺关系密切

小儿出生后，脾胃方开，渐进饮食，要满足小儿快速生长发育所需营养，脾脏勉力从事，稍有迟滞，就难以维持正常运转，因此万全《育婴家秘》认为小儿"肠胃脆薄"。

慢性难治性泄泻大多有肝、肾、肺功能的异常。脾的正常运化与肝、肾的关系较为密切。肾气生发，则脾土得温，精微蒸腾向上；而肝气疏泄，气流通畅，脾土才不致壅滞，精微的转输才不受阻滞。脾土生肺金，在生理上，两者相互协同，共同完成水液的生成和输布过程。在病理上，母病及子，子病及母，两者相互影响，临床上小儿咳嗽和腹泻往往相伴出现。

从现代医学解剖和生理方面看，小儿消化道管壁较薄，肌层发育差，消化腺体少，分泌消化酶和消化液不足，消化酶的活性低，因此，小儿更易伤于乳食。

（二）湿邪困阻是小儿泄泻的致病外因

张素芳教授认为，泄泻主要病变部位在脾胃，而主要致病因素为湿邪和湿性疫毒。《幼科全书》说："凡泄泻皆属湿。"胃主受纳乳食，脾主运化输布精微，糟粕顺肠而下，排出体外。若脾胃升降失职，则受纳运化水谷功能失调，水反为湿，谷反为滞，湿与滞混合进入肠道，进成泄泻而出。

湿邪困于胃，则乳食不下，呕吐腹泻交作。湿邪困于小肠则小便短赤，大便稀溏量多。湿邪困于大肠，则里急后重，便中夹杂脓血。湿邪困于脾，则完谷不化，食后作泻。湿性疫

毒致病则有发病急骤、症状相似、相继感染的特点。

### （三）泄泻多伴伤阴败阳

小儿腹泻若量多而次数频繁，则易致阴液耗伤，出现津液亏乏甚则脱津的危象。小儿久泻易伤阳气，脾阳衰败则水谷不化，肾阳虚则四肢不温，甚或出现亡阳之候。

## 二、辨证要点

### （一）泄泻首辨虚实

泄泻有外感、内伤所致，表现出正虚、邪实不同的特点。邪实泄泻多由乳食内伤、湿邪外感所致，病程较短而来势急迫。正虚泄泻多由素体脾胃虚弱或长期腹泻耗伤正气所致，病程往往较长。

### （二）大便性状为辨证依据

张素芳教授常依据大便的性状来判断泄泻的性质。若腹泻量大水多清稀，气味不大，夹泡沫者，为寒湿泻；腹泻次数多，便前烦哭，肉眼见血丝或大便见黏液，排出不爽，属湿热并重；大便酸臭，嗳气腹胀，腹痛即泻者，属伤食；大便质稀黏，完谷不化，每于食后作泻，其证为脾虚泻；大便清稀，气味不大，每于五更作泻，小便时常有大便排出者，属脾肾阳虚。

## 三、治则治法

治疗泄泻的实证以祛邪为主，治以消食导滞，祛风散寒，清热化湿。虚证以扶正为主，治以健脾益气，温补脾肾。虚中夹实者宜消补兼施。伤阴、伤阳者宜滋阴温阳。

临床常以大肠经、脾经、摩腹和七节骨为基本处方，随证型加减其他穴位。

（一）伤食泻

治则：实则泻之。

治法：消积导滞。

处方：分手阴阳，清板门，清大肠，掐揉四横纹，推下七节骨。

（二）寒湿泻

治则：寒则热之。

治法：温中化湿，健脾益气。

处方：分手阴阳，推三关，补脾经，补大肠，运内八卦，摩腹，推上七节骨。

（三）湿热泻

治则：热者寒之。

治法：清热利湿，调中止泻。

处方：清天河水，清板门，清大肠，运内八卦，清小肠，顺摩腹，推下七节骨。

（四）脾虚泻

治则：虚则补之。

治法：健脾益气，温阳止泻。

处方：补脾经，补大肠，推三关，清板门，摩腹，揉脐，推上七节骨。

（五）脾肾阳虚泻

治则：虚则补之。

治法：温补脾肾。

处方：补脾经，补大肠，补肾经，运内八卦，掐揉四横纹，摩关元、气海，摩脐，按揉脾俞、肝俞、肾俞，推上七节骨。

## 四、临床用穴分析

### （一）用穴统计

分析张素芳教授所治380份泄泻病历，使用穴位总频次为3781次，平均每例次用穴约10个。从临床用穴分析，在张素芳教授所有用穴中，累计使用率在80%以上的穴位依次为大肠经、脾俞、脾经、八卦、摩腹、四横纹、胃俞、大肠俞、八髎、七节骨、手阴阳、板门、肾经、肺俞、小肠经、外劳宫及箕门，共17个。

其中小儿推拿特定穴12个，十四经腧穴5个。手臂取穴9个，腹部取穴1个，背部取穴6个，下肢取穴1个，较少使用头面部穴位。

一般而论，小儿腹泻多用腹部穴位，但在张素芳教授的临床上，腹部用穴所占比率却不多（见图3-5），而是以前臂部的小儿推拿特定穴为主，配合背部俞穴。

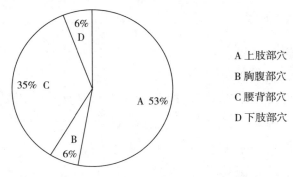

A 上肢部穴
B 胸腹部穴
C 腰背部穴
D 下肢部穴

**图3-5　累计使用率占80%以上穴位的分布**

（二）推拿用穴解

在张素芳教授所有用穴中，累计使用率在80%以上的穴位与脾胃相关的有脾俞、脾经、胃俞、板门、八卦、摩腹、四横纹及箕门，共有8个，与大小肠相关的有小肠经、大肠经及大肠俞，共有3个，特效穴有八髎、七节骨2个。调节阴阳的有手阴阳、外劳宫2个，其他相关脏腑有肾经、肺俞2个（见图3-6）。

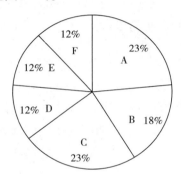

A 调节脾胃的穴位
B 调节大小肠的穴位
C 行气利水的穴位
D 调节阴阳的穴位
E 调节其他脏腑的穴位
F 特效穴

**图3-6 累计使用率占80%以上的穴位功能分类**

本病脾胃功能失调是主要病机，大肠是主要病位，湿为致病因子和病理产物，因此，主要以调理脾胃、清理大肠、行气化湿为主。

张素芳教授认为，大肠经用补法能调理肠道，止寒热泻痢，而用清法则可清热除湿，导滞通腑，用清补法则能调理肠腑功能。脾经用补法可健脾和胃，补气养血，用清法则能清热利湿，而用清补法则补中有泻，最适虚实夹杂证。八卦和四横纹是运行气机的重要穴位，尤其是对调节脾胃升降功能有辅助作用。脾俞、胃俞为脾脏和胃腑背部经气的进出门户，按揉两穴对于调节脾胃功能最为直接。而摩腹具有行气消胀的功能，在操作时要以和缓为宗旨。八髎位于骶骨后孔，内部分布着支配盆腔的神经，按揉或摩八髎能调节盆腔神经，有助于改善排便功能。

## 五、预防与调护

### （一）饮食调养是预防泄泻的关键

小儿饮食切勿过饱，不可恣食生冷、油腻、难消化食物，餐具勤加消毒。小婴儿食物种类变换要循序渐进，不可过多过杂。

### （二）注重母子同治

母乳喂养的小儿患泄泻常与母亲密切相关，因此，患儿母亲应注意饮食，不可过食生冷、辛辣、油腻食物，积极治疗自身疾病。

### （三）及时补液

泄泻患儿应注意及时补水或口服补液盐溶液，以免发生脱水。

### （四）注意臀部护理

大便后及时冲洗，也可用乏茶水（即冲泡数次之后的茶水）洗臀部。肛门红肿者可适当涂抹紫草油或红霉素软膏。

## 第四节　小儿便秘及先天性巨结肠

小儿时期常见疾病中，消化系统病证占极重要的地位，张素芳教授在小儿消化系统疾病的治疗中积累了丰富的临床经验，其中小儿便秘的诊疗经验尤其突出，现介绍如下。便秘是指大便干结，排便困难，或数日不行的儿科常见病。可分为功能性便秘和器质性便秘两大类。

## 一、小儿功能性便秘

### （一）病因病机

#### 1.实秘

实秘是临床最为多见的一种便秘类型。临床表现为大便秘结不通，排便次数减少，部分患儿伴有口臭、食欲减退、腹胀、腹痛、肛裂出血，在左下腹有时可扪及肠索或粪块。

实秘的病因有三：其一，喂养不当，平素多以牛奶喂养，乳糖不足，喝水太少。其二，嗜食肥甘辛热之品，造成肠胃积热，耗伤津液而成。其三，阳明热病后期，津液耗伤，肠腑大便燥结。

#### 2.虚秘

虚秘在临床上并不少见，而且随着生活水平的提高，小儿虚性便秘有增多的趋势。虚秘的临床表现为大便多日不行而无所苦，大便质地黏稠而不干，排便困难，虚挣努责。

虚秘的病因多为病后体虚，气血耗损，气虚则大肠传送无力，血虚则津枯失润。对小儿过度保护，怕吃多了伤胃伤脾，长期缺乏足够的营养。

生活不规律，没养成按时排便的习惯也可造成便秘（欲便不便，胃纳减少）。

### （二）辨证论治

便秘首先辨实证、虚证，如果是虚秘再辨气、血、阴、阳偏重于哪一方面。

1.实秘

张素芳教授认为，六腑传化物而不藏，以通为旨，当用通便开秘，以下法为主。实证，当下则下，但须中病而止。

治法：导滞清热。

处方：分手阴阳，清板门，清大肠，退六腑，推三关，运内八卦，补脾经，摩腹（顺时针方向），拿肚角，推下七节骨。

2.虚秘

虚证虽有可下之证，宜缓缓而施，可采用养血通下、益气通下、补阴通下、温阳通下等治法。

（1）气虚

治法：健脾助运，益气通便。

处方：分手阴阳，补脾经，清大肠，运内八卦，揉二马，顺摩腹，按揉脾俞、胃俞、肾俞，推下七节骨。

（2）血虚

治法：养血润燥。

处方：分手阴阳（重揉阴池），补脾经，清补大肠，运内八卦，揉二马，顺摩腹，按揉脾俞、胃俞、肾俞，推下七节骨。

（3）阴虚

治法：滋阴润燥。

处方：分手阴阳（阴重），补脾经，清大肠，运内八卦，揉二马，顺摩腹，按揉脾俞、胃俞、肾俞，推下七节骨。

（4）阳虚

治法：温中祛寒，散结通便。

处方：分手阴阳（重揉阳池），补脾经，推三关，推大肠，顺摩腹，拿肚角。

## 二、器质性便秘

器质性便秘最常见的疾病是先天性巨结肠症及肛门不全闭锁症。小儿推拿对先天性巨结肠症尤其是病变位置靠近肛门近端者，有较好疗效。

先天性巨结肠症是由于远端结肠的肠壁肌间神经丛的神经节细胞减少或缺如，造成直肠或结肠远端肠管痉挛，蠕动能力丧失，粪便淤滞，导致近端肠管扩张的先天性肠道畸形。

中医认为，便秘腹胀出生即有，属先天禀赋不足，肠腑通降失司，患儿多因长期大便不通，影响进食，从而出现面黄肌瘦、皮肤松弛、营养不良的情况。

治法：健脾益气，导滞通腑。

处方：分手阴阳，补脾经，清肝经，清大肠，掐揉四横纹，运内八卦，分腹阴阳，摩腹，拿肚角，按揉肝俞、脾俞、胃俞、肾俞，推下七节骨。

连续推拿3～6个月，每日推拿1～2次，直至1周岁后饮食增加，能自动排便，改为隔日推拿1次，直至3岁，若不出现便秘、腹胀等其他症状方可停止治疗。

## 三、临床用穴分析

（一）用穴统计

分析张素芳教授所治108份便秘病历，使用穴位总频次为783次，每例次平均用穴约为7个。从临床用穴分析，在张素芳教授所有用穴中，累计使用率在80%以上的穴位依次为大肠经、四横纹、脾经、八卦、肾经、手阴阳、七节骨、板门、二马、小天心、指三关、肺经、肝经、外劳宫、摩腹、脾俞、胃俞、肾俞、腹阴阳，共19个。

其中上肢部穴位有大肠经、四横纹、脾经、八卦、肾经、手阴阳、板门、二马、小天心、指三关、肺经、肝经及外劳宫，共13个；腹部穴位有腹阴阳和摩腹2个，背部穴位有脾俞、胃俞、肾俞、七节骨4个，较少使用头面部及下肢穴位（见图3-7）。

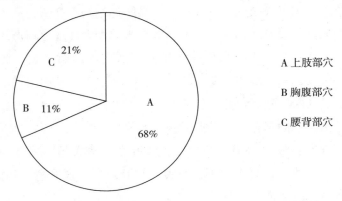

A 上肢部穴

B 胸腹部穴

C 腰背部穴

**图 3-7 累计使用率占 80% 以上穴位的分布**

从以上穴位的分布来看，张素芳教授的临床上多用上肢部穴位，其中小儿推拿特定穴占了绝大部分，配合部分背部腧穴和特效穴，而腹部用穴所占比率不多，躯干取穴多集中在腰腹的下部区域，这与便秘的病位相关。

（二）推拿用穴解

在所用穴位中，按功能分类，调节脾胃的穴位有脾经、脾俞、胃俞、板门4个，调节大肠的穴位有大肠经、七节骨2个，调节阴阳的穴位有手阴阳、外劳宫、指三关、肾经、肾俞、二马6个，行气的穴位有八卦、肺经、肝经、四横纹、摩腹、腹阴阳6个，其他穴位小天心1个（见图3-8）。

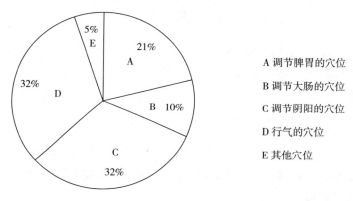

A 调节脾胃的穴位

B 调节大肠的穴位

C 调节阴阳的穴位

D 行气的穴位

E 其他穴位

**图 3-8　累计使用率占 80% 以上穴位功能的分类**

便秘的病机在于阴阳不调、气机不畅导致胃肠传导失司，病位在脾、胃、大肠，又与肺、肾、肝相关。因此，治疗主要以调节阴阳、行气导滞、通腑降浊为主。

张素芳教授认为，大肠经用清法可导滞通腑，清热除满。脾经用补法可健脾和胃，补气养血，用清法则能清热利湿，而用清补法则补中有泻，最适虚实夹杂证。八卦和四横纹是运行气机的重要穴位，尤其是对调节脾胃升降功能有辅助作用。脾俞、胃俞为脾脏和胃腑背部经气的进出门户，按揉两穴对于调节脾胃功能最为直接。肺与大肠相表里，肾主司二便，故可用于佐治。手阴阳、外劳宫、指三关、二马等穴，或用以温阳助运，或用以滋阴润燥，调节机体的基本状态。而摩腹、分腹阴阳具有通腑行气的功能，在操作时要以和缓为宗旨。七节骨位于腰骶部，内部分布着支配盆腔的神经，推下七节骨为通腑降浊的效穴。

## 四、预防与调护

### （一）饮食调养是预防便秘的关键

小儿饮食切勿过饱，不可恣食生冷、油腻、难消化食物，餐具勤加消毒。小婴儿食物种类变换要循序渐进，不可过多过杂。

### （二）注重母子同治

母乳喂养的小儿患便秘常与母亲密切相关，因此，患儿母亲应注意饮食，不可过食生冷、辛辣、油腻食物，积极治疗自身疾病。

# 第四章 小儿疑难病治疗经验

## 第一节 小儿抽动症

小儿抽动症又称为小儿秽语抽动症，是以慢性、波动性、多发性运动肌的快速抽搐并伴有不自主发声和语言障碍为主要特征的神经精神障碍性疾病。其主要症状为眨眼、努嘴、点头、扭脖、面部肌肉抽动、表情古怪、伸舌、健忘、精神不集中、烦躁易怒、疑虑、喉中出声等。本病多见于3～8岁儿童，男性多于女性。可归属中医学"慢惊风""瘛疭""肝风"等范畴。

张素芳教授在长期治疗小儿抽动症的临床实践中，探索出了一套系统有效的治疗方法，现总结如下。

### 一、从肝、脾、肾三脏出发，全面调理脏腑机能，改善患儿体质

1.肝脾失和是抽动症基本体质特点

脾为后天之本，与其他脏腑有密切关系，尤其与肝存在相克关系，二者在生理上相互协调，在病理上相互影响。

随着生活水平的提高，高蛋白、高脂肪、高糖食品也渗入儿童的饮食中。这些肥甘厚味之品困遏脾阳，给小儿脾胃造成极大的伤害。在许多抽动症患儿中，其体质表现为痰湿

困阻、脾阳不振、脾虚肝郁的特点，即惯常所说的"土壅木郁"。对待这种体质的患儿，健脾化湿、行气解郁、温经通络最为关键。

除了脾虚肝郁的类型外，还有一类孩子因性格内向，情绪压抑，而出现肝气郁结，影响脾气运化的情况，即常说的"肝木克伐脾土"，临床表现易生闷气、怯懦多疑、行动迟缓的特点。治疗宜以健脾疏肝、活血温经为法。

典型病例

衣某，男，6岁，1980年11月初诊。

主诉：患儿挤眉弄眼撮嘴20天。

家长代述：因患儿顽皮，家长严厉斥责后，出现挤眉弄眼，家长以为孩子又调皮故意做怪相，更加严厉地说他。近20天来患儿症状加重，甚至扭脖子做怪相，并伴有形神疲惫，食欲不振，平时大便不成形，这才引起注意。西医认为无须服用药物，本院儿科给服中药，患儿不配合，遂寻求小儿推拿治疗。查体：神气不足，面色萎黄失华，坐立不安，不时扭脖，撮嘴，挤眉弄眼，两手相交扭动，舌质淡红，苔薄白，指纹淡滞，脉沉细。

辨证分析：患儿平素大便不成形，面色萎黄无华，食欲不振，是脾失健运的表现；而烦躁不安、挤眉弄眼、撮口、扭颈等动作时时发生，又与肝关系密切。结合患儿舌质淡、苔薄白、脉沉细等症状，本病病机为脾阳不振，影响肝气升发，加之受斥责，肝气郁结益甚，遂致筋脉不舒，瘛疭不止。

诊断：小儿抽动症（脾虚肝郁）。

治法：温运脾阳，缓肝祛风。

处方：分手阴阳300次，补脾经1000次，捣小天心100

次，清心经200次，平肝经100次，补胃经300次，运内八卦300次，清板门300次，掐揉人中100次、兑端100次，按揉心俞、厥阴俞、脾俞、肝俞、肾俞各100次，捏脊5遍，重提脾俞，疗程10次。

治疗1次后，撮嘴停止，并嘱咐家长不要过于集中注意孩子的动作。治疗5次后，颈项扭动、挤眉弄眼诸症见轻，继续按原方治疗1周，孩子的诸症消失，患儿的精神活动良好。

经验总结：本例患儿基本病机为脾阳不振，湿浊易生，阻遏阳气，尤其影响肝气的升发，加之受斥责肝气不畅，筋脉失于舒展，则发瘛疭。因此在治疗时抓住患儿的体质特点，从温阳健脾入手，以补脾经、补胃经为主穴，配以运八卦、清板门，启动中焦枢纽，升降全身气机。以平肝经畅达肝气，使肝气得以疏泄。患儿伴随症状有烦躁不宁，坐立不安，为气郁生热扰心所致，故取清心经配捣小天心，起到通血运、泻心火，使郁热随小便排出体外，以达宁心安神的目的。

2.阴虚风动是严重抽动症常见病机特点

肝肾两脏为母子关系，两者在病理上相互影响。许多抽动症患儿先天不足，肾水亏乏，不能涵养肝木，则肝木燥而生风，临床表现为抽动症患病早，症状多发，程度严重。在治疗上应滋肾养阴，通络舒筋。

还有一类患儿由脾虚肝郁日久转化而来。肝郁化热，消耗阴津，形成阴虚火旺风动的病机。临床表现为病程长，虚实夹杂，症状多发，程度较重。治疗宜滋阴降火，和血通经。

典型病例

付某，女，9岁，2006年5月7日初诊。

主诉：双眼不自主眨闭3年余。

父亲代述：原因不明，已经多方治疗，服中西药无数，无明显效果。目前患儿双眼不自主闭眨、挤眼，右眼较轻，左眼尤为明显。患儿性格内向，学习成绩较好，自理能力可以，其他状况正常。睡眠好，睡眠时挤眼动作消失。查体：面色萎黄少华，精神不振，双目无神，左眼不断挤眼（约每分钟40次，其中有6次用力挤），结膜无充血。左关脉弦细，舌红，苔薄白。

辨证分析：患儿9岁女孩性格内向，问其话羞涩不答，其家长也是耿直之辈，话语极少，问不出更多的情况。中医学认为与情绪有关的疾病多责之肝，本例属情志不舒，引动肝风，肝为刚脏，肝属风，开窍于目，故肝为本例目病的根源。木克土，肝病及脾则脾运失职，肝郁日久，化热伤阴。

诊断：抽动症（阴虚风动）。

治法：扶土抑木，滋阴潜阳。

处方：补脾经1000次，清肝经500次，补肾经1000次，揉厥阴俞500次，揉心俞500次，揉肝俞500次，按揉攒竹100次、鱼腰100次、丝竹空100次、睛明100次、四白100次。12次为一疗程，每日1次。

经12次治疗左眼已看不出眨眼，右眼挤眨次数亦明显见少，此时患儿面色转润，进门能主动打招呼，其父说患儿说推完后全身舒坦。

为巩固疗效，前方加按揉百会300次，推四神聪300次。经18次治疗，临床症状全部消失，心情开朗。

经验总结：本例患儿因家庭原因致情志不舒，气郁于中，日久化热伤阴，出现眼睛眨闭频繁。因此本病应从肝论治，同时兼顾脾肾。以补肾经达滋肾水、涵肝木的目的，即补母强子之法，并以平肝经、补脾经扶土抑木，同时加揉厥阴俞、心俞、肝俞行气和血，肝疏泄之职恢复。利用五行相生相克，使肝阴充沛，以制肝阳，肝阳平则肝风自止。

## 二、抓住局部病理变化特点，选择有效治疗手法

在抽动症发病过程中，许多患儿都会出现在上呼吸道感染后症状愈发严重的情况，在临床查体时，很多患儿在睑结膜、咽峡、咽后壁、扁桃体、鼓膜、颈椎、肩关节软组织等部位表现出不同程度的淡红、暗红、肿胀、疼痛、结节等急慢性炎性症状。因此张素芳教授在局部治疗时常结合该部位的病理变化，选择合理的操作手法，收效较为显著。

1.急性炎症期手法轻重结合，以祛邪为要旨

炎症急性期主要表现为局部红、肿、热、痛，在局部治疗时手法轻重结合，以轻柔的摩法、揉法做较大范围的治疗，取"摩以散之"，并配合稍重的力度点按局部穴位，疏通脉络，以祛邪为要旨。

2.慢性炎症期手法重在理筋，以疏通为目的

炎症的慢性期主要表现局部病灶增生和功能障碍，因此在病灶局部治疗手法可稍重，以患儿能耐受的弹拨法、拿揉法松解粘连，理筋散结。

3.无明显炎症改变的推拿手法重在调理，以知为度

若在查体中无明显急慢性炎症变化，主要病变可能由于神经调节的异常所致。因此，治疗重在调理，以知为度。①头面部穴位以掐揉法、按揉法、振法为主。如掐揉人中、承浆，按揉鱼腰、丝竹空，振睛明、承泣、上明等。②四肢远端穴位以掐法、按法、点法为主。如掐精宁、威灵，按肩井，点

承山、委中。③颈、肩、腰、背部穴位以推法、拍法、刮法为主。④感觉异常者，可酌情使用梅花针叩刺。

典型病例

曲某，男，6岁半，1999年4月19日初诊。

主诉：挤眼摇头半年余。

现病史：半年前开始出现挤眼，频率较快，曾去山东医科大学附属医院眼科检查，眼部无明显异常发现，逐步出现摇头，又去该院儿科就诊，仍未确诊。近日又出现头向左侧摇动，喉间不断哼哈有声，纳减，消瘦，消化不好，大便每日1次，成形偏干，睡眠尚可，患儿自述右颈部作痛。查体：发育营养可，面色萎黄，舌红，苔薄黄，咽红，扁桃体Ⅰ度肿大，指纹青紫滞，至气关。头向左甩，每分钟约20次，双眼频眨，右侧胸锁乳突肌紧张，中下段压痛明显，局部无红肿。

辨证分析：食欲不振，形体消瘦，大便偏干，伴面色萎黄，舌红苔薄黄，指纹青紫滞至气关，是由于胃阴不足，阴虚火旺所致。胃阴不足，虚火上炎，故咽红，扁桃体肿大，并伴有喉间哼哈有声；咽部病变累及右侧胸锁乳突肌，则出现肌肉紧张压痛，并向一侧甩头。阴液亏乏，肝木失养，故可见双眼频眨。

诊断：慢惊风（土虚木亢）。

治法：健脾祛风，消导和中。

处方：分手阴阳200次，捣小天心100次，补脾经300次，掐心经300次，平肝经500次，运内八卦100次，掐揉少商100次，推下天柱骨300次，按弦搓摩100次，按肩井20次，点按颈阿是穴，随病情而定。

1999年4月22日诊：经四次推拿治疗，右侧胸锁乳突肌紧张度见轻，已无明显压痛。摇甩头及眨眼次数减少，喉部哼哈声亦见少。查体：咽部红，扁桃体正常，舌红，苔薄白，指纹同前。以前方继推。

1999年4月26日诊：喉部哼哈声已基本消失，但三天来头向左甩次数增多，有时胸部也向上挺。查体：双下眼睑及山根两旁色晦黄而滞，右侧扁桃体较左侧红，但均不肿大。以前方加清胃经300次。

1999年5月6日诊：10次推拿后诸症未再发作，精神状态佳，老师反映上课专心听课，成绩提高。

经验总结：本例慢惊风病机在于胃阴不足，肝木乘之，显现风动之象，因此治疗以健补脾胃，以生血气，濡养肝木，滋阴降火为法。以清胃经、补脾经、平肝经治其本，以清心经、捣小天心泻其热。颈部治疗按揉阿是穴以疏通筋脉，定惊止搐。因右侧胸锁乳突肌局部有紧张及压痛，故推拿手法力度宜轻重结合。掐揉少商、推下天柱骨、按肩井可消肿利咽，对治疗咽炎及扁桃体肿大作用明显。

## 三、特效穴位合理使用

局部取穴依据解剖结构及经络腧穴近治原理，重在改善局部血管、神经、肌肉功能状态。

以眼部症状为主者，眼周部取印堂、攒竹、鱼腰、丝竹空、睛明、上明、球后、瞳子髎、承泣、四白等穴，可有效改善眼部血液循环，缓解眼周肌肉疲劳，促进眼部神经修复。以鼻部症状为主者，取迎香、颧髎、鼻通、素髎、印堂等穴，可促进鼻腔血液循环，调节鼻周神经功能，改善鼻腔通气。以口部症状为主者，取水沟、兑端、巨髎、地仓、颊承浆、承浆、大迎、颊车、下关穴，可以缓解口周肌肉紧张，改善口周血液循环，加强对面部神经的支配和调节。以咽部发声为主者，除可取口周、鼻周穴位外，还需加风府、哑门、风池、翳风、廉泉、人迎、天突、天柱骨等穴。头面部四大手法，配合按揉百会、四神聪可开窍醒脑，加强对中枢神经系统的调节作用，放松面部神经肌肉，改善头面部循环状态。颈部及上下肢有症状者可取阿是穴及局部经络腧穴。

典型病案

鲁某，女，1岁9个月，2010年12月21日初诊。

主诉：患儿嘴向左歪5天。

现病史：原因不明，开始以为孩子学别人的样子，认为孩子聪敏乖巧，两三天以后发现无人逗玩时嘴亦向左歪，平时烦躁，脾气急躁，故来诊。查体：发育营养好，精神好，面色正常，舌红，苔淡黄，指纹紫至风关，左侧嘴角抽动时牵动人中处，20分钟内出现3次，左面颊轻度抽动。

诊断：抽动症。

治法：镇惊息风。

处方：补脾经300次，清肝经300次，补肾经300次，掐揉精宁、威灵10分钟，按揉地仓、颊车、迎香、翳风。

经3次治疗患儿嘴角及面颊已不再抽动，情绪安定活泼，纳食佳。

经验总结：本例病情早期发现，患儿嘴角抽动属肝风内动，脾不胜任，以清肝经、补脾经抑木扶土，以补肾经滋阴降火，以掐揉精宁、威灵镇静安神定志，针对左侧嘴角及面颊抽动症状，口鼻部穴位取地仓、颊车、迎香、翳风，以通络息风，缓急止痉。

## 四、小结

小儿抽动症的基本病机是脾虚和郁热导致肝风内动。脾虚湿气不化而生痰，痰生热，热生风，或直接成"木郁生风"之象，治疗宜扶土抑木。而郁热则是由阳明不降所致，外散不能，而成抽动，对于此等郁热，清法亦只能暂用，最终还得归到调理脾胃上来。本病日久，热邪消烁阴津，筋脉失养益甚，形成阴虚风动之象，抽动症状频繁，抽动形式多样，抽动幅度大，此时则要养阴清热、活血通络。在依据病机调整脏腑机能的同时，还要注意根据局部炎症特征选用适当的手法和有效穴位，改善局部循环状态，缓解肌肉筋膜紧张，恢复神经正常支配。

# 第二节　遗尿

遗尿，俗称尿床，是指5岁以上的小儿较长时间于睡中小便自遗，醒后方觉的一种病证。本病原因复杂，属小儿泌尿系统疑难病，现代医学尚无成熟的治疗方案，中医药治疗遗尿有其独特的优势，尤其以中药内服及针灸推拿疗效突出，但小儿畏惧针药，依从性差，因此，小儿推拿为主治疗遗尿广受欢迎。

张素芳教授在小儿遗尿的治疗中，结合现代医学相关病理学认识，根据遗尿现代医学分型，并与中医传统理论相结合，形成了调神、调肺脾肾、调膀胱各有侧重的治疗方案以及调训结合的家庭护理方案，切中疾病关键，可全面系统调理患儿各项机能，并取得了良好的临床疗效，现结合典型病例介绍如下。

## 一、调神法

睡眠觉醒功能发育迟缓、觉醒功能障碍是遗尿的主要原因之一。大脑皮层、脑干及脊髓初级排尿中枢与其发出的支配膀胱、尿道的阴神经、腹神经、盆神经、骶神经密切配合，共同完成排尿过程。由于大脑、脑干的功能发育延迟，对脊髓初级排尿中枢的控制能力弱，或者由于脊髓及各神经传导通路障碍，导致夜间睡眠中无法及时感知膀胱及尿道并失于控制而遗尿。

这类患儿都有夜间睡眠较沉，难以叫醒的特点。根据病因不同，还可细加区分为三型：第一型为习惯未养成型，本型大多数孩子都有3岁以前穿尿不湿睡眠或夜间睡眠中由家长把尿的经历，没有形成好的排尿习惯。第二型为神识未足型，本型患儿多伴有其他生长发育的障碍，有不同程度的立迟、行迟、语迟、发迟、齿迟等发育迟缓症状。第三型为心理障碍型，本型较少见，患儿大多由于突发精神刺激，如恐惧、惊吓、暴怒、悲伤等，形成强大的心理压力，导致行为异常、意识错乱等，引起遗尿。后两型患儿往往会成为难治性遗尿群体。

清代程文囿《医述·杂证汇参·小便》云："梦中遗失，醒而后觉，童稚多有之，大人少有也。夫童稚阳气尚微，不甚约束，好动而魂游，故夜多遗失。"因此需对五志加以调摄。

张素芳教授将中医学理论与现代病理学认识相结合，运用推拿手法调节大脑的兴奋与抑制状态，可提高患儿睡眠中对膀胱的感知力及控制力。调神法适用于中枢神经系统调节障碍及由心理因素引发遗尿的患儿。

根据临床特点，张素芳教授常用的调神方法有以下三种：

1.醒脑开窍

适用于夜寐深沉，难以叫醒的患儿，施以醒脑开窍类推拿方法，并根据其体质特点，加减用穴。常用醒脑开窍类穴位有：揉按神门、通里、三阴交、合谷、大陵、内关、百会、耳部反射区，猿猴摘果，捣小天心，摩囟门，叩督脉及膀胱经等。

2.宁神定志

对于由心理因素引发遗尿的患儿，应以心理疏导为主，辅以宁神定志推拿方法。常用宁神定志类穴位有：开天门，推坎宫，运太阳，运耳后高骨，运八卦，捣小天心，清心经，平肝经，摩前后囟门，抚脊，按弦搓摩等。

3.心理暗示

对于因夜间排尿习惯未形成的患儿，以培养其排尿习惯为重点。遗尿患儿要形成有规律的作息习惯，下午五点后尽量少进食流质饮食，晚饭菜中减少盐量，少喝水，以减少膀胱尿量。同时还要注意小儿的心理调节，不要歧视、打骂患儿，而是要对患儿劝慰和鼓励，解除其紧张情绪，夜间要定时唤醒患儿，鼓励其自动上厕所。特别重要的是在推拿治疗期间配合默念"今晚不尿床"，尤其是入睡前，要坚持不懈。

典型病案

窦某，男，10岁，2008年7月15日初诊。

主诉：患儿遗尿5年余。

现病史（祖母代述）：自出生后没有培养定时排尿习惯，目前每夜尿床一次，量少，有时尿后能醒，睡眠深沉，不易叫醒，纳少，大便正常，学习成绩可，已服健脾补肾颗粒等，做过理疗，症状无明显改善。查体：精神一般，营养中等，面色略黄，舌红，苔淡白，脉沉细，双尺弱，腹部无明显压痛。腰骶部X光片示：骶椎隐裂。

诊断：遗尿（脾肾两虚型）。

治法：健脾补肾，益智醒神。

处方：分手阴阳，揉小天心，补脾经，补肾经，揉二马，摩气海、关元、肾俞、命门、八髎。并嘱患儿在睡前默念"今晚睡觉不尿床"。

7月18日诊：夜间仍不能醒，尿床次数略减少，有时仅湿裤，尿量减少。

8月2日诊：夜间小便已能控制，自己湿裤后就能醒来。

8月15日诊：共经20次推拿治疗诸症消失，告知痊愈。

经验总结：本例患儿出生后没有培养定时排尿习惯，同时又有夜尿量少、睡眠深沉、不易叫醒及纳少等症状，所以既有习惯养成问题，又存在脾虚湿困、神识不清的特点。因此治疗时既要帮助患儿建立夜间排尿习惯，又要化湿健脾，开窍醒神。故以补脾经、补肾经、分手阴阳、揉二马健脾温肾，又以摩气海、关元、肾俞、命门、八髎温固下元，再配合揉小天心醒脑开窍。

## 二、调肺脾肾法

正常人抗利尿激素（ADH）分泌白天比夜间少（1：2.5），尿量随ADH的分泌而发生相反的变化（白天和夜间尿量比为3：1～4：1），部分遗尿的孩子因夜间ADH的分泌不足（1：1.4）致夜间尿量增多，产生稀释尿，加重膀胱的负担而遗尿。ADH主要由下丘脑的视上核和室旁核的神经细胞分泌，经下丘脑–垂体束到达神经垂体后叶后释放出来。调节抗利尿激素的主要因素是血浆晶体渗透压和循环血量、动脉血压。

本类患儿特征性的表现为夜间尿量多，尿比重低。中医认为，夜尿量多，小便清长多由肺、脾、肾三脏功能失调所致。《伤寒杂病论》云："肺痿吐涎沫而不咳，其人不渴，必遗尿，小便数，所以然，以上虚不能制下故也。"脾位于中焦，主运化水液，升清降浊，脾虚土无以制水，水液泛溢，加之脾藏营舍意，脾不足者多睡眠深沉，不易叫醒，故遗尿者多。张秉成《成方便读·收涩之剂》云："夫遗尿一证，有虚寒，有火迫，然皆由下元不固而致为多。凡老人、小儿多有之，因老人肾气已衰，小儿肾气未足之故。"因此水液代谢失常所致的夜尿量多应从肺、脾、肾三脏调理。

调肺脾肾法正是依据中医水液代谢理论而立。肺朝百脉，输精于皮毛，主宣发肃降，为水液代谢的上源；脾主运化，为水液的主要来源，并将水谷之精上输于肺；肾主气化，蒸腾水液上济心火，同时司膀胱开合，为水液代谢的下源。水液代谢障碍莫不与三脏相关，因此分别对肺、脾、肾三脏进行调补。

张素芳教授根据临床辨证，常用的调理方法有以下两种：

1.温阳化气

适用于先天禀赋不足患儿，是遗尿的常见类型。由于肾气不足，下焦虚寒，膀胱失约，而致睡中经常遗尿，小便清长，多则一夜数次，面白少华，神疲乏力，肢冷畏寒，或智力较同龄儿稍差，舌质淡，苔白滑，脉沉无力。治宜温补肾阳，固涩止遗。常用手法穴位有：补肾经，补脾经，揉二马，揉肾俞、命门，摩关元、气海、百会，推涌泉等。还可配合灸法。

## 2.健脾固肺

适用于久病失调患儿。由肺脾气虚，治节无权，统摄失职，膀胱失约所致。夜间遗尿，日间尿频，常自汗出，易感冒，面色少华，神疲乏力，食欲不振，大便溏薄，舌质淡，苔薄白，脉弱细。偏于肺气虚者，汗多易感，面色少华；偏于脾气虚者，神疲乏力，食欲不振，大便溏薄。治法宜补肺健脾，升阳固涩。常用手法穴位有：补脾经、补肺经、补肾经、运八卦、揉二马、按肩井等。

**典型病案**

宋某，男，12岁，1993年10月初诊。

**主诉**：遗尿7年余。

**现病史**：患儿自5岁以来，每夜尿床1～2次，睡梦中找厕所，找到后即尿，醒后方觉尿在床上，白天有时不能控制，寒冷时尤其明显，小便清长，入睡后不易叫醒，记忆力差，纳正常，大便正常。**查体**：面色㿠白，舌质淡红，苔薄白，形神疲乏，声音低沉，脉沉细无力。尿常规检查无异常，腰骶椎正位片未见异常。

**诊断**：遗尿症（下元虚寒型）。

**治法**：温阳补肾，健脾益气，固涩小便。

**处方**：分手阴阳（阳重）500次，补肾经1000次，补脾经1000次，掐揉二马800次，运内八卦500次，揉肾俞1000次，灸关元3壮，揉百会500次。并嘱患儿避免过度疲劳。

经6次治疗后遗尿次数明显减少，面色转红润，精神变活泼。经12次治疗后诸症消失，孩子精神焕发，像换了一个人。

**经验总结**：本例患儿遗尿多年，夜间遗尿1～2次，白天亦不能控制，小便清长，遇冷加重，是为肾气不足、下元虚冷、水液泛溢的表现，故治疗宜温补肾阳。同时患儿形神疲乏，此为脾虚之象，脾主藏营舍意，脾虚则睡梦多不易叫醒，记忆力差，脾虚土无以制水，故宜健脾补肾，重用补脾经、补肾经、揉百会以升阳提气。

### 三、调膀胱法

膀胱压力感受器功能异常，在膀胱充盈期和收缩期感知能力不高，对大脑皮层的刺激强度低于睡眠觉醒阈值或不能提供正确预警信息，致使大脑未醒先尿；或膀胱功能发育延迟，不能完全行使自主控制能力而出现储尿期的无抑制性收缩，使膀胱容量小、敏感性高、顺应性差而遗尿。此类患儿临床表现为尿频，尿量少，白天小便急迫时会尿裤，夜间不醒，或虽勉强能醒，但却因膀胱控制力弱以至于来不及下床排尿。

以上诸症，中医统称为膀胱失约。《灵枢·本输》云："三焦……入络膀胱，约下焦，膀胱不利为癃，不约为遗溺。遗溺则补之，闭癃则泻之。"膀胱失约者一般以实证、热证多见。李中梓《证治汇补·遗溺》云："又有夹热，因膀胱火邪妄动，水不得宁，故不禁而频来……小儿夹热多。"若尿黄短涩，臊臭灼热，兼见性情急躁，脉弦数，舌红苔黄，多为肝经郁热或湿热下注；若常食辛辣肥甘厚味，伴夜卧不安，口臭便秘，苔腻，脉滑数，多为脾胃积热；若表现为遗尿，且尿道口灼热红赤，苔腻脉数，则为膀胱湿热。也有部分患儿以下元虚冷，小便清长，无论白天还是夜间，频频失禁。宋代《太平圣惠方·治小儿遗尿诸方》云："夫小儿遗尿，此由脏腑有热，因服冷药过度，伤于下焦，致膀胱有冷，不能制于水故也。"即是此类。

调膀胱法，以改善膀胱机能状态，消除膀胱功能障碍为目的，根据临床寒热虚实分型，运用推拿或清心泻火，或疏肝泻热，或温熨下元，最终使膀胱开合有度。

根据临床辨证，张素芳教授常用调理膀胱失约的方法有以下三种：

### 1. 清心滋肾

适用于心火偏亢、肾阴不足之证。由于心火上炎，伤及肾水，水不济火，心肾失交，君火动越于上，相火应之于下，故临床表现为梦中遗尿，或欲醒而不能，寐不安宁，烦躁叫扰，白天多动少静，难以自制，伴五心烦热，形体较瘦，舌苔少，脉沉细数。治宜清心滋肾，安神固脬。常用手法穴位有：清心经，清小肠，补肾经，揉二马，捣小天心，揉关元、复溜、太溪、涌泉等。

### 2. 疏肝泄热

适用于肝经湿热型遗尿患儿。由于湿热内蕴，郁于肝经，下迫膀胱，膀胱失约所致。临床表现为睡中遗尿，尿黄量少，气味臊臭，烦躁易惊，性情急躁，面赤唇红，口渴欲饮，舌质红，苔黄腻，脉滑数等。治宜清肝泄热，佐以疏利。常用手法穴位有：清肝经，清小肠，清大肠，清肺经，清膀胱，揉中极、关元、八髎，推涌泉等。

### 3. 温肾固脬

适用于膀胱虚冷型患儿，此型较少见。由于下元不温，膀胱虚冷，开合失司，水液排泄无权。临床表现为夜尿频数，小便色不黄，无明显气味，白天亦时时有小便溺出而不自知，口淡不渴，舌苔白滑，脉沉细。治宜温肾固脬。常用手法有：

补肾经，揉外劳宫、二马，摩关元，摩气海，按揉膀胱点，擦腰骶部（以透热为度）。

典型病案

魏某，女，6岁，1989年8月23日初诊。

主诉：睡中小便自遗3年余。

现病史：患儿近3年夜间尿床2～3次，不及时叫醒就尿下，尿量不多，色黄，味腥臊，白天裤裆总是湿的，小便次数多，夏季每天要换6条短裤，口臭，口角糜烂，口渴喜冷饮，夜间梦语咬牙，唇红，纳好，大便偏干，曾服中药数十剂，穴位注射"阿托品"等治疗，不见疗效，要求推拿治疗。查体：面色黄暗，精神尚可，两口角糜烂，舌质红，舌苔黄腻，指纹紫红，声有力，口气热臭，脉细数有力。小便常规检查：白细胞0～2个/高倍视野。

诊断：遗尿（肝经郁热型）。

治法：清肝泻火，导赤泄热。

处方：分手阴阳（阴重）500次，捣小天心300次，掐心经500次，清心经500次，清小肠1000次，掐肝经100次，清肝经800次，清脾经500次，补肾经300次，揉丹田1000次，推涌泉500次。

1989年8月26日诊：经3次治疗后，夜间小便能自己起来，口角糜烂消失，夜眠安，白天湿裤现象见轻。

经6次治疗后诸症消失，家长高兴地说中药治不了的病，用推拿却治疗好了，既不痛苦又不受罪。

经验总结：本例患儿尿腥臊，口气味臭，证属肝经湿热，蕴伏下焦，热迫膀胱之故。湿热蕴郁膀胱，热灼津液，故尿色黄，尿短频数。又因肝火内扰心神，故梦呓龃齿。苔黄腻，脉细数有力，为湿热之象。热则寒之，治以平肝泻火，清热导赤。选用捣小天心、掐心经、清心经、清肝经等为主穴，以清小肠导赤泄热，用补肾经、揉丹田加强膀胱气化，引火归原。

## 四、调训结合

对于遗尿患儿，张素芳教授认为，要注重患儿习惯的养成，尤其在健康饮食及规律作息习惯方面。同时配合排尿训练，夜间定时唤醒患儿，鼓励其主动上厕所。

### 1.行为、习惯调整

不玩电脑游戏和手机游戏，睡前不要过度玩耍，养成睡前排尿的习惯。

### 2.饮食调整

晚饭尽量减少流质饮食，晚上不吃水果，不喝稀饭，不喝饮料，以低盐饮食为主，睡觉前3小时开始不再喝水，减少膀胱尿量。

### 3.排尿训练

鼓励儿白天尽量多饮水，并通过转移注意力的方法延长储尿时间，使其膀胱容量增大。让孩子在白天排尿时，有意识地排尿、中断，再排尿、再中断，重复此系列动作，直至排空膀胱（有残余尿的孩子不适用）。

### 4.唤醒训练

夜间掌握好患儿排尿规律，定时唤醒孩子，令孩子清醒后自行排尿，不接尿，不把尿。但也不能怕尿床多次叫醒。

## 五、技法与用穴特色

张素芳教授采取整体治疗与局部治疗相结合、远部取穴与近部取穴结合的方式对遗尿进行综合性治疗，常用治疗遗尿的穴位可分为两大类：

1. 升阳固气类

用于虚证遗尿。张素芳教授以分手阴阳（重阳池）来调节机体的阴阳平衡，调气和血，尤其是阳气的升提。以补肾经，揉二马，揉肾俞，摩气海、关元、命门等，补肾温阳；通过摩八髎加强局部神经刺激；以补脾经，揉脾俞、胃俞等穴，健脾益气；运内八卦以理气；摩百会以升提阳气。

2. 泄热通便类

用于实证遗尿。张素芳教授以清肝经、掐肝经、清心经、掐心经、捣小天心等清肝泻火；以清小肠导赤泻热；以补肾经、揉丹田、推涌泉引火归原。

在遗尿治疗过程中，张素芳教授主张手法宜轻快柔和，有节律，尤其是局部操作时，以摩法为主，对病变部位进行轻手法、慢刺激。

## 六、小结

原发性夜间遗尿症的病理生理改变主要包括膀胱功能紊乱、睡眠觉醒功能障碍、夜间抗利尿激素分泌缺陷等方面。张素芳教授针对遗尿不同的病理生理类型，采取相应的治疗方法，不但能在短期内达到较高的有效率和治愈率，而且远期疗效好。另外，强调生活习惯的调训结合，注重疏导患儿的心理，对患儿进行安慰鼓励，减少语言伤害，入睡前对患儿进行心理暗示，提高其睡眠中的警醒意识。其治疗方法简单，而且避免了药物副作用，值得临床医生学习和推广。

另外需要注意的是，导致遗尿原因复杂，本文介绍的遗尿治疗方法适用于原发性功能失调为主的夜间遗尿症。因此治疗前首先需要排除癫痫、脑病、脑肿瘤、脑血管疾病、脊髓炎症及肿瘤出血、脊膜膨出等神经系统疾病；其次还应排除尿道狭窄、尿道下裂、膀胱颈梗阻、男性包皮、包茎、肾炎、膀胱炎、尿道炎、龟头炎、结石等泌尿系统疾病。

## 第三节　小儿脑瘫

### 一、现代医学对小儿脑瘫的认识

小儿脑性瘫痪指的是出生前到出生后1个月以内各种原因所致的非进行性脑损伤，主要表现为中枢性运动障碍及姿势异常。

（一）小儿脑瘫的病因

脑瘫的病因较为复杂，国内外数十年的临床观察和研究证明，几乎所有的异常妊娠（如多胎妊娠、过期妊娠、各种妊娠合并症、妊高征、妊娠晚期出血、宫内感染等）、异常分娩（如早产、胎膜早破、低出生体重、窒息、母儿血型不合等）都与脑瘫的发生有关，其中特别是低出生体重和早产被认为是最主要的因素。目前认为脑缺氧是本病的主要发病机制，其他还有颅内出血、血管栓塞、外伤及感染等。

（二）小儿脑瘫的病理学变化

脑瘫病因复杂，病理改变与病因直接相关。各种先天原因所致的脑发育障碍常可见脑弥漫性病变，有不同程度的脑萎缩，脑室扩大，神经细胞减少，胶质细胞增生。病程长短不同，病理改变也不一样。

早产儿缺血缺氧性脑病时可引起室管膜下出血，脑室白质软化，进而液化形成多个小软化灶，吸收后呈小孔状，软化区扩大可形成空洞，称为脑穿通畸形(或孔脑症)。足月儿缺血缺氧性脑病可引起栓塞样改变，脑坏死多见于皮质深层或白质内，逐渐形成瘢痕性脑回，也可软化形成囊性变。

脑的病理改变还可见到髓鞘发育不良，内囊部位的神经纤维组织常受累，病变部位不同临床表现也不一样。基底节病变是手足徐动型脑瘫的病理基础。

## 二、中医学对小儿脑瘫的认识

### (一)小儿脑瘫与五迟五软

中医学无"脑瘫"病名，但在历代医籍中有关五迟、五软的论述，与小儿脑瘫的病因病机颇为相似，但所涵盖病种范围更广。五迟、五软是小儿生长发育障碍的病证。五迟指立迟、行迟、齿迟、发迟、语迟；五软指头项软、口软、手软、足软、肌肉软。五迟、五软诸症既可单独出现，也可同时存在。本病多由于先天禀赋不足，古代归属于"胎弱""胎怯"。五迟、五软包含现代医学之脑发育不全、脑性瘫痪、智能低下等病证。

对于五迟、五软的认识，早在东汉末年的《颅囟经》中就有"小儿数岁不能行"的记载，隋代巢元方在《诸病源候论》中有"齿久不生""数岁不能行""发疏薄不生"的记载，宋代钱乙所著的《小儿药证直诀》有"长大不行，行则脚细；齿久不生，生则不固；发久不生，生则不黑"的描述，宋代的《太平圣惠方》有"舌本无力，令儿语迟"的记载。清代吴谦的《医宗金鉴》将历代诸家关于迟证的论述集中在一起，并冠以五迟之称，清代张璐的《张氏医通》明确提出："五迟者，立迟、行迟、齿迟、发迟、语迟是也。"临床表现为小儿2~3岁还不能站立、行走为立迟、行迟；出生无发或少发，随年龄增长仍稀疏难长为发迟；12个月时尚未出牙以及此后牙齿萌出过慢为齿迟；1~2岁还不会说话为语迟。小儿半岁前后头项软弱下垂为头项软；咀嚼无力，时流清涎为口软；手臂不能握举为手软；2岁后还不能站立、行走为足软；皮宽肌肉松软无力为肌肉软。五迟、五软不一定悉具，但见一二症者可分别做出诊断。

（二）小儿脑瘫的病因病机

关于脑瘫病因病机，多从五迟五软论述，《诸病源候论》提出"小儿禀气不足""小儿禀生血气不足"是重要原因，《活幼心书》提出"父精不足""母血素衰"是导致小儿体质怯弱的原因，先天禀赋不足，五脏之气虚弱，精髓不充，筋骨痿弱，肌肉瘦弱，发育迟缓。心主血，开窍于舌，心气心血不足，舌本无力，舌窍失养，故而语迟。肝主筋，开窍于目，肝气不足，肝血虚，筋失濡养，故而行迟。脾主肌肉，开窍于口，脾气血亏虚，中州之气不足，肌肉失养，四肢痿软无力，故而口软、手足软、肌肉软，行迟。肺主皮毛，开窍于鼻，肺气血不足，毛发失于濡养，故而发迟。肾主骨生髓，齿为骨之余，肾精不足，骨髓失养，故而齿迟。

亦有因产伤、外伤等因素，损伤脑髓，瘀阻脑络者；或因热病后痰火上扰，痰浊阻滞，蒙蔽清窍，使清窍失养，神明失主，肢体活动失灵。若痰浊瘀血阻塞脑窍、心窍，可使元神无主，临床表现为智力低下，脑性瘫痪。

现认为小儿脑瘫的病机是正虚邪实。正虚为气血虚弱，精髓不充，邪实为痰瘀阻滞心经脑络，心脑神明失主。最后导致五脏不足，生长发育障碍，运动、神志功能低下。

（三）小儿脑瘫的治则治法

因小儿脑瘫多属虚实夹杂证，以补虚泻实为其治疗大法。可借鉴《证治准绳·幼科》对于五迟五软的治疗："原其要，总归于胃，盖胃水谷之海，为五脏之本，六腑之大源也，治法必以脾胃为主。"胃为水谷之海，脾胃为后天之本，气血的化生来源于脾胃，补益脾胃可以使五脏得以充养，有助于肢体功能的恢复。若先天不足，肝肾亏损，宜补肾填髓，养肝强筋；若后天失调，心脾两虚，则健脾养心，补益气血。但若因难产、外伤、中毒及温热病后等因素致痰瘀阻滞者，可见实证，则宜涤痰开窍，活血通络。

## 三、治疗小儿脑瘫的特点

（一）补脾肾滋养气血，填精益髓

《灵枢·经脉》云："人始生，先成精，精成而脑髓生。"《灵枢·决气》认为："谷入气满，淖泽注于骨，骨属屈伸，泄泽，补益脑髓。"肾主藏精，先天之精，禀受于父母，藏于肾中，出生之后，得到后天之精的不断充实。后天之精，来源于水谷精微，由脾胃化生并灌溉五脏六腑。脏腑之精充盛，除供给本身生理活动所需要的以外，其剩余部分则贮藏于肾。二者相互依存，相互为用。先天生后天，后天养先天。如果肾精亏少，影响到人体的生长发育，会出现生长发育障碍，发生"五软""五迟"等病。

脾胃为水谷之海，具有对营养物质消化、吸收和运输的功能，故又称脾胃为后天之本、气血生化之源。五脏六腑要维持正常生理活动及充养脑髓，所需要的水谷精微，都有赖于脾的运化作用。只有脾气健运，才能为化生精、气、血、津、液等提供足够的精微物质，才能使全身脏腑组织得到充分的营养，以维持正常的生理活动。反之，若脾失健运，则机体便会出现气血亏虚、骨弱肉软、脏腑失能等病理变化。故《证治准绳·幼科》云："夫头软者，脏腑骨脉皆虚，诸阳之气不足也，乃天柱骨弱，肾主骨，足少阴、太阳经虚也。手足软者，脾主四肢，乃中州之气不足，不能营养四肢，故肉少皮宽，饮食不为肌肤也。"

脑为髓之海，先天禀赋不足，或后天髓海不充，脑失所养，就会出现运动、感觉及智能发育迟缓。所以小儿脑瘫的发生，无论是先天因素还是后天因素，都与脾肾有着重要的联系。因此在治疗上，张素芳教授注重脾肾的调理，认为培补脾肾是治疗小儿脑瘫的基础。补肾取肾经、揉二马、揉涌泉、揉肾俞，共奏温肾助阳、益精生髓之效，进而有助于脑髓的充养。补脾多取脾经、掐揉四横纹、捏脊、揉脾俞、揉足三里，起到健脾胃、益气血的作用，气血充沛，则五体得以濡养。

（二）捻揉十指（趾）沟通脏腑，调整阴阳

《素问·调经论》云："五脏之道，皆出于经隧，以行气血，血气不和，百病乃变化而生，是故守经隧焉。"

在治疗小儿脑瘫时，张素芳教授常用捻揉十指（趾），掐十王、八风和八邪。

小儿十指分别对应肝、心、脾、肺、肾、大肠、小肠、膀胱、胆等小儿推拿特定穴，通过捻揉拔伸可以起到调整五脏六腑功能的作用。同时十指（趾）还分布了手足三阴经、三阳经的井穴和荥穴，分别是脏腑之气发源、流出之处，泻之可祛外邪，疏通脏腑郁结。

十王位于两手十指端，靠近指甲处，具有泻热开窍醒脑的作用，常用于治疗小儿热性惊厥、脑发育不良症。十指端具有丰富的游离末梢神经、触觉小体、环层小体，还有丰富的动、静脉血管丛以及皮脂腺、汗腺，通过捻搓十指可以增强小儿神经的敏感性，改变末梢循环，促进小儿十指的功能发育，达到统合十指与大脑之间联系的目的。

八邪、八风分别位于十个手指和十个足趾的指缝赤白肉际。手指或足趾交叉处是支配十指（趾）的血管神经走行部位。两手八个名八邪，两足八个名八风。八邪和八风为经外奇穴，按摩八邪、八风具有疏风通络、清热解毒的作用，用灸法可以治疗手足逆冷、头痛、四肢麻木等症。小儿脑瘫患儿应用掐揉八邪、八风，可以促进小儿十指（趾）的循环，增强大脑对十指（趾）的神经支配，改善脑瘫患儿手指僵硬及内收的状态，使小儿手指运动灵活。

（三）通"背部三条线"强脊健脑，促经筋发育

"背部三条线"是指循行于背腰部的督脉、华佗夹脊穴线、膀胱经第一侧线三条经络（腧穴）。张素芳教授在传统小儿捏脊的基础上，加入叩督脉、循经按揉膀胱经、按揉华佗夹脊穴、抚脊等手法，从通督脉、华佗夹脊穴及两侧膀胱经出发，有效改善小儿脏腑机能，促进经筋发育。

1.叩督脉

操作时，医者右手五指尖并拢，自大椎始由上向下沿脊柱正中轻叩督脉。叩督脉具有通阳、贯脊、连冲任的作用。首

先，督脉主一身阳气。督脉起于小腹内，下出会阴，向后至尾骶部的长强穴，沿脊柱上行，经项部至风府穴，进入脑内，属脑，沿头部正中线，上至颠顶的百会穴，经前额下行鼻柱至鼻尖的素髎穴，过人中，至上齿正中的龈交穴。督脉循身之背，背为阳，并与六条阳经交会于大椎，因此有"总督一身阳经"之说。其次，督脉贯脊、络肾、属脑。督脉第一分支，在尾骨端与足少阴肾经、足太阳膀胱经的脉气会合，贯脊，属肾。而督脉的另一分支，与足太阳膀胱经同起于眼内角，上行至前额，于颠顶交会，入络于脑，再别出下项，沿肩胛骨内侧，脊柱两旁，到达腰中，进入脊柱两侧的肌肉，与肾脏相联络。肾生髓，脑为髓海。因此督脉与脑、肾、脊髓的关系十分密切。其三，督脉与冲、任脉一源三歧，贯通全身阴阳。督脉与冲、任二脉同起于胞中，出于会阴部，而督脉的第二分支，从小腹直上贯脐，向上贯心，至咽喉，再次与冲、任二脉相会合。任脉总领一身之阴经，冲脉为血海，三脉相通，贯通腹背，纵绕身躯，共同调节身体的阴阳平衡。

2. 循按膀胱经

膀胱经入脑络肾通脏腑，可以加强大脑与五脏六腑的沟通。《灵枢·经脉》认为，足太阳膀胱经起于目内眦，上额交颠，从颠入络脑，下项后，循脊柱两侧抵于腰中，络肾，属膀胱。后背是膀胱经主要循行部位，分布着五脏六腑的背俞穴，背俞穴是脏腑精气在背部输注之处，也是脏腑疾病在背部的敏感反应点。按揉背部俞穴具有调节脏腑机能的作用。

太阳主表，有固护肌表的作用。足太阳膀胱经司气化，它在肺脏的帮助下，将敷布于体表的津液化散为汗，这个过程称为太阳主开。所以膀胱经太阳经气有保卫体表、抗御外邪侵入的功能。而膀胱经的分支从腰部下行于臀部及股后侧，入腘窝，经小腿后侧，出外踝，再循足外侧至小趾。因此，循按膀胱经下肢穴位可以治疗下肢的疾病。

3.按揉华佗夹脊穴

华佗夹脊穴是指自第一胸椎至第五腰椎各椎棘突下旁开0.5寸处，每侧17穴，左右共34穴。华佗夹脊穴是经络系统的重要组成部分，其穴位处的脊神经上通大脑，内联脏腑，外络肢节，通往全身，与全身各组织器官有着密切的关系。由于夹脊穴部位发出的脊神经支配相关的脏腑组织器官，故在疾病的治疗上有一定的节段性与规律性。

各种原因所致的小儿脑瘫，大都表现出肾阳失健、髓海失充、阴阳失衡、脏腑失调的病机特点，发为五迟、五软或五硬等病证。这些病证在"背部三条线"上均能找到合适的穴位进行治疗。

在治疗时，张素芳教授常以患儿背部督脉为中心，旁及膀胱经第一侧线及华佗夹脊穴，采用叩、点、按、揉、抚五种手法，由后发际至尾闾顺次施术，最后以捏脊结束，该法可以刺激经络腧穴，激发经气，调节机体脏腑功能，提高机体免疫力，对颈、腰、背支撑乏力或角弓反张的脑瘫患儿有较好的作用。

（四）循经推按疏通经络，加速气血运行

针对四肢肌肉僵硬或痿软，沿手足三阴经或三阳经循行的重要穴位，先使用点揉、按压手法，对腧穴进行较强刺激，之后在异常部位采用揉、按、擦法，对肌张力高的部位，用柔缓手法，可缓解痉挛，而肌张力低的部位则用较重手法，能提高肌力。循经推按可开通闭塞、疏通经络，加速血液循环，改善皮肤肌肉营养，防止肌肉萎缩，促进运动，强筋壮骨，缓解肌肉痉挛和萎缩。

（五）被动运动滑利关节

治疗最后，采用扳法、摇法、拔伸法等手法，促进肢体关节活动，纠正异常姿势，具有滑利关节、增强关节活动、疏通经络等作用。

## 四、典型病例

病例1

王某，男，3个月，2001年6月2日初诊。

头向后仰2月余。

患儿系第一胎，早产24天，在病房接受蓝光治疗后，情况基本稳定。出院回家后经常惊哭不安，腹胀，呕吐，纳差。2~3个月时抱起时头向后仰，不能纠正。曾在本省各大医院神经内科检查，诊断为运动滞后，给服"尼可林美"，最后去北京儿童医院神经内科诊断为"脑瘫"。回当地治疗，儿童医院认为目前患儿智力正常，知觉正常，上肢及上身运动正常，下肢活动功能尚差，暂不能定为脑瘫，必须及时入院治疗。给冬虫夏草每次1g，每日1次，连服1个月。补充钙锌片。高压氧治疗每日1次，按疗程。目前患儿神智清，喜怒表达好，纳少，每次只喝80mL奶粉，喜饮，大便每日1~3次，质正常，小便清长，夜间醒2~3次，认人，要母亲抱才能安睡，放下即醒。查体：发育营养可，精神好，面色白少泽，舌淡苔白，指纹淡红，前囟门1.5cm×2cm，前缝宽未闭合，后囟门已闭。双上肢肌张力略高，左手握力较右手差，双膝反射亢进，双下肢扶立时脚夹着力，双髋臀部下沉，巴氏征未出现。

中医诊断：五迟。

西医诊断：脑发育滞后。

治法：温阳壮肾，健脾助运。

处方：补脾经600次，补肾经600次，掐十王各30次，捻十指各10遍，揉小天心200次，揉二马500次，掐揉八风、八邪各20次，揉督脉，摇抖肘，按揉足三里、阳陵泉。

每日1次，30次为一疗程，疗程间休息5天。

6月20日诊：纳增进，睡眠安，能卧床入睡，头向后仰症状已明显见轻，左上肢握力较两周前有增长，双手主动拿物意识增进。

患儿经过2年6个月的连续治疗后，每月保健2～3次，目前已读初三，学习成绩名列前茅，兼任体育委员。

按语：该患儿以腰背、四肢肌张力降低为主要临床表现，属于中医"五软"范畴。《灵枢·终始》云："手屈而不伸者，其病在筋，伸而不屈者，其病在骨，在骨守骨，在筋守筋。"因此，该患儿病本于先天肾气不足，肾经为冬脉，伏行于里，濡养骨髓，肾气不足，则骨气不生，骨肉不相亲，肉软而无力，表现为伸而不能屈。同时患儿亦有脾气不足，脾主肌肉，脾虚不能运化水谷则肌肉失养，也会引起肌肉软弱而发生屈伸无力。因此治疗主要从健脾补肾出发，配合掐十王，捻十指，揉小天心，掐揉八风、八邪等，刺激末梢神经，增强大脑对十指（趾）的神经支配，改善患儿手指无力的状态，使小儿手指运动灵活。揉督脉、揉足三里、揉二马使阳生阴长，摇抖肘，滑利关节，调整全身气机。

病案2

Blenny，男，4岁半，德国人，2012年4月18日初诊。

食欲不振4年。

患儿自出生后对任何食物不感兴趣，开始能吃几口，后把食物含口中不嚼，目前只能吃半流质或流质食物，对水果也不感兴趣。患儿系早产儿（母亲妊娠五个半月即分娩），出生时体重750g，在保温箱3个月余，经用康复保健等措施，目前行走时僵硬，有时会摔倒。2011年开始会说话，智力正常，二便正常，入睡时间较长，在吃饭或做完某件事后喜欢上肢挥舞，口中叫喊。西医认为由于脑神经发育差，支配口腔的神经发育迟缓，导致咀嚼功能差，消化酶分泌相对不足而致，影响食欲，曾做微量元素检查，各项指标未见异常。查体：精神可，体型偏瘦，面色正常，左眼内斜，口唇红，舌红，苔白，腹略胀。

诊断：①厌食；②斜视；③脑瘫（阵挛徐动）。

处方：分手阴阳，补脾经，掐心经，捣小天心，按弦搓摩，摩腹，捏脊。

4月24日复诊：仍纳呆，晨起只吃几口。上穴继推。

4月25日复诊：进食比昨天少，并干呕不适，大便正常。查体：唇色较昨天红退，舌绛暗，苔少，腹软胀。

处方：清板门，掐揉四横纹，逆运内八卦，摩腹，按弦搓摩，按揉肝俞、脾俞、胃俞。

4月27日复诊：食欲增加，进食一碗酱油炒饭，皆大欢喜。

处方：清板门，补脾经，清大肠，逆运内八卦，揉二马，摩中脘，轻揉肝俞、脾俞、胃俞。

4月28日复诊：进食半碗萝卜炖排骨，晨起用勺吃黄油。

5月5日复诊：最近主动咀嚼较前增多。

5月8日复诊：今天中午进食偏少，含而不咽。

5月9日复诊：今天中午进食几块黄瓜、排骨，然后将排骨黄瓜打成糊，喂了一小碗。

5月10日复诊：饮食一般，情绪较好，结束治疗，明日回德国。

2012年9月2日其母亲来电话，目前进食不用吃糊，而且可以自动咀嚼，有时胃口不好，进食少，走路仍摇晃不稳，德国神经内科医生建议应用足底反射疗法。

按语：本例患儿为早产儿，全身机能较足月儿差，尤其在消化机能及运动机能上更为显著。在德国的治疗多以促进运动机能为主，但收效不大。选择小儿推拿后，张素芳教授注重其脾胃的调理，以健脾和胃为主法，配以理气降浊。胃气下降，脾气上升，中焦畅达，因而脏器得以滋养，全身机能运转逐渐恢复。

# 第四节　儿童腺样体肥大

儿童腺样体肥大，是因小儿反复上呼吸道感染，腺样体增生，阻塞小儿鼻腔，导致通气不畅，临床表现为呼吸气粗、睡眠打鼾、憋闷、睡眠障碍的一种病证。张素芳教授是享誉海内外的小儿推拿名家，从医近60年，积累了丰富的临床经验，对儿童腺样体肥大的治疗上，更是显示出独特的优势，临床上收到了良好的疗效。

## 一、形成机制

### （一）腺样体肥大的三个阶段

张素芳教授认为，腺样体肥大应属于中医学"痰核"范畴，痰浊和瘀血为主要病理产物，而痰核的形成可分为三个阶段，即邪著期、痰凝期、成核期。

#### 1. 邪著期

邪著期为痰核形成的第一阶段。肺气通于鼻，脾主运化水液，若肺脾气虚，外邪反复侵袭，使痰阻经脉，鼻咽气血不通。腺样体位于鼻咽部，中医上称此处为"颃颡"。腺样体是主要外周免疫器官之一，是产生免疫反应的重要场所。从中医角度来讲，腺样体司职卫护于外，因此应归属于肺脏。肺气充盛，则腺样体防御功能良好，虽有一过性的炎性肿大，但不久便恢复正常形态；若肺气不固，则腺样体卫外机能下降，频繁遭受外邪侵犯，客于"颃颡"，着而不去，导致经脉气血不畅，不易恢复正常形态，为痰核形成创造了最基本的条件。

#### 2. 痰凝期

痰凝期为痰核形成的第二阶段，其病机特点为痰浊内生，凝于患处。

痰饮是机体水液代谢障碍所形成的病理产物。在水液代谢的过程中，肺、脾、肾、三焦、膀胱以及肝、心都要参与，任何一个脏腑的功能发生异常，都会影响到水液的代谢。水液随着气机的升降出入在全身各处流动，每因某处气血不畅便停留于该处，故当水液流动到"颃颡"时恰遇到气血不畅，随即停滞汇聚于此，称为痰液，同时增生肥大。此外，食积于胃，热壅大肠，均可致上焦热盛，炼液成痰，热熏咽喉，则痰热交结于"颃颡"。因此在临证时要细心辨别，以找到痰饮生成的机制。

3. 成核期

成核期为痰核形成的第三阶段，其病机特点为痰瘀互结，聚而成核。

痰饮只有与瘀血相结才会凝聚成核，著而不去，难以消散。痰瘀互结多见于患儿阳气不足，或阴寒过盛，汇集于"颃颡"的痰浊不仅不能化气归于无形，反而会逐渐凝聚，进一步阻碍气血流通，脉络瘀阻，痰瘀互结成更加紧密的痰核。痰核再次阻碍局部气血运行，因此结块愈加坚硬难消。

痰瘀互结还可因患儿外感温热邪气或内生火热，上炎于"颃颡"，灼伤脉络，煎炼痰液，痰瘀交结，着于患处，日久聚而成核。

素体痰浊壅盛，复感外邪，邪正交争，痰热上攻于喉，则血败肉腐，化而成脓。痰热炽盛，灼伤肺胃之阴，虚火上炎，则出现腺样体肥大，日久不消，使痰核壅阻气道，以致呼吸气粗，睡眠打鼾，憋闷，睡眠障碍。

因痰成瘀，因瘀生痰，痰瘀两者互为因果，最终形成腺样体肥大。

（二）腺样体肥大的基本病机在于正虚

腺样体肥大最基本的病理变化在于正虚。《灵枢·百病始生》云："风雨寒暑，不得虚，邪不能独伤人。卒然逢疾风暴雨而不病者，盖无虚，故邪不能独伤人，而必因虚邪之风，与其身形，两虚相得，乃客其形。"

1. 气虚致外邪侵袭

肺主皮毛，开窍于鼻。肺气虚则卫外不固，外邪从皮毛、口鼻乘虚而入，而发反复感冒，鼻塞，流清涕或浊涕，自汗恶风，面色㿠白，腺样体肿胀，体积增大，鼻音粗重，夜间睡眠呼吸音粗。

2. 阳虚致痰瘀内生

阳化气，阴成形。肾阳虚则气化不利而水液泛溢，脾阳不足则运化升清乏力而痰湿内生，肺气虚寒则寒痰内伏。阳虚则温煦功能减弱，经络、脏腑等组织器官的某些功能活动也因之而减弱衰退，气血运行迟缓。

3. 阴虚致痰瘀交结

阴虚体质的形成多与素体肾阴不足、食积日久化热煎炼津液、热病后伤阴劫液相关。阴液不足，则阳热相对过亢，虚火上炎，咽喉受灼，脉络损伤；虚火消烁津液而生痰，加之阴液亏乏，脉络不畅，加重了"颃颡"的痰瘀阻滞。

## 二、立法处方

尽管腺样体肥大形成过程可划分为邪著期、痰凝期、成核期三个不同的阶段，但正虚是其根本病机，痰瘀阻结是局部病理变化。因此本病应以扶助正气、化痰逐瘀为基本治疗原则，处方以整体体质调理及局部治疗相结合。病程中伴见其他各期症状时，加以兼顾。

### （一）整体调理

#### 1. 肺脾气虚，痰凝血瘀

证候：鼻塞，涕黏白或清稀，睡眠时有鼾声，咳嗽，咯痰色白，自汗懒言，肢体倦怠，纳少腹胀，大便溏泄，表情淡漠，面色㿠白，腺样体肿大色淡，触之柔软，分泌物色白量多，舌淡胖，有齿痕，苔白，脉缓弱。

治法：补益肺脾，化痰散结。

处方：补脾经，补肺经，揉掌小横纹，补肾经，揉外劳宫，揉肺俞、脾俞、肾俞，擦督脉、膀胱经。

2.肺肾阴虚，痰火阻络

证候：鼻塞，涕黄白，量不多，咽喉不适，口咽干燥，睡眠中时有鼾声，发育障碍，形瘦盗汗，头痛健忘，少寐多梦，夜卧不宁，腺样体肿大色红或暗红，触之不硬，舌红少苔，脉沉细弱或细数。

治法：养阴清热，化痰散结。

处方：清肺经，清胃经，清心经，清大肠，补肾经，揉二马，清肝经，揉肺俞、心俞、肝俞、胃俞、肾俞。

（二）局部治疗

局部以邪毒久留、气血瘀阻为主要病机特点。腺样体肥大病变部位涉及鼻、耳、咽喉等，并影响周围颈肩部软组织，因此治疗时都要兼顾。

证候：鼻塞日久，持续不减，睡中鼾声时作；耳内闷胀，听力下降；腺样体肿大暗红，上布血丝，触之较硬实，日久不愈；舌质暗红或有瘀斑，脉涩。

治法：行气活血，软坚散结。

处方：头面部取穴：开天门，推坎宫，揉太阳，揉耳后高骨。鼻部取穴：点按鼻通、迎香、颧髎，推宝瓶。咽部取穴：揉人迎，揉舌骨下，挤捏天突。耳部取穴：揉耳前，扫散耳周，猿猴摘果。颈肩部取穴：揉肩井，揉肩髎，揉肩髃，揉大椎、身柱。

## 三、治疗特色

### 1.“标本同治”，紧扣病机

腺样体肥大在外表现为痰瘀阻结，鼻塞耳胀，夜间打鼾，腺样体肥大，在内体现为肺脾肾功能失调，故治疗时既要治标以化痰软坚、活血通窍，又要治本以补肺固表、健脾益肾。

脏腑精气上荣于面，且鼻为肺之外窍，与肺气相连，鼻通、迎香两穴紧连鼻旁，取之能使局部经气畅通，肺窍得以宣通。颈肩部为任督二脉、手三阴经、手三阳经这八条经脉所过之处，取此处腧穴不仅可以使经气上荣于头面，为肺气的疏通提供条件，还可以向下联络四肢百骸，调节脏腑。风池穴局部有枕动、静脉分支，布有枕小神经，且为手足少阳经和阳维脉之交会穴，取之可宣通阳气，使阳气通达，则正气充足。

### 2.三期分治，灵活变通

邪著期，选取清肺经，补脾经，运内八卦，掐揉少商、鱼际、太渊、鼻咽点（位于中指根中点），按揉脾胃俞、肺俞、风门。在急性发作期时，应将清肺经，掐揉少商，拿风池，按肩井，按揉脾俞、胃俞、肺俞作为主穴，加揉一窝风、揉外劳宫以疏风解表。

痰凝期，肺气不畅者，在邪著期处方的基础上加揉掌小横纹，清膀胱，以祛湿化痰，加强水液输布；脾胃积热者，加清胃经，揉板门，掐揉四横纹，揉足三里，以清热化湿，健脾和胃；肾阳不足者，加补肾经，揉二马，揉涌泉、肾俞，以补肾助阳。

成核期，此时痰瘀互结于气道，患儿正气暂虚，取分手阴阳以调和脏腑阴阳平衡，补脾经，补肾经，揉二马，揉脾俞、胃俞、肾俞，以益肾气，健脾胃。以实热为主者，加清天河水，清胃经，清膀胱，以使热邪分消走泄；以虚热为主者，重补肾经，揉二马，捣小天心，以滋阴清热，清营凉血；以寒湿为主者，加揉外劳宫，擦膀胱经，清小肠，以温经散寒，祛湿化痰。

临床上腺样体肥大的三个分期无明显界限，常有各期症状交错出现的情况，应通过临床表现准确辨证，标本兼治。

3.局部手法拿揉捏挤，深透为度

局部治疗是影响本病疗效的关键。张素芳教授在局部施治时先以柔和的揉法放松开始，随着患儿的接受程度增加，不断加重推拿力度，施以按法、拿法或掐法，在施重手法后随即再用揉法缓解疼痛，直到气血畅通，治疗最后再在局部捏挤3~5下出痧。反复治疗几个疗程后，患儿局部气血变得通畅，组织修复加速，腺样体及鼻咽部的炎症开始消退，增生组织逐渐萎缩。

## 四、典型病案

病案1

季某，男，4岁3个月，2011年2月20日初诊。

主诉：打鼾1年余。

现病史：患儿3岁开始睡觉打呼噜，去某三甲医院耳鼻喉科诊治，诊断为"腺样体肥大"，建议手术治疗，家长拒绝。目前患儿鼻塞不通时轻时重，说话鼻音重浊，鼻不闻香臭已日久，睡眠不安，睡时打鼾，张口呼吸，纳可，二便正常。

查体：精神可，面色黄少泽，手足不温，舌红，苔微白腻，咽不红，扁桃体I度肿大，鼻音重浊，口气热，双下眼睑有紫红色眼袋。

头颅部侧位X片示：腺样体肥大。

辨证分析：患儿鼻塞不通，鼻音重浊，伴见口中气热，双下眼睑有紫红色眼袋，舌红，苔微白腻，面色黄而少泽，手足不温，病程较长，出现上热下寒、虚实夹杂之象，盖因平素饮食不节，胃中常有宿食积浊，郁而化热，上熏鼻窍，积浊日久，则阻碍脾气运转，上下沟通不畅，因而证属胃中积热，脾虚失运，痰瘀阻结，治疗应清上温下，调中理气，活血通窍。

中医诊断：鼾证（胃中积热，脾虚失运，痰瘀阻结）。

西医诊断：腺样体肥大。

治法：清肺健脾，理气通窍。

处方：揉外劳宫300次，分手阴阳200次，捣小天心20次，补脾经300次，清肺经300次，运内八卦200次，揉迎香、鼻通，按揉风门、肺俞、厥阴俞。每日1次，30次为一疗程。

3月23日复诊：母代述最近1个月来夜眠安静，打鼾声明显减轻，有时听不见，有时仍打，仍张口喘息。继续前法推拿。

4月22日复诊：精神明显好转，白天说话鼻音明显变轻，纳好，面色转润，夜间打鼾明显变轻。

7月28日复诊：最近因轻睡时基本能闭口，夜眠翻动明显减少，整体情况转好，所以每周来诊疗1~2次以巩固治疗。

按语：针对本例患儿形成痰核的原因，治疗的重点在于调理中焦。中焦枢机通利，则上下气机畅通，阴阳自和。但患儿因痰瘀阻结"颃颡"较久，局部气血不畅，故出现双下眼睑有紫红色眼袋，所以局部多在位于面颊部的迎香、鼻通穴推拿，既可以通利鼻窍，和血顺气，又可以调理足阳明胃经经气，促进中焦运转。

病案2

徐某，男，5岁8个月，2013年10月29日初诊。

主诉：腺样体肥大3年。

现病史：2岁8个月在当地某医院就诊，诊断为"腺样体肥大、扁桃体肥大"，治疗无效。3岁3个月时在济宁医学院做鼻内镜、B超、X光片等检查，结论同前。目前症状白天喘气粗，烦躁，夜间睡时张口喘气，鼾声大，每夜憋醒2～3次，开始哭闹，哭醒后再睡，纳好，二便正常。在当地服中西药及推拿30次，病情无明显改善，经当地医生介绍来诊。

查体：形体胖，精神好，面色白少光泽，舌红苔薄黄，咽红，扁桃体Ⅱ度肿大，有淡黄色分泌物，鼻内有黄色黏涕，闻鼻音较重。

鼻腔内镜、X光片、B超检查诊断为腺样体肥大。

辨证分析：咽者，一身之要，肺胃气所属。患儿素体肺胃热盛，热毒蕴积于胸膈之间，壅滞不散，加之风热之邪自外入侵，外邪循经结于咽喉，血败肉腐，故化脓成壅，阻滞脉络，搏于喉间，遂成喉核。故而出现喘气粗、烦躁、夜间睡时张口喘气、鼾声大作的症状。然患儿面色白，少光泽，为病程迁延日久成虚之象，所以治疗应先清肺胃之热，后补脾肺之虚。

中医诊断：①鼾证；②慢乳蛾（风热犯肺，痰瘀阻结，肺脾不足）。

西医诊断：①扁桃体肿大；②腺样体肥大。

治法：疏风清热，利咽通窍，健脾益肺。

处方：清板门600次，清肺经400次，掐揉四横纹各50

次，运内八卦200次，补脾经500次，揉人迎300次，揉鼻咽点300次、鼻通100次、颧髎100次，按揉风门、肺俞、脾俞、胃俞各50次，拿风池10次，拿按肩井5次。

10月31日：经两次推拿后，前半夜已不打鼾，能合上嘴，睡得很香，夜间没吵闹。

11月1日：夜间很安宁，咳嗽已愈，无鼾声，纳好，二便正常。查咽不红，扁桃体正常。

11月2日：因淋雨着凉而致流清涕，无其他症状，前方加天门入虎口300次，推指三关300次。

11月4日：感冒流黏涕，夜间有时张口喘气，但面色已有光泽，神情活泼。

11月5日：昨晚睡眠平稳，张口次数少。

11月7日：经9次治疗，病情稳定，胃口大开，要求回当地治疗。

**按语：**处方中用清肺经，按揉风门、肺俞，拿风池，拿按肩井，以疏风清热；用清板门，掐揉四横纹，运内八卦，补脾经，按揉脾俞、胃俞，以健脾益肺；用揉人迎、鼻咽点、鼻通、颧髎，以利咽通窍。因患儿证属邪著期、痰凝期、成核期相互夹杂，故推拿后风热外邪迅速消失，进而又针对痰凝做后续治疗，患儿打鼾也较快缓解。然若要完全康复，尚需继续行化瘀通络推拿，直至脾健肺强。

# 第五章 病案精选

## 一、耳聋病案

赵某，女，1岁7个月，2015年1月11日初诊。

主诉：听力下降1月余，加重2天。

现病史：近1个月来因小区安装暖气，电锯等噪音刺激，患儿出现听力下降，近2天患儿自己用手抓耳，叫她没有反应，烦躁，纳可，大便特臭，夜眠打鼾，最近在齐鲁医院测听力右耳90分贝，左耳40分贝，未做特殊治疗。

查体：精神好，形体胖，面色正常，舌红苔白厚，咽红，指纹紫红，两耳局部正常，无压痛，听力反应迟钝。

中医诊断：耳聋（阴虚火旺）。

西医诊断：听力障碍。

治法：清热滋阴开窍。

处方：分手阴阳，清心经，清补肾经，揉外劳宫，按揉听宫、听会、耳后高骨，拿风池、风府。

2015年1月15日复诊：治疗4次，有时听力好，有时无反应，左耳较右耳敏感，抓耳动作减少，仍口臭，大便1~2日一行，特臭。上方加清大肠。

2015年1月16日复诊：最近喜抓右耳，但对声音较敏感，纳可，二便正常，夜眠不安。上方加捣小天心。

2015年1月18日复诊：今天体温37.5℃，舌苔厚，大便臭，手足心热，头颈部两侧热。上方加水底捞明月，掐揉四横纹。

2015年1月19日复诊：经一次治疗后上述症状消失，去水底捞明月，继续治疗。

2015年1月29日复诊：近1周听力进步不明显，因亲戚聚会人多嘈杂，听觉不敏感，治疗原方加率谷、浮白（乳突后上方，天冲与头窍阴之间）、头窍阴（乳突后方浮白与完骨之间），清肝经，用食、中、无名指叩击头两侧足少阳胆经及耳周。

2015年1月30日复诊：精神好，活泼好动，听力较敏感，能及时转向有声方向。继用上方治疗。

2015年2月8日复诊：听力明显进步，轻放音乐能敏捷回头，但家长认为左耳较右耳灵敏。前方加叩击头部胆经转绕耳周的所属穴位。

按语：《诸病源候论》认为耳聋病机为肾精不足，耳窍失养，加之外邪入犯耳脉，致使经气不通，发为耳聋。现代医学将耳聋分为传导性和神经性两大类。传导性耳聋多由中耳炎引起，神经性耳聋是由听神经病变所致。

本例患儿因脏腑娇嫩，易为外邪所伤，加之小儿"阴常不足，阳常有余"。肾精亏乏，肝阳独亢，经脉失养，兼受风邪，经气否塞，故耳不能闻五音。治宜滋阴清热，宣闭开窍。《按摩经》手法歌有"耳聋多因肾水亏，掐取肾水天河穴"。本方以清心经、清补肾经、清肝经、清大肠、水底捞明月清热养阴，以拿风池、风府宣散外邪，以按揉听宫、听会、耳后高骨、率谷、浮白、头窍阴及叩击耳周的足少阳胆经疏通耳部经气。诸法合施，达到外邪去、肾精足、耳络通、听力复的目的。

## 二、心肌炎病案

景某，男，4岁7个月，2009年4月6日初诊。

主诉：多汗、乏力1个月。

现病史（母代述）：患儿自3月初反复感冒4次，经中西医药治疗后，症状时轻时重，现睡时出汗多，夜间尤甚，能湿透衣被，不自主叹息，易疲劳，伴鼻塞、咳嗽、咽痛，纳可，素喜肉食，大便偏干，小便正常。因不愿接受住院治疗，故来推拿治疗。

查体：体温36.6℃，精神稍差，面色白，舌红，苔淡黄，咽红，扁桃体不大，脉细数，闻有鼻音。

2009年3月25日肝功能检查及心肌酶谱：谷丙转氨酶33.4U/L，球蛋白19.7g/L，谷草转氨酶18.5U/L，乳酸脱氢酶299U/L，乳酸脱氢酶同工酶107U/L，丙肝抗体测定阴性，抗甲肝抗体IgM阴性，乙型肝炎表面抗体阳性。血常规检查中性粒细胞44%，淋巴细胞47.60%。

中医诊断：心痹（心阴虚耗）。

西医诊断：病毒性心肌炎。

治法：养心安神，补虚敛汗。

处方：分手阴阳300次，捣小天心81次，清大肠300次，补脾经500次，揉外劳宫300次，清胃经200次，掐心经200次，补肾经300次，揉肾顶300次，运内八卦乾为主，摩心前区200次，按揉厥阴俞、心俞、肝俞、脾俞、肾俞各50次。

4月9日复诊：经3次治疗，汗出减少，鼻已通气，精神好，大便仍干，睡眠安稳。效不更方，继续推拿治疗。

4月19日复诊：叹息次数明显减少，胃口大开，大便偏干，2～3日一次。复查肝功能及检查心肌酶谱：谷丙转氨酶52U/L，球蛋白19.6g/L，谷草转氨酶43U/L，肌酸激酶同工酶30U/L，乳酸脱氢酶286U/L，乳酸脱氢酶同工酶106U/L。前方加按揉大肠俞300次，推下七节骨300次。建议尽量清淡饮食。

5月29日复诊：共经4次推拿治疗，诸症消失，面色红润，精神活泼，体重增1kg。5月28日肝功能检查及心肌酶谱均在正常范围。

按语：《素问·痹论》说："复感于邪，内舍于心。"本案小儿由于反复感受外邪，正气渐衰，邪由表入里，内犯心主，"汗为心之液"，故出现叹息乏力，汗出多。但其里热未清，又加家长给营养过多，故用清大肠、清胃经清除里热；用补脾经、运内八卦、捣小天心益气安神；以补肾经、掐心经藏精安神止叹息；以揉外劳宫温卫固表。

### 三、心咳病案

谢某，男，5岁半，2005年10月7日初诊。

主诉：咳嗽反复发作1年，加重两周余。

现病史：患儿1年前因患"心肌炎"在省立医院住院治疗月余，症状改善出院，自后患儿体弱多病，往往送幼儿园1周必感冒，感冒后即咳嗽、胸闷、气短、善叹息，休息3周好转后，又送幼儿园，如此反复，近1年来，几乎月月打吊瓶，然后服中药调理。两周前因气候转变而致咳嗽加重，已在就近医院静滴"头孢菌素"6天，但诸症无明显改善，故来诊。目前仍咳嗽，有痰不易吐，并经常清嗓子，喉中"唏唏"有声，纳差，大便偏干，小便正常，患儿脾气大，爱哭闹，夜间睡眠时间短，睡时咬牙。

查体：面色略白，舌红苔黄腻，咽红，右侧扁桃体Ⅰ度肿大，精神可，指纹紫滞至气关。口内略有臭味，两肺呼吸音粗，未闻及干湿啰音。脉滑数，按脘腹部略胀。

中医诊断：咳嗽（邪毒留恋，营卫不和）。

西医诊断：反复呼吸道感染。

治法：养阴清热，调和营卫。

处方：分手阴阳100次，捣小天心49次，清板门500次，补脾经200次，掐心经 30次，清肺经300次，掐少商50次，补肾经 100次，摩心前区300次，摩肺俞、厥阴俞、心俞各300次，揉扁桃体外方200次。30次为一疗程，每周6次，每日1次。

10月8日复诊：精神可，纳差，气息粗，活动后气短，大便仍干燥，呈黑褐色。按上方加推大肠300次，继续治疗。

11月2日复诊：家长述喉间"唷唷"声已除，气短、叹息已消失，纳增，面色红润，爱活动，体格明显强壮。

12月2日，因其堂弟咳嗽来诊所，家长说其已上幼儿园，这次全家人轮流感冒，唯他未染，没想到小儿推拿疗效这样好。

按语：《素问·咳论》云："五脏六腑皆令人咳。"又曰："心咳之状，咳则心痛，喉中介介如梗状，甚则咽喉肿痹。"本例患儿咽红不消退，扁桃体肿大，咳嗽，喉中"唷唷"有声，并胸闷气短，善叹息，此乃小儿肺脏娇嫩，外感风热邪毒从鼻咽而入，继而舍于心，心气不足，血行无力，血流不畅，气滞血瘀而致。由于肺失肃降可影响脾胃升降，以致浊气停滞，故食少、腹胀、便秘。由于心气不足而致肝气失调，故脾气急躁，爱哭闹。此案说明肺咳可影响他脏，因此在发作期治疗时要扶正祛邪，兼顾他脏。恢复期以扶正为主。

"治脏者治其俞，治腑者治其合。"本病治疗的关键在于揉运摩心前区、肺俞、厥阴俞、心俞，摩心前区及后背部诸穴时要从容和缓，不可过快，以免心气涣散，摩后以患儿面色红润、精神振作为佳。

## 四、痿证病案

吴某，女，3岁，1996年8月初诊。

主诉：右下肢瘫痪3月余。

现病史：患儿于今年5月份患"支气管炎"在某医院给予肌注"青霉素"，在第四次注射时患儿突喊腿痛，并下蹲不肯行走，后在医务人员劝说下由家长抱回家，但自后疼痛减轻，反出现下肢肌肉萎缩，行走无力并跛行，家长急欲治好孩子的病，每天忙于三个医院行针灸、理疗，然而肌肉萎缩跛行更加明显。

查体：面色萎黄，精神不振，舌红，苔薄黄，右下肢肌肉中度萎缩，以右臀及小腿腓肠肌处尤为明显，行走跛行，足下垂尤为明显。右臀部及大腿后外侧、腓肠肌肌张力下降，股外侧及小腿外侧皮肤痛觉减退，右膝反射减弱，巴氏征（－），踝反射消失，右拇趾及小足趾本节均有明显压痛，足趾背伸力0级。

中医诊断：单瘫（右下肢）。

西医诊断：坐骨神经干损伤（右下肢）。

处方：分手阴阳300次，补脾经300次，平肝经100次，按揉肾俞、环跳、居髎、风市、阳陵泉、丘墟、昆仑、解溪、冲阳，掐揉独阴、里内庭等关节处特别是跖侧。

20次为一疗程，每疗程间休息1周。

按语：《儒门事亲》云："痿之为状，两足痿弱，不能行用。由肾水不能胜心火，心火上烁肺金。肺金受火制，六叶皆焦，皮毛虚弱，急而薄着，则生痿。"患者本身患有支气管炎，热灼津伤，肺热叶焦。又因神经干受损，其父急于求成，遂使得患儿身体得不到合理的休养，反而致使肌肉萎缩加重。针对下肢肌肉萎缩无力、跛行的情况，又病久则虚，累及肝、脾、肾，损则益之，治宜活血舒筋，调补肝脾肾三脏。

肝主筋，筋痿属肝，清肝经可以平肝泻火，息风镇惊。针对下肢肌肉萎缩无力，以活血通经为主，所取环跳、风市、阳陵泉均为足少阳胆经穴位。脾不能为胃行其水谷之气，四肢肌肉无以禀受，推拿补脾经能健脾胃、补气血，补益后天之本，有助于痿证的恢复。分手阴阳调整阴阳，按揉肾俞、解溪滋阴益肾。冲阳、解溪分别为足阳明胃经的原穴、经穴，可以舒筋活络，体现了《内经》中"治痿独取阳明"的思想。昆仑穴为足太阳膀胱经的经穴，在解剖上有腓骨短肌，腓肠神经通过，按揉昆仑可以对神经起到一个良性的刺激作用，促进肌肉的恢复。坐骨神经干损伤的患儿足底自第一足趾至第五足趾本节（趾间关节）均有明显的压痛，甚则拒揉，所以在治疗时本处应是关键所在，每次治疗毕，必掐揉第一足趾至第五足趾间本节，开始以轻手法，在能接受的情况下逐步加重手法的刺激和延长刺激时间，本处的治疗能促进患儿拇趾背伸力。

## 五、尿频病案

张某，女，6岁，1998年1月6日初诊。

主诉：尿急尿频1年余。

现病史：1年前因排尿时突然受惊吓而致尿中断，自后出现尿急尿频，一日无数次，每临午夜尤甚，曾去济南各大医院诊治，症状不减，于1997年5月因症状加重入住山东医科大学附属医院儿科，予"吡哌酸""丁胺卡那霉素"等，同时静滴"氨苄青霉素"1周，症状略改善，出院后在本院儿科、内科先后服中药半年，症状不得减，经友人推荐来推拿治疗。家长诉患儿白天小便20余次，每次量少，色黄，质黏，尿在地上不易擦洗，每临夜开始至睡前小便次数20~30次，大部分无尿，患儿自觉急迫，直至尿出一滴尿才能上床休息。平时心烦易怒，不让大人看电视、大声说话，入睡后症状消失，醒后又反复。纳差，小腹急胀，口气臭，大便每日1次，眠可。

查体：患儿面色晦暗，下眼圈发乌，两眉头不自主抽动，舌体正常，舌质红，苔黄腻，口气热有味，脉细数。

小便常规检查：蛋白（－），比重：1.015，白细胞0~4/HP，红细胞（－），管型（－），尿胆原（－），潜血（－）。

中医诊断：尿频（肝郁化火）。

西医诊断：泌尿道感染（膀胱炎）。

治法：疏理肝气，通淋利尿。

处方：分手阴阳300次，清肝经500次，清补脾经1000次，捣小天心100次，运内八卦300次，清天河水1000次。

1998年1月8日复诊：家长异常高兴地说患儿白天尿急尿频的症状已明显减轻，唯夜间如故。根据效不更方的原则，继续每日推拿1次。

1998年1月10日复诊：家长述患儿白天精神好，纳好转。患儿面色已亮泽，黑眼圈已基本消失，舌苔薄黄，故改清补脾经为补脾经。

1998年1月12日：家长述尿急尿频症状有所加重，小便常规检查：白细胞：0~5/HP，尿胆原（++）。此说明驱邪未净，虽气阴耗伤，但虚实夹杂，不宜用补法，故仍以清补脾经治疗，加揉二马500次。

共治疗12次，诸症消失，夜间如常人，小便常规检查正常。

按语：《诸病源候论·膀胱病候》云："膀胱其气盛为有余，则病热，胞涩，小便不通，尿黄赤。"本案病机为气郁，肝气不舒则经气郁滞，日久化火，与下焦湿浊交结，蕴蓄膀胱，致膀胱湿热。患儿小便频数、量少、色黄、质黏为膀胱湿热蕴结，胸胁满闷、易怒均为肝失条达之症，纳呆为肝气郁而致胃气不振之症。治宜疏理肝气，兼清热利尿，取穴少而见效快。需要注意：操作时手法运用宜轻快、柔和、有节奏，手法不可过重，以免刺激小儿，加重症状。

## 六、胎黄病案

曲某，女，27天。1997年2月8日初诊。

主诉：全身发黄20余天。

现病史：患儿是第一胎，7个月早产，生后2~3天开始面部发黄，双目黄，其他情况一般，以为是"生理性黄疸"没做处理，2周后发现全身黄加重，换下的衣服均被染黄，曾去山东医科大学附属医院儿科住院诊治，诊断为"高胆红素症"治疗7天后全身黄仍不退。出院后又在本院儿科诊治，服中药7剂，全身仍黄，因小儿喂药困难，来推拿治疗。现症见：小儿面、颈、身体、四肢发黄，精神欠佳，吃乳少，大便每日4~5次，色深黄质稠，小便色黄，睡眠差。

查体：小儿面颊、四肢、躯干呈橘黄色，双目黄染，精神一般，哭响有力，襁褓有很重的中药味。剑突下能触及肝，右肋下2cm，质柔软，腹胀。舌质红，苔薄黄腻，指纹紫。

辅助检查：血清胆红素>257μmol/L。

中医诊断：胎黄（阳黄）。

西医诊断：高胆红素症。

治法：清热利湿退黄。

处方：分手阴阳200次，清肝经300次，补脾经500次，运内八卦100次，清小肠300次。

1997年2月9日复诊：患儿吃乳较前有力，精神明显好转。上方继推。

1997年2月10日复诊：患儿面黄及四肢黄略退，精神好转，大便每日2次，质较前稠，色黄绿。效不更方，继推上穴。

共经8次治疗，患儿面目及全身黄退，小儿体重明显增加。

按语：《诸病源候论·胎疸候》云："小儿在胎，其母脏气有热，熏蒸于胎，至生下小儿，体皆黄，谓之胎疸也。"本例患儿系早产，脏腑未全，脾常不足，运化失健，自母体禀受湿热之邪，内蕴中焦，阻滞气机，肝失疏泄，胆汁外溢，而出现面目皮肤色黄，色鲜明。腹胀、纳差均为土虚木郁之象。治宜清热利湿退黄为主。补脾经手法轻快柔和，健脾助运；清肝经、清小肠疏肝利胆，渗湿退黄。诸法合用，脾气健运，肝气条达，湿热得除。

## 七、不明原因发热病案

高某，男，13岁半，2011年12月19日初诊。

主诉：发热50余天。

现病史（母代述）：50天前不明原因突然发热，体温38～38.6℃，伴有鼻塞、咽痛，经口服"阿奇霉素、清开灵"5天，症状无明显改善，查血尿常规、血沉、心肌酶、心电图、胸片、脑电图、碱性磷酸酶等均无明显异常，但白细胞形态检查示异常，淋巴细胞为4%，服中草药无明显效果，于11月30日起静滴"头孢塞肟钠""病毒唑""地塞米松"，治疗期间白天体温降至正常，晚上至次日清晨体温38℃左右，用药5天，停药后体温升至38℃左右，持续24小时不退，再次查血尿常规、C反应蛋白、抗"O"、类风湿因子、双链DNA抗体均正常。彩超检查示：脾肿大，厚4.5cm，肠系膜淋巴结肿大，较大者1.5cm×0.5cm，双髂窝少量积液，均深1.0cm。12月8日开始服用"强的松"至12月12日症状无明显改善。淋巴结彩超检查示：左右颈部、腋窝、腹股沟淋巴结均显示肿大，均少量血流信号，高阻动脉频谱。右颈部淋巴结活检示：反应性增生。活检后服"希刻劳"治疗，体温37.3～37.9℃，上午体温高，下午多降至37℃以下。目前主要表现为低热，鼻塞明显，食欲欠佳，经常腹痛，吃饭时腹痛加重，口渴喜饮，身乏无力，小便正常，大便每日1次，睡眠可。

查体：体温37.5℃，精神不振，双目无神，面色晦黄，双眼下睑可见眼袋，色青暗，上睑轻度浮肿，唇干，舌淡红，苔厚黄腻，咽不红，脉滑沉，双手足不温，腹部明显隆起，肝未触及，脾大可触及，压痛不明显。

中医诊断：发热（湿热夹滞）。

西医诊断：不明原因发热。

治法：健脾助运利湿。

处方：分手阴阳300次，清天河水600次，水底捞明月300次，清板门500次，清大肠500次，运内八卦300次，掐总筋100次，揉曲池、按肩井各30次，分腹阴阳200次，按弦搓摩300次，揉风门、肺俞、心俞、脾俞、胃俞各50次。

12月20日复诊：体温37.2℃，面色转红润，舌红，苔中黄厚，脉细滑，腹胀减轻，腹部变平坦，精神好转，上方加按揉督脉，自第四胸椎至第二腰椎有明显压痛。

12月22日复诊：经3次治疗后体温降至36.7℃，面色唇色转润泽，纳好转，双手已变温，双足仍凉。上方，去清天河水，加补脾经500次，掐揉四横纹各50次。

12月25日复诊：上午体温37.5℃，头痛，头晕，身乏无力，脉细数，舌淡红，苔微黄腻。

12月26日复诊：昨日因服中药过敏而致体温升高至39℃以上，胃痛，逆气上冲不适，上穴加拿肩井、曲池、合谷。

12月27日复诊：经治疗后热退，药疹退，不痒，但仍觉胃部不适，去拿肩井、曲池、合谷，加摩中脘，按揉脾俞、胃俞。

12月31日复诊：今日未发热，继推。

2012年1月1日复诊：未发热，精神好，面色转红润，双手足变温，加补脾经。

2012年1月9日复诊：1月7日，"强的松"改至1片。体温正常8天，B超复查，脾脏厚3cm，所有淋巴结均明显缩小，腹部积液消失，诸症消失，停"强的松"及中药。

按语：本病病机为脏腑不调，内有宿痰，与外邪相搏于中焦，令脾胃不和，气行壅涩。患儿开始主要症状为鼻塞咽痛，发热，体温38℃左右，是感受外邪，但由于素为脾肺气虚、痰湿内蕴体质，外邪入里化热，与痰湿相搏结，湿热郁蒸中焦，难以透达，出现低热缠绵，恶闻食嗅。湿浊上蒸，故出现头痛头晕。舌淡红，苔黄腻，脉沉细滑，为痰热互结之象。以补消并行为治则，以健脾利湿助运为治法，经17次治疗低热退，诸症消而获愈。

《增释推拿穴位图·诸热门》云："百积热者，眼胞浮肿，面黄足冷，发热从头至肚愈甚，恶闻饮食之气，呕吐恶心，肚腹疼痛。"解释本病极为贴切。

## 八、湿疹性腹泻病案

王某，女，3个月，1996年1月23日初诊。

主诉：腹泻两个月，加重半月。

现病史：患儿自出生一直大便次数多，质稀，曾在山东医科大学附属医院儿科、儿童医院诊断为婴儿腹泻，曾服"丽珠得乐"（0.25g，每日2次）、"腹泻1号"（10mL，每日3次）无效。又去省立医院儿科，诊断为"肠炎"，给予"强必林"（0.1g每日3次），"复方维生素$B_{12}$"（1片，每日3次）无效，改服"庆大霉素"（2万单位，每日2次），仍不见效。目前患儿腹泻，大便每日十余次，大便质稀而黏，色黄绿，有奶瓣，吃乳少，不吐，小便少，色淡黄，睡眠不安。

查体：面色㿠白，精神不振，舌质淡红，苔薄白，指纹淡红而滞至风关，方颅，肋骨外翻，双颊及耳前有片状湿疹，腹胀，无明显压痛，肛门不红。

辅助检查：大便常规检查见脂肪球（++++），小便常规检查正常。

中医诊断：腹泻（脾虚型）。

西医诊断：婴幼儿腹泻。

治法：健脾益气，温阳止泻。

处方：补脾经500次，补大肠300次，推三关200次，清板门100次，摩腹200次，揉脐100次，推上七节骨300次。6次为一疗程，每日1次。

1月24日复诊：大便1次，精神好。

1月25日复诊：今晨大便2次，第一次质稠，消化好，第二次大便色黄，质略稀，按前方继续推拿。

1月26日复诊：大便2次，质稠色黄，消化好，全身湿疹好转明显。配合服中药：麻黄3g，连翘3g，赤小豆10g，桑白皮3g，杏仁泥3g，青黛3g，水煎服，每日一剂，每日服2次，每次20mL，连服3日。

1月30日复诊：全身皮肤湿疹消退，仅左耳前有直径1cm大小一块，腹泻未发，小儿面色转红，吃乳好，家长非常感激。

按语：本例患儿腹泻病程迁延，大便质稀而黏，色黄绿，无特殊臭味，其证为脾虚泻，乃脾胃气虚运化失职，清浊不分，并走大肠所致。虚则补之，治宜健脾益气，化湿助运。方中补脾经、补大肠、推三关温中散寒，清板门和胃降浊，摩腹、揉脐健脾助运，推上七节骨涩肠止泻。张素芳教授认为湿疹腹泻者，宜兼治湿疹，能促进腹泻痊愈，因此加用麻黄连翘赤小豆汤治湿疹。

## 九、虚证便秘病案

陈某，男，4个月，2013年6月18日初诊。

主诉：大便不畅月余。

现病史：自今年5月初起无明显诱因出现大便不畅，由以前每日大便1次而成现在3~5天一行，近期加重，已10日未大便，矢气特臭，无明显不适，纳减，小便正常，情绪稳定，眼眵多，夜间汗多，已经过3次推拿治疗，尚未大便。

查体：舌淡红苔白，轻度流涎，指纹色红滞，腹不胀，左下腹未扪及宿便包块。

诊断：虚秘（气血虚）。

治法：健脾行气，通腑泻浊。

处方：分手阴阳300次，补脾经300次，清补大肠400次，运内八卦100次，掐揉四横纹50次，顺摩腹200次，按揉脾俞、胃俞、肾俞各50次，推下七节骨200次，推下承山50次，拿肚角14次。

6月19日复诊：昨日治疗后大便已下，质黏色绿量多，眼眵明显见少，上方改推下七节骨50次，拿肚角7次。

6月20日复诊：今晨大便1次，色转黄，量正常。上方巩固治疗一次。

按语：小儿元气未充，脾气不振，气血俱弱，致大肠传送无力，气机不降，故大便不通。本案为虚证便秘，切忌手法过重或过用清泄之法，使伤津耗气，大便愈加不通，因而用健脾行气、通腑泻浊之法。分手阴阳助气活血，补脾经，按揉脾俞、胃俞、肾俞健脾益气，推下七节骨、推下承山、拿肚角通腑泻浊。

## 十、实证便秘病案

唐某，1岁6个月，2008年10月20日初诊。

主诉：大便难两月余。

现病史：大便2~3天一次，每次仅排2~3个燥屎球，落在盆中叮当有声，之后即不肯再便，性情急，纳好，喜肉食以及成人饭食，小便黄有味，睡眠可。患儿体质较强壮，力气大。

查体：患儿精神好，面色偏红，指纹紫滞，舌红苔黄厚，口中有臭气，腹胀，左下腹可扪及5cm×5cm粪块，肛门有小裂痕。

诊断：燥热便秘（胃肠积热，津伤便秘）。

治法：清热润燥，通结导便。

处方：清板门300次，清大肠500次，运内八卦100次，掐揉四横纹各50次，补脾经100次，顺摩腹300次，拿肚角5次，推下七节骨300次，推下承山50次。

10月21日：今晨大便开始为数个燥屎球，后一段为结团的粪便，患儿精神特别好，按上方继续推拿。

10月26日：近来基本每天能大便一次，粪质仍较干，患儿面色转润，口臭已除，小便较前清，嘱家长尽量变换食物花样，用食疗调理。

按语：便秘患儿的发病过程有规律性的演变：多数患儿有婴儿期频繁喂哺或喂食过量的病史，便秘初期（3~10个月龄）临床表现为腹胀，时发呕吐，大便质黏味臭，数日不行。中期（10~30个月龄）则表现为胃纳旺盛，腹胀，大便酸臭，头干硬后稍软，数日一行。后期（2.5岁以后）则胃纳减少，肚大有青筋，大便干结，迟滞艰涩，甚则肛裂出血，生长发育迟缓。引发便秘产生规律性演变的根本病机是胃肠宿积郁滞不下，郁久化热，耗气伤阴。

　　本例患儿因平素饮食偏于肥甘厚味，致使燥热内结，正符合以上规律。故应当通腑泄热通便，运八卦、掐揉四横纹以行气通腑，清板门、清大肠以清肠泄浊，顺摩腹、推下七节骨、拿肚角、推下承山以散结通便，补脾经助气推动。诸法合用，肠腑热消，气机通畅，燥便松动，随肠蠕动而下。

# 第六章　常用清灵小方

在治疗小儿疾病的过程中，除了运用小儿推拿疗法，张素芳教授还常配合一些内服或外用药物，内外治同施，提高了临床疗效。现介绍如下：

## 一、小儿湿疹方——麻黄连翘赤小豆汤

### （一）方药组成与服用方法

麻黄6g，连翘6g，赤小豆9g，桑白皮6g，青黛6g，杏仁4.5g，加入200mL水，煎至80～100mL。

### （二）湿疹病机及治法

《诸病源候论·瘑疮候》云："肤腠虚，风湿搏于血气，则生瘑疮，若湿气少，风气多者，其疮则干燥但痒，搔之白屑出。若风气少，湿气多者，其疮痛痒，搔之汁出，常濡湿者。"因此，湿疹治宜宣肺理脾，散风除湿，兼清里热。

### （三）方解

麻黄连翘赤小豆汤，在《伤寒论》中用于治疗"伤寒瘀热在里，身必发黄"，本方麻黄、杏仁、连翘、生姜可宣散在表之邪，赤小豆、桑白皮可清在里之湿毒，既能解表散热，又能利湿化毒，兼具"开鬼门，洁净府"两法功效，临床用于湿疹皮肤瘙痒有特效。

（四）典型病案

英某，男，6个月，2015年3月23日初诊。

全身湿疹瘙痒，下午及夜间较重，影响睡眠，纳食每次180ml，每4小时喂一次，喉间痰鸣，小便色黄，量较少，饮水量少。查体：面部湿疹色红，胸、腹、背、四肢湿疹广布。舌质淡红，苔中部白厚腻，指纹色稍紫滞。

推拿与取穴：分手阴阳（重分阴），补脾经，捣小天心，运水入土，清小肠，揉脾俞、胃俞、大肠俞，推下七节骨，摩八髎。

中药：麻黄3g，杏仁3g，连翘6g，赤小豆10g，桑白皮6g，青黛6g。水煎服，每日1剂。

经治3次，湿疹消退大半，瘙痒减轻，皮肤颜色正常，夜寐始安。

## 二、止咳方——苏叶桔梗甘草汤

（一）方药组成与服用方法

苏叶4.5g，桔梗3g，甘草3g。加水150mL，煎至100mL，分2~3次服。

（二）咳嗽病机及治法

大抵咳嗽属脾肺者居多，以肺为主，最易受邪，脾为生痰之源，肺为贮痰之器，因此治当宣肺通气，祛痰止咳。

（三）方解

苏叶性本轻扬，遇风寒外感用之，能疏散肺闭，宣通肌表，泄风化邪，最为敏捷。桔梗性辛平，归肺经，具开宣肺气、祛痰排脓之功效，可使肺之气机调畅。甘草养胃和中，扶助正气，调和药性，又具止咳作用。三药共用，可达散寒、宣肺、祛痰、和中的作用。

（四）典型病案

宋某，男，50天，2015年3月9日初诊。

呼吸急促，偶咳3天。因受凉而致呼吸音粗，偶咳，吃奶时尤重，于历城区中医院诊断为"支气管肺炎"，大便每日3次，黄色，小便调，夜寐安，偶哭闹，纳食可。查体：双肺呼吸音粗，可闻及痰鸣音，舌质淡红，苔薄，指纹青滞，面色暗黄，腹微胀。诊断为咳嗽（风寒犯肺）。

推拿与取穴：揉鱼际，揉掌小横纹，清肺经，按弦搓摩，顺摩腹，分肩胛，运内八卦，揉风门、肺俞、厥阴俞、脾俞、胃俞。

二诊：症状减轻，仍偶咳，有痰，纳好，眠安，大便基本正常。查体：双肺满布痰鸣音及干啰音。

推拿与取穴：上穴加摩膻中，膻中推向中脘，摩中脘。

中药：苏叶4.5g，桔梗3g，甘草3g。水煎服。

三诊：近两日大便未行，矢气频繁，无咳，喉间有痰，纳可，夜寐安，小便调。查体：指纹色淡紫，舌淡红，苔薄。双肺呼吸音稍粗，双肺底可闻及少许干啰音。

推拿与取穴：上穴加揉乳根、乳旁，余同前。

## 三、调和脾胃方——半夏山药粥

（一）方药组成与服用方法

半夏20g，山药50g。先将半夏加入1000mL水中煮至

500~600mL，过滤后加入山药粉，煮成粥，服用。每日1次，连续两周。

### （二）脾胃不和病机与治法

胃不能受纳腐熟，则纳食不香，谷反为滞；脾不能运化，则精微不输，化为水湿。脾胃不和，浊气壅滞中焦，清阳不升，浊阴不降。治以调和脾胃，升清降浊。

### （三）方解

半夏味辛，能宣升脾气，和降胃气。山药味甘温，主伤中，补虚羸，除寒热邪气，善补中气。且山药之润肺生津，可济半夏之燥，两药合用，脾升胃降，运行有序，因此脾胃调和。

### （四）典型病案

李某，女，16岁，2013年10月3日初诊。

胃胀不适2年余。每天上午上三四节课时胃胀有气，经自我按摩打出嗝后而能缓解，怕冷，纳少，大便偏干，2天一次，平时易生气，月经15岁初潮，隔半年才来，血色淡，量少，2~3天即尽。面色萎黄无泽，形体消瘦，舌淡红，苔薄黄，胃脘部膨大、胀满、轻压痛，脉弦细。在省立医院钡餐透视为轻度胃炎。诊断为胃胀。

取穴：中脘、下脘、气海、章门、期门、内关、膈俞、肝俞、脾俞、胃俞、三焦俞。

经四次推拿治疗后，胃已不胀痛，不嗳气腹胀，面色红润，情绪明显好转，大便通畅。因上学，路远无法坚持治疗，给予清半夏50g、山药粉50g，用清半夏煮水1500mL，用此水煮山药粉成稀粥，每日服用。一月不到，人明显见胖，已不怕冷，月经量增，色正常，原来10月份就要穿棉袄棉裤，目前不用穿亦不冷，能主动参加校方多种活动。

## 四、消肿方——芒硝外敷

### （一）方药组成与使用方法

芒硝200g，装布袋中，紧贴肿胀部位皮肤，敷12小时，待芒硝变硬取下。

### （二）方解

芒硝外用可以清火消肿。与大黄、大蒜捣烂外敷治肠痈；玄明粉配冰片、硼砂等同用即冰硼散，用治咽喉肿痛，口舌生疮。

### （三）典型病案

某5岁男孩（名字遗忘了），20世纪70年代初期山东省中医院儿科病房会诊。

因患"过敏性紫癜"并发"肾小球肾炎"，经名医中西药治疗后紫癜减轻，肾炎得到控制，唯有阴囊肿胀不消，来推拿科门诊要求治疗。观其形满月脸，水牛背，面及全身仍能见到未退尽的紫斑，再看其阴囊肿大，约有30cm，颜色赤紫，行走两腿外撇，甚是困难。此证属于瘀血证，多因火盛逼血妄行，伤及肾之外络，故治以补肾活血通络为主。处方：分手阴阳100次，掐心经50次，补肾经600次，推三关200次，退六腑300次，每日1次。

另以芒硝外敷：根据阴囊大小做一个夹层的袋子，将芒硝碾细后均匀放在袋内，并用线缝好，以固定药物并在袋上穿两根绳，将袋套在阴囊上，绳通过大腿根系在腰上，每天更换一次。根据阴囊大小做新袋，家长说每天在缩小，4天后基本消肿，颜色恢复正常，当时病房医护人员激动万分，家长感激不尽。

## 五、其他常用小方

（1）风寒感冒：淡豆豉15g，加葱白15cm，以水200mL先煮豆豉出香，再加葱白，煮令出葱香，滤渣温服。

（2）鼻塞：葱白捣烂敷囟门。

（3）幼儿急疹：香菜根5～6根，煎水频服。

（4）肝阴不足，木不疏土：白芍3g，甘草1.5g。

（5）腹泻：茜草50g，加水500～600mL，煮开泡脚，不可没过踝关节。

（6）皮肤出汗淹渍：六一散（黄柏、青黛）外用。

（7）小儿生理性贫血：山药、大枣各50g，蒸煮，捣成泥，每日服用。

（8）中消（消谷）：生石膏30g（布包），加水煮30分钟，去石膏，加大米50g熬粥。

（9）久咳，痰多不易咳出：吴茱萸20～30g，分6次，加等量面粉，醋调如硬币大小，临睡前贴脚心，早上取下。

（10）口疮：吴茱萸研末调醋，贴涌泉。

（11）去胎毒：黄连10g，放小碟里，加上一点水，反复蒸，点水在新生儿舌头上。

（12）结膜炎、麦粒肿：绿茶泡水搽患处。

（13）遗尿：人工牛黄10g，生栀子30g，石菖蒲30g，益智仁30g，覆盆子30g，生麻黄15g，川贝母20g，研末，装胶囊，每次服1～2粒，每日3次。

（14）遗尿：煅龙骨、煅牡蛎、五倍子各等分，研细末，适量醋调敷脐。

# 附　录

表附 -1　张素芳教授使用穴位总表

| 排序 | 穴位 | 频次 | 使用频率 | 累计频率 |
|---|---|---|---|---|
| 1 | 大肠经 | 1048 | 6.37% | 6.37% |
| 2 | 脾俞 | 883 | 5.37% | 11.74% |
| 3 | 肺俞 | 801 | 4.87% | 16.61% |
| 4 | 八卦 | 751 | 4.57% | 21.17% |
| 5 | 脾经 | 729 | 4.43% | 25.60% |
| 6 | 四横纹 | 724 | 4.40% | 30.01% |
| 7 | 板门 | 695 | 4.22% | 34.23% |
| 8 | 胃俞 | 642 | 3.90% | 38.13% |
| 9 | 手阴阳 | 561 | 3.41% | 41.54% |
| 10 | 肺经 | 513 | 3.12% | 44.66% |
| 11 | 风门 | 492 | 2.99% | 47.65% |
| 12 | （摩）腹 | 481 | 2.92% | 50.58% |
| 13 | 外劳宫 | 392 | 2.38% | 52.96% |
| 14 | 厥阴俞 | 359 | 2.18% | 55.14% |
| 15 | 鱼际 | 305 | 1.85% | 57.00% |
| 16 | 中脘 | 285 | 1.73% | 58.73% |
| 17 | 肝经 | 280 | 1.70% | 60.43% |
| 18 | 大肠俞 | 279 | 1.70% | 62.13% |
| 19 | 七节骨 | 273 | 1.66% | 63.79% |
| 20 | 中府 | 257 | 1.56% | 65.35% |

续表

| 排序 | 穴位 | 频次 | 使用频率 | 累计频率 |
|---|---|---|---|---|
| 21 | 膻中 | 254 | 1.54% | 66.89% |
| 22 | 云门 | 254 | 1.54% | 68.44% |
| 23 | 少商 | 245 | 1.49% | 69.93% |
| 24 | 肾经 | 224 | 1.36% | 71.29% |
| 25 | 八髎 | 191 | 1.16% | 72.45% |
| 26 | 胃经 | 173 | 1.05% | 73.50% |
| 27 | 肩井 | 169 | 1.03% | 74.53% |
| 28 | 腹阴阳 | 161 | 0.98% | 75.51% |
| 29 | 列缺 | 156 | 0.95% | 76.46% |
| 30 | 肾俞 | 155 | 0.94% | 77.40% |
| 31 | 水底捞明月 | 155 | 0.94% | 78.34% |
| 32 | （分推）肩胛骨 | 154 | 0.94% | 79.28% |
| 33 | 小肠经 | 151 | 0.92% | 80.19% |
| 34 | 太渊 | 145 | 0.88% | 81.08% |
| 35 | 风池 | 144 | 0.88% | 81.95% |
| 36 | 肝俞 | 139 | 0.84% | 82.80% |
| 37 | 掌小横纹 | 127 | 0.77% | 83.57% |
| 38 | 按弦搓摩 | 122 | 0.74% | 84.31% |
| 39 | 小天心 | 120 | 0.73% | 85.04% |
| 40 | 指三关 | 120 | 0.73% | 85.77% |
| 41 | 足三里 | 105 | 0.64% | 86.41% |
| 42 | 天门、坎宫、太阳、耳后高骨 | 101 | 0.61% | 87.02% |
| 43 | 脊柱 | 97 | 0.59% | 87.61% |
| 44 | 天门入虎口 | 86 | 0.52% | 88.13% |
| 45 | 鼻咽点 | 85 | 0.52% | 88.65% |

| 排序 | 穴位 | 频次 | 使用频率 | 累计频率 |
|---|---|---|---|---|
| 46 | 箕门 | 82 | 0.50% | 89.15% |
| 47 | 天突 | 79 | 0.48% | 89.63% |
| 48 | 心经 | 78 | 0.47% | 90.10% |
| 49 | 开璇玑 | 71 | 0.43% | 90.53% |
| 50 | 天河水 | 71 | 0.43% | 90.97% |
| 51 | 天柱骨 | 69 | 0.42% | 91.39% |
| 52 | 二马 | 64 | 0.39% | 91.78% |
| 53 | 一窝风 | 62 | 0.38% | 92.15% |
| 54 | 涌泉 | 60 | 0.36% | 92.52% |
| 55 | 鼻通 | 59 | 0.36% | 92.88% |
| 56 | 大椎 | 45 | 0.27% | 93.15% |
| 57 | 膀胱 | 44 | 0.27% | 93.42% |
| 58 | 曲池 | 44 | 0.27% | 93.68% |
| 59 | 猿猴摘果 | 44 | 0.27% | 93.95% |
| 60 | 胫骨全息 | 43 | 0.26% | 94.21% |
| 61 | 小横纹 | 43 | 0.26% | 94.47% |
| 62 | 风府 | 42 | 0.26% | 94.73% |
| 63 | 五指节 | 42 | 0.26% | 94.98% |
| 64 | 三关 | 41 | 0.25% | 95.23% |
| 65 | 离-乾 | 40 | 0.24% | 95.48% |
| 66 | 囟门 | 40 | 0.24% | 95.72% |
| 67 | 迎香 | 40 | 0.24% | 95.96% |
| 68 | 八道 | 31 | 0.19% | 96.15% |
| 69 | 膀胱经 | 29 | 0.18% | 96.33% |
| 70 | 肚角 | 29 | 0.18% | 96.50% |
| 71 | 六腑 | 29 | 0.18% | 96.68% |

续表

| 排序 | 穴位 | 频次 | 使用频率 | 累计频率 |
|---|---|---|---|---|
| 72 | 商阳 | 28 | 0.17% | 96.85% |
| 73 | 乳旁 | 27 | 0.16% | 97.02% |
| 74 | 命门 | 26 | 0.16% | 97.17% |
| 75 | 肾顶 | 26 | 0.16% | 97.33% |
| 76 | 右端正 | 25 | 0.15% | 97.48% |
| 77 | 扁桃体 | 24 | 0.15% | 97.63% |
| 78 | 乳根 | 24 | 0.15% | 97.78% |
| 79 | 心俞 | 23 | 0.14% | 97.91% |
| 80 | 龟尾 | 22 | 0.13% | 98.05% |
| 81 | 艮卦 | 21 | 0.13% | 98.18% |
| 82 | 定喘 | 20 | 0.12% | 98.30% |
| 83 | 止痢穴 | 20 | 0.12% | 98.42% |
| 84 | 督脉 | 19 | 0.12% | 98.53% |
| 85 | 合谷 | 19 | 0.12% | 98.65% |
| 86 | 黄蜂入洞 | 16 | 0.10% | 98.75% |
| 87 | 小肠俞 | 15 | 0.09% | 98.84% |
| 88 | 膈俞 | 14 | 0.09% | 98.92% |
| 89 | 承山 | 13 | 0.08% | 99.00% |
| 90 | 手太阴肺经 | 11 | 0.07% | 99.07% |
| 91 | 百会 | 9 | 0.05% | 99.12% |
| 92 | （抚）脊 | 9 | 0.05% | 99.18% |
| 93 | （捻）十指 | 9 | 0.05% | 99.23% |
| 94 | 飞经走气 | 8 | 0.05% | 99.28% |
| 95 | 丰隆 | 8 | 0.05% | 99.33% |
| 96 | 精宁 | 8 | 0.05% | 99.38% |
| 97 | 人迎 | 8 | 0.05% | 99.43% |
| 98 | 神阙 | 8 | 0.05% | 99.48% |

续表

| 排序 | 穴位 | 频次 | 使用频率 | 累计频率 |
|---|---|---|---|---|
| 99 | 威灵 | 8 | 0.05% | 99.53% |
| 100 | 天枢 | 7 | 0.04% | 99.57% |
| 101 | 运水入土 | 6 | 0.04% | 99.60% |
| 102 | 胆俞 | 5 | 0.03% | 99.64% |
| 103 | 关元 | 5 | 0.03% | 99.67% |
| 104 | 气海 | 5 | 0.03% | 99.70% |
| 105 | 三阴交 | 5 | 0.03% | 99.73% |
| 106 | 神门 | 5 | 0.03% | 99.76% |
| 107 | 太冲 | 5 | 0.03% | 99.79% |
| 108 | 横纹－板门 | 4 | 0.02% | 99.81% |
| 109 | 拇揿 | 4 | 0.02% | 99.84% |
| 110 | 内劳宫 | 4 | 0.02% | 99.86% |
| 111 | 膊阳池 | 2 | 0.01% | 99.87% |
| 112 | 巨髎 | 2 | 0.01% | 99.88% |
| 113 | （捋）中指 | 2 | 0.01% | 99.90% |
| 114 | 乾－艮 | 2 | 0.01% | 99.91% |
| 115 | 上巨墟 | 2 | 0.01% | 99.92% |
| 116 | 头维（敲）至胆络 | 2 | 0.01% | 99.93% |
| 117 | 五经 | 2 | 0.01% | 99.95% |
| 118 | （摇）肘肘 | 2 | 0.01% | 99.96% |
| 119 | 板门－横纹 | 1 | 0.01% | 99.96% |
| 120 | 二扇门 | 1 | 0.01% | 99.97% |
| 121 | 膏肓 | 1 | 0.01% | 99.98% |
| 122 | 三焦俞 | 1 | 0.01% | 99.98% |
| 123 | 肾纹 | 1 | 0.01% | 99.99% |
| 124 | 外关 | 1 | 0.01% | 99.99% |
| 125 | 增高点 | 1 | 0.01% | 100.00% |

表附 −2　张素芳教授诊治病例总表

| 排序 | 病例数 | | 累计病例 | 百分比 | 累计百分比 |
|---|---|---|---|---|---|
| 1 | 咳嗽 | 582 | 582 | 31.87% | 31.87% |
| 2 | 腹泻 | 380 | 962 | 20.81% | 52.68% |
| 3 | 发热 | 214 | 1176 | 11.72% | 64.40% |
| 4 | 感冒 | 155 | 1331 | 8.49% | 72.89% |
| 5 | 便秘 | 108 | 1439 | 5.91% | 78.81% |
| 6 | 厌食 | 98 | 1537 | 5.37% | 84.17% |
| 7 | 呕吐 | 41 | 1578 | 2.25% | 86.42% |
| 8 | 腹痛 | 23 | 1601 | 1.26% | 87.68% |
| 9 | 慢惊风 | 20 | 1621 | 1.10% | 88.77% |
| 10 | 不寐 | 31 | 1652 | 1.70% | 90.47% |
| 11 | 发育迟缓 | 19 | 1671 | 1.04% | 91.51% |
| 12 | 脑发育不良 | 19 | 1690 | 1.04% | 92.55% |
| 13 | 抽动症 | 17 | 1707 | 0.93% | 93.48% |
| 14 | 腹胀 | 17 | 1724 | 0.93% | 94.41% |
| 15 | 消化不良 | 14 | 1738 | 0.77% | 95.18% |
| 16 | 遗尿 | 12 | 1750 | 0.66% | 95.84% |
| 17 | 耳聋 | 11 | 1761 | 0.60% | 96.44% |
| 18 | 哮喘 | 10 | 1771 | 0.55% | 96.99% |
| 19 | 斜颈 | 10 | 1781 | 0.55% | 97.54% |
| 20 | 腺样体肥大 | 8 | 1789 | 0.44% | 97.97% |
| 21 | 尿血 | 6 | 1795 | 0.33% | 98.30% |
| 22 | 麦粒肿 | 5 | 1800 | 0.27% | 98.58% |
| 23 | 湿疹 | 3 | 1803 | 0.16% | 98.74% |
| 24 | 咽峡炎 | 3 | 1806 | 0.16% | 98.90% |
| 25 | 黄疸 | 2 | 1808 | 0.11% | 99.01% |
| 26 | 口腔溃疡 | 2 | 1810 | 0.11% | 99.12% |

续表

| 排序 | 病例数 | | 累计病例 | 百分比 | 累计百分比 |
|---|---|---|---|---|---|
| 27 | 流涎 | 2 | 1812 | 0.11% | 99.23% |
| 28 | 脾热 | 2 | 1814 | 0.11% | 99.34% |
| 29 | 疝气 | 2 | 1816 | 0.11% | 99.45% |
| 30 | 心悸 | 2 | 1818 | 0.11% | 99.56% |
| 31 | 嗳气 | 1 | 1819 | 0.05% | 99.62% |
| 32 | 剥脱性皮炎 | 1 | 1820 | 0.05% | 99.67% |
| 33 | 红斑角化症 | 1 | 1821 | 0.05% | 99.73% |
| 34 | 面部发育不良 | 1 | 1822 | 0.05% | 99.78% |
| 35 | 面瘫 | 1 | 1823 | 0.05% | 99.84% |
| 36 | 头痛 | 1 | 1824 | 0.05% | 99.89% |
| 37 | 下颌关节炎 | 1 | 1825 | 0.05% | 99.95% |
| 38 | 足外翻 | 1 | 1826 | 0.05% | 100.00% |

表附 -3　张素芳教授治疗咳嗽用穴表

| 咳嗽 | 穴位 | 频次 | 频次累计 | 百分比 | 百分比累计 |
|---|---|---|---|---|---|
| 1 | 肺俞 | 460 | 460 | 6.13% | 6.13% |
| 2 | 大肠经 | 389 | 849 | 5.18% | 11.32% |
| 3 | 肺经 | 347 | 1196 | 4.62% | 15.94% |
| 4 | 脾俞 | 341 | 1537 | 4.54% | 20.49% |
| 5 | 板门 | 337 | 1874 | 4.49% | 24.98% |
| 6 | 风门 | 331 | 2205 | 4.41% | 29.39% |
| 7 | 八卦 | 286 | 2491 | 3.81% | 33.20% |
| 8 | 手阴阳 | 252 | 2743 | 3.36% | 36.56% |
| 9 | 四横纹 | 252 | 2995 | 3.36% | 39.92% |
| 10 | 胃俞 | 246 | 3241 | 3.28% | 43.20% |
| 11 | 厥阴俞 | 229 | 3470 | 3.05% | 46.25% |

| 咳嗽 | 穴位 | 频次 | 频次累计 | 百分比 | 百分比累计 |
|---|---|---|---|---|---|
| 12 | 脾经 | 220 | 3690 | 2.93% | 49.18% |
| 13 | 膻中 | 211 | 3901 | 2.81% | 51.99% |
| 14 | 鱼际 | 211 | 4112 | 2.81% | 54.80% |
| 15 | 中府 | 202 | 4314 | 2.69% | 57.50% |
| 16 | 云门 | 201 | 4515 | 2.68% | 60.18% |
| 17 | 肝经 | 180 | 4695 | 2.40% | 62.57% |
| 18 | 外劳宫 | 179 | 4874 | 2.39% | 64.96% |
| 19 | 中脘 | 173 | 5047 | 2.31% | 67.27% |
| 20 | 少商 | 140 | 5187 | 1.87% | 69.13% |
| 21 | （分推）肩胛骨 | 136 | 5323 | 1.81% | 70.94% |
| 22 | 掌小横纹 | 119 | 5442 | 1.59% | 72.53% |
| 23 | 列缺 | 110 | 5552 | 1.47% | 74.00% |
| 24 | 肩井 | 97 | 5649 | 1.29% | 75.29% |
| 25 | （摩）腹 | 93 | 5742 | 1.24% | 76.53% |
| 26 | 按弦搓摩 | 87 | 5829 | 1.16% | 77.69% |
| 27 | 太渊 | 85 | 5914 | 1.13% | 78.82% |
| 28 | 风池 | 74 | 5988 | 0.99% | 79.81% |
| 29 | 胃经 | 67 | 6055 | 0.89% | 80.70% |
| 30 | 七节骨 | 65 | 6120 | 0.87% | 81.57% |
| 31 | 肝俞 | 63 | 6183 | 0.84% | 82.41% |
| 32 | 天突 | 62 | 6245 | 0.83% | 83.23% |
| 33 | 开璇玑 | 61 | 6306 | 0.81% | 84.05% |
| 34 | 腹阴阳 | 58 | 6364 | 0.77% | 84.82% |
| 35 | 肾经 | 58 | 6422 | 0.77% | 85.59% |
| 36 | 大肠俞 | 52 | 6474 | 0.69% | 86.29% |

| 咳嗽 | 穴位 | 频次 | 频次累计 | 百分比 | 百分比累计 |
|---|---|---|---|---|---|
| 37 | 指三关 | 47 | 6521 | 0.63% | 86.91% |
| 38 | 天门入虎口 | 44 | 6565 | 0.59% | 87.50% |
| 39 | （捏）脊 | 40 | 6605 | 0.53% | 88.03% |
| 40 | 离－乾 | 38 | 6643 | 0.51% | 88.54% |
| 41 | 小肠经 | 36 | 6679 | 0.48% | 89.02% |
| 42 | 鼻咽点 | 33 | 6712 | 0.44% | 89.46% |
| 43 | 曲池 | 33 | 6745 | 0.44% | 89.90% |
| 44 | 小天心 | 33 | 6778 | 0.44% | 90.34% |
| 45 | 心经 | 33 | 6811 | 0.44% | 90.78% |
| 46 | 五指节 | 32 | 6843 | 0.43% | 91.20% |
| 47 | 二马 | 29 | 6872 | 0.39% | 91.59% |
| 48 | 肾俞 | 28 | 6900 | 0.37% | 91.96% |
| 49 | 水底捞明月 | 28 | 6928 | 0.37% | 92.34% |
| 50 | 八道 | 27 | 6955 | 0.36% | 92.70% |
| 51 | 乳旁 | 27 | 6982 | 0.36% | 93.06% |
| 52 | 天门、坎宫、太阳、耳后高骨 | 25 | 7007 | 0.33% | 93.39% |
| 53 | 乳根 | 24 | 7031 | 0.32% | 93.71% |
| 54 | 鼻通 | 23 | 7054 | 0.31% | 94.02% |
| 55 | 迎香 | 22 | 7076 | 0.29% | 94.31% |
| 56 | 扁桃体外方 | 21 | 7097 | 0.28% | 94.59% |
| 57 | 肚角 | 21 | 7118 | 0.28% | 94.87% |
| 58 | 定喘 | 20 | 7138 | 0.27% | 95.14% |
| 59 | 膀胱 | 19 | 7157 | 0.25% | 95.39% |
| 60 | 足三里 | 17 | 7174 | 0.23% | 95.62% |

| 咳嗽 | 穴位 | 频次 | 频次累计 | 百分比 | 百分比累计 |
|---|---|---|---|---|---|
| 61 | 风府 | 16 | 7190 | 0.21% | 95.83% |
| 62 | 三关 | 16 | 7206 | 0.21% | 96.04% |
| 63 | 天河水 | 16 | 7222 | 0.21% | 96.25% |
| 64 | 右端正 | 16 | 7238 | 0.21% | 96.47% |
| 65 | 猿猴摘果 | 16 | 7254 | 0.21% | 96.68% |
| 66 | 膀胱经 | 15 | 7269 | 0.20% | 96.88% |
| 67 | 合谷 | 15 | 7284 | 0.20% | 97.08% |
| 68 | 督脉 | 13 | 7297 | 0.17% | 97.25% |
| 69 | 龟尾 | 13 | 7310 | 0.17% | 97.43% |
| 70 | 商阳 | 13 | 7323 | 0.17% | 97.60% |
| 71 | 天柱骨 | 13 | 7336 | 0.17% | 97.77% |
| 72 | 大椎 | 10 | 7346 | 0.13% | 97.91% |
| 73 | 膈俞 | 9 | 7355 | 0.12% | 98.03% |
| 74 | 肾顶 | 9 | 7364 | 0.12% | 98.15% |
| 75 | 足太阴肺经 | 9 | 7373 | 0.12% | 98.27% |
| 76 | 飞经走气 | 8 | 7381 | 0.11% | 98.37% |
| 77 | 涌泉 | 8 | 7389 | 0.11% | 98.48% |
| 78 | 八髎 | 7 | 7396 | 0.09% | 98.57% |
| 79 | 丰隆 | 7 | 7403 | 0.09% | 98.67% |
| 80 | 黄蜂入洞 | 7 | 7410 | 0.09% | 98.76% |
| 81 | 人迎 | 7 | 7417 | 0.09% | 98.85% |
| 82 | 承山 | 6 | 7423 | 0.08% | 98.93% |
| 83 | 精宁 | 6 | 7429 | 0.08% | 99.01% |
| 84 | 六腑 | 6 | 7435 | 0.08% | 99.09% |
| 85 | （捻）十指 | 6 | 7441 | 0.08% | 99.17% |

| 咳嗽 | 穴位 | 频次 | 频次累计 | 百分比 | 百分比累计 |
|---|---|---|---|---|---|
| 86 | 威灵 | 6 | 7447 | 0.08% | 99.25% |
| 87 | 一窝风 | 6 | 7453 | 0.08% | 99.33% |
| 88 | 艮卦 | 5 | 7458 | 0.07% | 99.40% |
| 89 | 箕门 | 5 | 7463 | 0.07% | 99.47% |
| 90 | 胫骨全息 | 5 | 7468 | 0.07% | 99.53% |
| 91 | 拇揾 | 4 | 7472 | 0.05% | 99.59% |
| 92 | 神门 | 4 | 7476 | 0.05% | 99.64% |
| 93 | 横纹－板门 | 3 | 7479 | 0.04% | 99.68% |
| 94 | 三阴交 | 3 | 7482 | 0.04% | 99.72% |
| 95 | 囟门 | 3 | 7485 | 0.04% | 99.76% |
| 96 | （分）八道 | 2 | 7487 | 0.03% | 99.79% |
| 97 | 关元 | 2 | 7489 | 0.03% | 99.81% |
| 98 | 巨髎 | 2 | 7491 | 0.03% | 99.84% |
| 99 | 气海 | 2 | 7493 | 0.03% | 99.87% |
| 100 | 心俞 | 2 | 7495 | 0.03% | 99.89% |
| 101 | 百会 | 1 | 7496 | 0.01% | 99.91% |
| 102 | 板门－横纹 | 1 | 7497 | 0.01% | 99.92% |
| 103 | 膊阳池 | 1 | 7498 | 0.01% | 99.93% |
| 104 | 膏肓 | 1 | 7499 | 0.01% | 99.95% |
| 105 | 三焦俞 | 1 | 7500 | 0.01% | 99.96% |
| 106 | 神阙 | 1 | 7501 | 0.01% | 99.97% |
| 107 | 五经 | 1 | 7502 | 0.01% | 99.99% |
| 108 | 小横纹 | 1 | 7503 | 0.01% | 100.00% |

表附 -4　张素芳教授治疗腹泻用穴表

| 排序 | 穴位 | 频次 | 频次累计 | 百分比 | 百分比累计 |
|---|---|---|---|---|---|
| 1 | 大肠经 | 344 | 344 | 9.10% | 9.10% |
| 2 | 脾俞 | 301 | 645 | 7.96% | 17.06% |
| 3 | 脾经 | 278 | 923 | 7.35% | 24.41% |
| 4 | 八卦 | 255 | 1178 | 6.74% | 31.16% |
| 5 | （摩）腹 | 245 | 1423 | 6.48% | 37.64% |
| 6 | 四横纹 | 245 | 1668 | 6.48% | 44.12% |
| 7 | 胃俞 | 213 | 1881 | 5.63% | 49.75% |
| 8 | 大肠俞 | 192 | 2073 | 5.08% | 54.83% |
| 9 | 八髎 | 163 | 2236 | 4.31% | 59.14% |
| 10 | 七节骨 | 127 | 2363 | 3.36% | 62.50% |
| 11 | 手阴阳 | 119 | 2482 | 3.15% | 65.64% |
| 12 | 板门 | 115 | 2597 | 3.04% | 68.69% |
| 13 | 肾经 | 105 | 2702 | 2.78% | 71.46% |
| 14 | 肺俞 | 95 | 2797 | 2.51% | 73.98% |
| 15 | 小肠经 | 81 | 2878 | 2.14% | 76.12% |
| 16 | 外劳宫 | 75 | 2953 | 1.98% | 78.10% |
| 17 | 箕门 | 72 | 3025 | 1.90% | 80.01% |
| 18 | 肺经 | 60 | 3085 | 1.59% | 81.59% |
| 19 | 腹阴阳 | 55 | 3140 | 1.45% | 83.05% |
| 20 | 肾俞 | 54 | 3194 | 1.43% | 84.48% |
| 21 | 小天心 | 46 | 3240 | 1.22% | 85.69% |
| 22 | 涌泉 | 44 | 3284 | 1.16% | 86.86% |
| 23 | 肝经 | 27 | 3311 | 0.71% | 87.57% |
| 24 | 肝俞 | 27 | 3338 | 0.71% | 88.28% |
| 25 | 胃经 | 26 | 3364 | 0.69% | 88.97% |
| 26 | 命门 | 24 | 3388 | 0.63% | 89.61% |
| 27 | 三关 | 22 | 3410 | 0.58% | 90.19% |

续表

| 排序 | 穴位 | 频次 | 频次累计 | 百分比 | 百分比累计 |
|---|---|---|---|---|---|
| 28 | 一窝风 | 22 | 3432 | 0.58% | 90.77% |
| 29 | 膀胱 | 21 | 3453 | 0.56% | 91.33% |
| 30 | 胫骨全息 | 21 | 3474 | 0.56% | 91.88% |
| 31 | 止痢穴 | 20 | 3494 | 0.53% | 92.41% |
| 32 | 中脘 | 20 | 3514 | 0.53% | 92.94% |
| 33 | 足三里 | 18 | 3532 | 0.48% | 93.41% |
| 34 | 小肠俞 | 15 | 3547 | 0.40% | 93.81% |
| 35 | 猿猴摘果 | 15 | 3562 | 0.40% | 94.21% |
| 36 | 指三关 | 14 | 3576 | 0.37% | 94.58% |
| 37 | 鱼际 | 12 | 3588 | 0.32% | 94.90% |
| 38 | 风门 | 11 | 3599 | 0.29% | 95.19% |
| 39 | 天门入虎口 | 10 | 3609 | 0.26% | 95.45% |
| 40 | 囟门 | 10 | 3619 | 0.26% | 95.72% |
| 41 | 厥阴俞 | 9 | 3628 | 0.24% | 95.95% |
| 42 | 心俞 | 9 | 3637 | 0.24% | 96.19% |
| 43 | 捏脊 | 8 | 3645 | 0.21% | 96.40% |
| 44 | 二马 | 7 | 3652 | 0.19% | 96.59% |
| 45 | 肩井 | 7 | 3659 | 0.19% | 96.77% |
| 46 | 天枢 | 7 | 3666 | 0.19% | 96.96% |
| 47 | 按弦搓摩 | 6 | 3672 | 0.16% | 97.12% |
| 48 | 艮卦 | 6 | 3678 | 0.16% | 97.28% |
| 49 | 小横纹 | 6 | 3684 | 0.16% | 97.43% |
| 50 | 心经 | 6 | 3690 | 0.16% | 97.59% |
| 51 | 水底捞明月 | 5 | 3695 | 0.13% | 97.73% |
| 52 | 云门 | 5 | 3700 | 0.13% | 97.86% |
| 53 | 中府 | 5 | 3705 | 0.13% | 97.99% |
| 54 | 承山 | 4 | 3709 | 0.11% | 98.10% |

续表

| 排序 | 穴位 | 频次 | 频次累计 | 百分比 | 百分比累计 |
|---|---|---|---|---|---|
| 55 | 大椎 | 4 | 3713 | 0.11% | 98.20% |
| 56 | 龟尾 | 4 | 3717 | 0.11% | 98.31% |
| 57 | 脐 | 4 | 3721 | 0.11% | 98.41% |
| 58 | 膻中 | 4 | 3725 | 0.11% | 98.52% |
| 59 | 少商 | 4 | 3729 | 0.11% | 98.62% |
| 60 | 天河水 | 4 | 3733 | 0.11% | 98.73% |
| 61 | （推）脊 | 4 | 3737 | 0.11% | 98.84% |
| 62 | 五指节 | 4 | 3741 | 0.11% | 98.94% |
| 63 | 右端正 | 4 | 3745 | 0.11% | 99.05% |
| 64 | 膈腧 | 3 | 3748 | 0.08% | 99.13% |
| 65 | 列缺 | 3 | 3751 | 0.08% | 99.21% |
| 66 | 天柱骨 | 3 | 3754 | 0.08% | 99.29% |
| 67 | 运水入土 | 3 | 3757 | 0.08% | 99.37% |
| 68 | （分推）肩胛骨 | 2 | 3759 | 0.05% | 99.42% |
| 69 | 风池 | 2 | 3761 | 0.05% | 99.47% |
| 70 | 关元 | 2 | 3763 | 0.05% | 99.52% |
| 71 | 开璇玑 | 2 | 3765 | 0.05% | 99.58% |
| 72 | （捋）中指 | 2 | 3767 | 0.05% | 99.63% |
| 73 | 气海 | 2 | 3769 | 0.05% | 99.68% |
| 74 | 上巨墟 | 2 | 3771 | 0.05% | 99.74% |
| 75 | 神阙 | 2 | 3773 | 0.05% | 99.79% |
| 76 | 太渊 | 2 | 3775 | 0.05% | 99.84% |
| 77 | 百会 | 1 | 3776 | 0.03% | 99.87% |
| 78 | 膀胱经 | 1 | 3777 | 0.03% | 99.89% |
| 79 | 膊阳池 | 1 | 3778 | 0.03% | 99.92% |
| 80 | 黄蜂入洞 | 1 | 3779 | 0.03% | 99.95% |
| 81 | 乾－艮 | 1 | 3780 | 0.03% | 99.97% |
| 82 | 肾顶 | 1 | 3781 | 0.03% | 100.00% |

表附 −5　张素芳教授治疗发热用穴表

| 排序 | 穴位 | 频次 | 频次累计 | 百分比 | 百分比累计 |
|---|---|---|---|---|---|
| 1 | 肺俞 | 147 | 147 | 6.28% | 6.28% |
| 2 | 大肠经 | 132 | 279 | 5.64% | 11.92% |
| 3 | 板门 | 127 | 406 | 5.43% | 17.34% |
| 4 | 水底捞明月 | 119 | 525 | 5.08% | 22.43% |
| 5 | 脾俞 | 110 | 635 | 4.70% | 27.13% |
| 6 | 胃俞 | 99 | 734 | 4.23% | 31.35% |
| 7 | 风门 | 91 | 825 | 3.89% | 35.24% |
| 8 | 手阴阳 | 81 | 906 | 3.46% | 38.70% |
| 9 | 少商 | 73 | 979 | 3.12% | 41.82% |
| 10 | 四横纹 | 66 | 1045 | 2.82% | 44.64% |
| 11 | 肺经 | 62 | 1107 | 2.65% | 47.29% |
| 12 | 八卦 | 55 | 1162 | 2.35% | 49.64% |
| 13 | 厥阴俞 | 55 | 1217 | 2.35% | 51.99% |
| 14 | （摩）腹 | 55 | 1272 | 2.35% | 54.34% |
| 15 | 脾经 | 51 | 1323 | 2.18% | 56.51% |
| 16 | 外劳宫 | 51 | 1374 | 2.18% | 58.69% |
| 17 | 鱼际 | 49 | 1423 | 2.09% | 60.79% |
| 18 | 肝经 | 48 | 1471 | 2.05% | 62.84% |
| 19 | 胃经 | 48 | 1519 | 2.05% | 64.89% |
| 20 | 太渊 | 47 | 1566 | 2.01% | 66.89% |
| 21 | 天河水 | 46 | 1612 | 1.96% | 68.86% |
| 22 | 中脘 | 44 | 1656 | 1.88% | 70.74% |
| 23 | 列缺 | 41 | 1697 | 1.75% | 72.49% |
| 24 | 天柱骨 | 41 | 1738 | 1.75% | 74.24% |
| 25 | 肩井 | 35 | 1773 | 1.50% | 75.74% |
| 26 | 七节骨 | 32 | 1805 | 1.37% | 77.10% |

续表

| 排序 | 穴位 | 频次 | 频次累计 | 百分比 | 百分比累计 |
|---|---|---|---|---|---|
| 27 | 大椎 | 31 | 1836 | 1.32% | 78.43% |
| 28 | 风池 | 30 | 1866 | 1.28% | 79.71% |
| 29 | 小肠经 | 28 | 1894 | 1.20% | 80.91% |
| 30 | 大肠俞 | 27 | 1921 | 1.15% | 82.06% |
| 31 | 肝俞 | 27 | 1948 | 1.15% | 83.21% |
| 32 | 中府 | 27 | 1975 | 1.15% | 84.37% |
| 33 | 云门 | 26 | 2001 | 1.11% | 85.48% |
| 34 | 肾俞 | 24 | 2025 | 1.03% | 86.50% |
| 35 | 六腑 | 23 | 2048 | 0.98% | 87.48% |
| 36 | 膻中 | 22 | 2070 | 0.94% | 88.42% |
| 37 | 小天心 | 16 | 2086 | 0.68% | 89.11% |
| 38 | 按弦搓摩 | 15 | 2101 | 0.64% | 89.75% |
| 39 | 心经 | 15 | 2116 | 0.64% | 90.39% |
| 40 | 腹阴阳 | 14 | 2130 | 0.60% | 90.99% |
| 41 | 天突 | 13 | 2143 | 0.56% | 91.54% |
| 42 | 天门入虎口 | 12 | 2155 | 0.51% | 92.05% |
| 43 | （捏）脊 | 10 | 2165 | 0.43% | 92.48% |
| 44 | 商阳 | 10 | 2175 | 0.43% | 92.91% |
| 45 | 天门、坎宫、太阳、耳后高骨 | 10 | 2185 | 0.43% | 93.34% |
| 46 | 指三关 | 10 | 2195 | 0.43% | 93.76% |
| 47 | （分推）肩胛骨 | 9 | 2204 | 0.38% | 94.15% |
| 48 | （抚）脊 | 9 | 2213 | 0.38% | 94.53% |
| 49 | 曲池 | 9 | 2222 | 0.38% | 94.92% |
| 50 | 一窝风 | 9 | 2231 | 0.38% | 95.30% |
| 51 | 足三里 | 8 | 2239 | 0.34% | 95.64% |

| 排序 | 穴位 | 频次 | 频次累计 | 百分比 | 百分比累计 |
|---|---|---|---|---|---|
| 52 | 开璇玑 | 7 | 2246 | 0.30% | 95.94% |
| 53 | 八髎 | 6 | 2252 | 0.26% | 96.20% |
| 54 | 艮卦 | 6 | 2258 | 0.26% | 96.45% |
| 55 | （推）脊 | 6 | 2264 | 0.26% | 96.71% |
| 56 | 猿猴摘果 | 6 | 2270 | 0.26% | 96.97% |
| 57 | 箕门 | 5 | 2275 | 0.21% | 97.18% |
| 58 | 囟门 | 5 | 2280 | 0.21% | 97.39% |
| 59 | 涌泉 | 5 | 2285 | 0.21% | 97.61% |
| 60 | 膀胱经 | 4 | 2289 | 0.17% | 97.78% |
| 61 | 鼻咽点 | 4 | 2293 | 0.17% | 97.95% |
| 62 | 内劳宫 | 4 | 2297 | 0.17% | 98.12% |
| 63 | 掌小横纹 | 4 | 2301 | 0.17% | 98.29% |
| 64 | 膀胱 | 3 | 2304 | 0.13% | 98.42% |
| 65 | 合谷 | 3 | 2307 | 0.13% | 98.55% |
| 66 | 运水入土 | 3 | 2310 | 0.13% | 98.68% |
| 67 | 八道 | 2 | 2312 | 0.09% | 98.76% |
| 68 | 百会 | 2 | 2314 | 0.09% | 98.85% |
| 69 | 扁桃体外方 | 2 | 2316 | 0.09% | 98.93% |
| 70 | 胆俞 | 2 | 2318 | 0.09% | 99.02% |
| 71 | 督脉 | 2 | 2320 | 0.09% | 99.10% |
| 72 | 肚角 | 2 | 2322 | 0.09% | 99.19% |
| 73 | 二马 | 2 | 2324 | 0.09% | 99.27% |
| 74 | 风府 | 2 | 2326 | 0.09% | 99.36% |
| 75 | 黄蜂入洞 | 2 | 2328 | 0.09% | 99.44% |
| 76 | 手太阴肺经 | 2 | 2330 | 0.09% | 99.53% |
| 77 | 心俞 | 2 | 2332 | 0.09% | 99.62% |

续表

| 排序 | 穴位 | 频次 | 频次累计 | 百分比 | 百分比累计 |
|------|------|------|----------|--------|------------|
| 78 | （摇）肘肘 | 2 | 2334 | 0.09% | 99.70% |
| 79 | 承山 | 1 | 2335 | 0.04% | 99.74% |
| 80 | 二扇门 | 1 | 2336 | 0.04% | 99.79% |
| 81 | 丰隆 | 1 | 2337 | 0.04% | 99.83% |
| 82 | 脐 | 1 | 2338 | 0.04% | 99.87% |
| 83 | 三阴交 | 1 | 2339 | 0.04% | 99.91% |
| 84 | 五经 | 1 | 2340 | 0.04% | 99.96% |
| 85 | 右端正 | 1 | 2341 | 0.04% | 100.00% |

表附 -6 张素芳教授治疗感冒用穴表

| 排序 | 穴位 | 频次 | 频次累计 | 百分比 | 百分比累计 |
|------|------|------|----------|--------|------------|
| 1 | 肺俞 | 77 | 77 | 5.82% | 5.82% |
| 2 | 天门、坎宫、太阳、耳后高骨 | 64 | 141 | 4.83% | 10.65% |
| 3 | 外劳宫 | 63 | 204 | 4.76% | 15.41% |
| 4 | 八卦 | 61 | 265 | 4.61% | 20.02% |
| 5 | 厥阴俞 | 61 | 326 | 4.61% | 24.62% |
| 6 | 脾经 | 55 | 381 | 4.15% | 28.78% |
| 7 | 脾俞 | 55 | 436 | 4.15% | 32.93% |
| 8 | 风门 | 53 | 489 | 4.00% | 36.93% |
| 9 | 鼻咽点 | 47 | 536 | 3.55% | 40.48% |
| 10 | 足三里 | 44 | 580 | 3.32% | 43.81% |
| 11 | 大肠经 | 38 | 618 | 2.87% | 46.68% |
| 12 | 鼻通 | 36 | 654 | 2.72% | 49.40% |
| 13 | 风池 | 36 | 690 | 2.72% | 52.11% |
| 14 | 小横纹 | 36 | 726 | 2.72% | 54.83% |
| 15 | 手阴阳 | 34 | 760 | 2.57% | 57.40% |

| 排序 | 穴位 | 频次 | 频次累计 | 百分比 | 百分比累计 |
|---|---|---|---|---|---|
| 16 | 鱼际 | 33 | 793 | 2.49% | 59.89% |
| 17 | 四横纹 | 30 | 823 | 2.27% | 62.16% |
| 18 | 肺经 | 29 | 852 | 2.19% | 64.35% |
| 19 | 板门 | 28 | 880 | 2.11% | 66.47% |
| 20 | 指三关 | 27 | 907 | 2.04% | 68.50% |
| 21 | 少商 | 26 | 933 | 1.96% | 70.47% |
| 22 | 风府 | 24 | 957 | 1.81% | 72.28% |
| 23 | 肩井 | 24 | 981 | 1.81% | 74.09% |
| 24 | 摩腹 | 22 | 1003 | 1.66% | 75.76% |
| 25 | 一窝风 | 22 | 1025 | 1.66% | 77.42% |
| 26 | 中府 | 21 | 1046 | 1.59% | 79.00% |
| 27 | 云门 | 20 | 1066 | 1.51% | 80.51% |
| 28 | 胃俞 | 19 | 1085 | 1.44% | 81.95% |
| 29 | 肾俞 | 18 | 1103 | 1.36% | 83.31% |
| 30 | 天门入虎口 | 18 | 1121 | 1.36% | 84.67% |
| 31 | 囟门 | 18 | 1139 | 1.36% | 86.03% |
| 32 | 迎香 | 18 | 1157 | 1.36% | 87.39% |
| 33 | 中脘 | 16 | 1173 | 1.21% | 88.60% |
| 34 | 膻中 | 13 | 1186 | 0.98% | 89.58% |
| 35 | 肝经 | 12 | 1198 | 0.91% | 90.48% |
| 36 | 太渊 | 11 | 1209 | 0.83% | 91.31% |
| 37 | （分推）肩胛骨 | 7 | 1216 | 0.53% | 91.84% |
| 38 | 肾经 | 7 | 1223 | 0.53% | 92.37% |
| 39 | 黄蜂入洞 | 6 | 1229 | 0.45% | 92.82% |
| 40 | 七节骨 | 5 | 1234 | 0.38% | 93.20% |
| 41 | 商阳 | 5 | 1239 | 0.38% | 93.58% |

续表

| 排序 | 穴位 | 频次 | 频次累计 | 百分比 | 百分比累计 |
|---|---|---|---|---|---|
| 42 | 天柱骨 | 5 | 1244 | 0.38% | 93.96% |
| 43 | 胃经 | 5 | 1249 | 0.38% | 94.34% |
| 44 | 心经 | 5 | 1254 | 0.38% | 94.71% |
| 45 | 八髎 | 4 | 1258 | 0.30% | 95.02% |
| 46 | 肝俞 | 4 | 1262 | 0.30% | 95.32% |
| 47 | 艮卦 | 4 | 1266 | 0.30% | 95.62% |
| 48 | 小天心 | 4 | 1270 | 0.30% | 95.92% |
| 49 | 按弦搓摩 | 3 | 1273 | 0.23% | 96.15% |
| 50 | 膀胱经 | 3 | 1276 | 0.23% | 96.37% |
| 51 | 腹阴阳 | 3 | 1279 | 0.23% | 96.60% |
| 52 | （捏）脊 | 3 | 1282 | 0.23% | 96.83% |
| 53 | 三关 | 3 | 1285 | 0.23% | 97.05% |
| 54 | 水底捞明月 | 3 | 1288 | 0.23% | 97.28% |
| 55 | 天河水 | 3 | 1291 | 0.23% | 97.51% |
| 56 | 天突 | 3 | 1294 | 0.23% | 97.73% |
| 57 | 涌泉 | 3 | 1297 | 0.23% | 97.96% |
| 58 | 掌小横纹 | 3 | 1300 | 0.23% | 98.19% |
| 59 | 大肠俞 | 2 | 1302 | 0.15% | 98.34% |
| 60 | 离－乾 | 2 | 1304 | 0.15% | 98.49% |
| 61 | 列缺 | 2 | 1306 | 0.15% | 98.64% |
| 62 | 命门 | 2 | 1308 | 0.15% | 98.79% |
| 63 | 肾顶 | 2 | 1310 | 0.15% | 98.94% |
| 64 | 小肠经 | 2 | 1312 | 0.15% | 99.09% |
| 65 | 猿猴摘果 | 2 | 1314 | 0.15% | 99.24% |
| 66 | 膀胱 | 1 | 1315 | 0.08% | 99.32% |
| 67 | 扁桃体 | 1 | 1316 | 0.08% | 99.40% |

| 排序 | 穴位 | 频次 | 频次累计 | 百分比 | 百分比累计 |
|------|------|------|----------|--------|------------|
| 68 | 膈俞 | 1 | 1317 | 0.08% | 99.47% |
| 69 | 关元 | 1 | 1318 | 0.08% | 99.55% |
| 70 | 开璇玑 | 1 | 1319 | 0.08% | 99.62% |
| 71 | 气海 | 1 | 1320 | 0.08% | 99.70% |
| 72 | 乾－艮 | 1 | 1321 | 0.08% | 99.77% |
| 73 | 人迎 | 1 | 1322 | 0.08% | 99.85% |
| 74 | 心俞 | 1 | 1323 | 0.08% | 99.92% |
| 75 | 右端正 | 1 | 1324 | 0.08% | 100.00% |

表附 –7  张素芳教授治疗厌食用穴表

| 排序 | 穴位 | 频次 | 频次累计 | 百分比 | 百分比累计 |
|------|------|------|----------|--------|------------|
| 1 | 脾经 | 71 | 71 | 9.89% | 9.89% |
| 2 | 四横纹 | 62 | 133 | 8.64% | 18.52% |
| 3 | 板门 | 58 | 191 | 8.08% | 26.60% |
| 4 | 大肠经 | 54 | 245 | 7.52% | 34.12% |
| 5 | 脾俞 | 44 | 289 | 6.13% | 40.25% |
| 6 | 八卦 | 41 | 330 | 5.71% | 45.96% |
| 7 | 胃俞 | 41 | 371 | 5.71% | 51.67% |
| 8 | 摩腹 | 33 | 404 | 4.60% | 56.27% |
| 9 | 手阴阳 | 33 | 437 | 4.60% | 60.86% |
| 10 | 中脘 | 29 | 466 | 4.04% | 64.90% |
| 11 | 胃经 | 26 | 492 | 3.62% | 68.52% |
| 12 | （捏）脊 | 20 | 512 | 2.79% | 71.31% |
| 13 | 腹阴阳 | 16 | 528 | 2.23% | 73.54% |
| 14 | 胫骨全息 | 16 | 544 | 2.23% | 75.77% |
| 15 | 肾俞 | 15 | 559 | 2.09% | 77.86% |

续表

| 排序 | 穴位 | 频次 | 频次累计 | 百分比 | 百分比累计 |
|---|---|---|---|---|---|
| 16 | 肺俞 | 13 | 572 | 1.81% | 79.67% |
| 17 | 外劳宫 | 12 | 584 | 1.67% | 81.34% |
| 18 | 足三里 | 11 | 595 | 1.53% | 82.87% |
| 19 | 肝俞 | 10 | 605 | 1.39% | 84.26% |
| 20 | 指三关 | 9 | 614 | 1.25% | 85.52% |
| 21 | 按弦搓摩 | 8 | 622 | 1.11% | 86.63% |
| 22 | 小天心 | 8 | 630 | 1.11% | 87.74% |
| 23 | 七节骨 | 7 | 637 | 0.97% | 88.72% |
| 24 | 心经 | 7 | 644 | 0.97% | 89.69% |
| 25 | 大肠俞 | 6 | 650 | 0.84% | 90.53% |
| 26 | 天柱骨 | 6 | 656 | 0.84% | 91.36% |
| 27 | 太冲 | 5 | 661 | 0.70% | 92.06% |
| 28 | 八髎 | 4 | 665 | 0.56% | 92.62% |
| 29 | 风门 | 4 | 669 | 0.56% | 93.18% |
| 30 | 膻中 | 4 | 673 | 0.56% | 93.73% |
| 31 | 小肠经 | 4 | 677 | 0.56% | 94.29% |
| 32 | 胆俞 | 3 | 680 | 0.42% | 94.71% |
| 33 | 二马 | 3 | 683 | 0.42% | 95.13% |
| 34 | 肺经 | 3 | 686 | 0.42% | 95.54% |
| 35 | 肩井 | 3 | 689 | 0.42% | 95.96% |
| 36 | 肾顶 | 3 | 692 | 0.42% | 96.38% |
| 37 | 心俞 | 3 | 695 | 0.42% | 96.80% |
| 38 | 一窝风 | 3 | 698 | 0.42% | 97.21% |
| 39 | 右端正 | 3 | 701 | 0.42% | 97.63% |
| 40 | 猿猴摘果 | 3 | 704 | 0.42% | 98.05% |
| 41 | 五指节 | 2 | 706 | 0.28% | 98.33% |

续表

| 排序 | 穴位 | 频次 | 频次累计 | 百分比 | 百分比累计 |
|---|---|---|---|---|---|
| 42 | 百会 | 1 | 707 | 0.14% | 98.47% |
| 43 | 肝经 | 1 | 708 | 0.14% | 98.61% |
| 44 | 膈俞 | 1 | 709 | 0.14% | 98.75% |
| 45 | 横纹推向板门 | 1 | 710 | 0.14% | 98.89% |
| 46 | 厥阴俞 | 1 | 711 | 0.14% | 99.03% |
| 47 | 三阴交 | 1 | 712 | 0.14% | 99.16% |
| 48 | 少商 | 1 | 713 | 0.14% | 99.30% |
| 49 | 肾经 | 1 | 714 | 0.14% | 99.44% |
| 50 | 天河水 | 1 | 715 | 0.14% | 99.58% |
| 51 | 天门入虎口 | 1 | 716 | 0.14% | 99.72% |
| 52 | 天突 | 1 | 717 | 0.14% | 99.86% |
| 53 | 囟门 | 1 | 718 | 0.14% | 100.00% |

表附 -8  张素芳教授治疗便秘用穴表

| 排序 | 穴位 | 频次 | 频次累计 | 百分比 | 百分比累计 |
|---|---|---|---|---|---|
| 1 | 大肠经 | 91 | 91 | 11.62% | 11.62% |
| 2 | 四横纹 | 69 | 160 | 8.81% | 20.43% |
| 3 | 脾经 | 54 | 214 | 6.90% | 27.33% |
| 4 | 八卦 | 53 | 267 | 6.77% | 34.10% |
| 5 | 肾经 | 53 | 320 | 6.77% | 40.87% |
| 6 | 手阴阳 | 42 | 362 | 5.36% | 46.23% |
| 7 | 七节骨 | 37 | 399 | 4.73% | 50.96% |
| 8 | （摩）腹 | 33 | 432 | 4.21% | 55.17% |
| 9 | 脾俞 | 31 | 463 | 3.96% | 59.13% |
| 10 | 板门 | 30 | 493 | 3.83% | 62.96% |
| 11 | 胃俞 | 24 | 517 | 3.07% | 66.03% |
| 12 | 二马 | 23 | 540 | 2.94% | 68.97% |

续表

| 排序 | 穴位 | 频次 | 频次累计 | 百分比 | 百分比累计 |
|------|------|------|----------|--------|------------|
| 13 | 肾俞 | 16 | 556 | 2.04% | 71.01% |
| 14 | 腹阴阳 | 15 | 571 | 1.92% | 72.92% |
| 15 | 小天心 | 13 | 584 | 1.66% | 74.58% |
| 16 | 指三关 | 13 | 597 | 1.66% | 76.25% |
| 17 | 肺经 | 12 | 609 | 1.53% | 77.78% |
| 18 | 肝经 | 12 | 621 | 1.53% | 79.31% |
| 19 | 外劳宫 | 12 | 633 | 1.53% | 80.84% |
| 20 | 心经 | 12 | 645 | 1.53% | 82.38% |
| 21 | 肾顶 | 11 | 656 | 1.40% | 83.78% |
| 22 | 肺俞 | 9 | 665 | 1.15% | 84.93% |
| 23 | 肝俞 | 8 | 673 | 1.02% | 85.95% |
| 24 | 八髎 | 7 | 680 | 0.89% | 86.85% |
| 25 | 足三里 | 7 | 687 | 0.89% | 87.74% |
| 26 | 肚角 | 6 | 693 | 0.77% | 88.51% |
| 27 | 心俞 | 6 | 699 | 0.77% | 89.27% |
| 28 | 膀胱经 | 6 | 705 | 0.77% | 90.04% |
| 29 | 脊柱 | 6 | 711 | 0.77% | 90.80% |
| 30 | 龟尾 | 5 | 716 | 0.64% | 91.44% |
| 31 | 百会 | 4 | 720 | 0.51% | 91.95% |
| 32 | 督脉 | 4 | 724 | 0.51% | 92.46% |
| 33 | 厥阴俞 | 4 | 728 | 0.51% | 92.98% |
| 34 | 五指节 | 4 | 732 | 0.51% | 93.49% |
| 35 | 按弦搓摩 | 3 | 735 | 0.38% | 93.87% |
| 36 | 肩井 | 3 | 738 | 0.38% | 94.25% |
| 37 | （捻）十指 | 3 | 741 | 0.38% | 94.64% |
| 38 | 囟门 | 3 | 744 | 0.38% | 95.02% |

| 排序 | 穴位 | 频次 | 频次累计 | 百分比 | 百分比累计 |
|------|------|------|----------|--------|------------|
| 39 | 中脘 | 3 | 747 | 0.38% | 95.40% |
| 40 | 承山 | 2 | 749 | 0.26% | 95.66% |
| 41 | 风池 | 2 | 751 | 0.26% | 95.91% |
| 42 | 风门 | 2 | 753 | 0.26% | 96.17% |
| 43 | 精宁 | 2 | 755 | 0.26% | 96.42% |
| 44 | 曲池 | 2 | 757 | 0.26% | 96.68% |
| 45 | 天门、坎宫、太阳、耳后高骨 | 2 | 759 | 0.26% | 96.93% |
| 46 | 足少阳胆络 | 2 | 761 | 0.26% | 97.19% |
| 47 | 威灵 | 2 | 763 | 0.26% | 97.45% |
| 48 | 云门 | 2 | 765 | 0.26% | 97.70% |
| 49 | 中府 | 2 | 767 | 0.26% | 97.96% |
| 50 | 猿猴摘果 | 2 | 769 | 0.26% | 98.21% |
| 51 | 鼻咽点 | 1 | 770 | 0.13% | 98.34% |
| 52 | 合谷 | 1 | 771 | 0.13% | 98.47% |
| 53 | 胫骨全息 | 1 | 772 | 0.13% | 98.60% |
| 54 | 少商 | 1 | 773 | 0.13% | 98.72% |
| 55 | （伸展）肩肘关节 | 1 | 774 | 0.13% | 98.85% |
| 56 | 神门 | 1 | 775 | 0.13% | 98.98% |
| 57 | 肾纹 | 1 | 776 | 0.13% | 99.11% |
| 58 | 天河水 | 1 | 777 | 0.13% | 99.23% |
| 59 | 天门入虎口 | 1 | 778 | 0.13% | 99.36% |
| 60 | 天柱骨 | 1 | 779 | 0.13% | 99.49% |
| 61 | 外关 | 1 | 780 | 0.13% | 99.62% |
| 62 | 胃经 | 1 | 781 | 0.13% | 99.74% |
| 63 | 增高点 | 1 | 782 | 0.13% | 99.87% |
| 64 | 掌小横纹 | 1 | 783 | 0.13% | 100.00% |

# 参考文献

［1］缪钺.缪钺全集［M］.河北教育出版社，2004.

［2］乔建君.小儿推拿［M］.天津出版社，2009.

［3］顾宏平.妙手回春一指禅——一代推拿名医朱春霆［J］.中医文献杂志，1995，（3）：30-32.

［4］连宝领.构筑一指禅推拿文化，传承一指禅推拿精神——纪念一代宗师朱春霆先生诞辰一百周年［J］.按摩与导引，2007，（8）：2-5.

［5］曹仁发，顾非，吕强.一指禅推拿学术流派的传承和发展［J］.中医文献杂志，2012，（4）：32-34.

［6］姚常立."一指禅"推拿名医——朱春霆［J］.上海中医药杂志，1991，（2）：49.

［7］梅犁.一指禅推拿名家王纪松老师学术思想初探［J］.按摩与导引，1987，（6）：3-6.

［8］梅犁.一指禅推拿医家王纪松辨证运用手法的经验［J］.上海中医药杂志，1987，（4）：18.

［9］朱振安.丁氏㨰法推拿流派学术思想初探［J］.山东中医杂志，1985，（6）：33-35.

［10］沈国权.丁季峰与㨰法推拿［J］.上海中医药杂志，1989，（1）：28-29.

［11］朱鼎成.朱春霆与中医推拿［J］.上海中医药杂志，1987，（2）：29-31.

［12］梅犁.一指禅推拿医家王纪松辨证运用手法的经验［J］.上海中医药杂志，1987，（4）：18.

［13］钱裕麟.中医一指禅推拿传承正源［A］.中华中医药学会推拿分会.中华中医药学会推拿分会第九届推拿学术年会暨浙江省中医药学会推拿分会继续教育项目论文汇编［C］.中华中医药学会推拿分会.2006：3.

［14］朱鼎成.朱春霆为何长俊治瘫痪［J］.食品与生活，2012，（12）：55.

［15］赵卫.刘开运老教授推拿学术经验简介［J］.按摩与导引，2004，（6）：4-5.

［16］符明进，汤伟.湖南湘西刘氏小儿推拿特点简介［J］.新中医，2012，（4）：159-160.

［17］汤伟，邵湘宁，符明进，李洲进.刘开运教授小儿推拿取穴精要［J］.湖南中医药大学学报，2012，（1）：70-71.

［18］王国才，毕永升，张素芳.一指禅、㨰法、内功、点穴等推拿流派手法典型动态曲线图及初步分析［J］.山东中医学院学报，1982，（3）：66-72.

［19］王国才，毕永升，张素芳.推拿手法动态曲线的测定及应用［J］.山东中医学院学报，1982，（1）：72-74.

［20］山东中医学院附院举办全国小儿推拿师资进修班［J］.山东中医杂志，1985，（6）：30.

［21］张素芳.活血化瘀手法对微循环影响的机理［J］.山东中医学院学报，1990，（2）：60-61+63.

［22］张素芳.活血化瘀手法对心功能影响的实验研究［J］.按摩与导引，1992，（2）：1.

两岸中医药术语对照手册

吴顿　郭剑——编著

中医古籍出版社

Publishing House of Ancient Chinese Medical Books

**图书在版编目（ＣＩＰ）数据**

两岸中医药术语对照手册 : 汉英对照 / 吴頔 , 郭剑
编著 . -- 北京 : 中医古籍出版社 , 2024.5（2024.10 重印）

ISBN 978-7-5152-2834-1

Ⅰ . ①两… Ⅱ . ①吴… ②郭… Ⅲ . ①海峡两岸—中
医学—名词术语—手册—汉、英 Ⅳ . ① R2-61

中国国家版本馆 CIP 数据核字 (2024) 第 085488 号

**两岸中医药术语对照手册**

吴 頔 郭 剑 编著

| | | |
|---|---|---|
| 策划编辑 | 张 欢 | |
| 责任编辑 | 张 楚 | |
| 封面设计 | 蔡 慧 | |
| 出版发行 | 中医古籍出版社 | |
| 社 址 | 北京市东城区东直门内南小街 16 号（100700） | |
| 电 话 | 010-64089446（总编室）010-64002949（发行部） | |
| 网 址 | www.zhongyiguji.com.cn | |
| 印 刷 | 北京中献拓方科技发展有限公司 | |
| 开 本 | 880mm×1230mm 1/32 | |
| 印 张 | 10 | |
| 字 数 | 223 千字 | |
| 版 次 | 2024 年 5 月第 1 版 2024 年 10 月第 2 次印刷 | |
| 书 号 | ISBN 978-7-5152-2834-1 | |
| 定 价 | 38.80 元 | |

# 前言

本书《两岸中医药术语对照手册》是国家语委"十三五"科研规划委托项目"海峡两岸科技术语对照中一个简体字对应多个繁体字的平行词语库初建"的成果之一。本研究以穷尽式搜集全国科学技术名词审定委员会已公布的科技名词中符合本研究情况的名词，依据字音、字义，并以等价英文术语作为辅助，区分汉字义项，逐一对比分析一个简体字对应多个繁体字的情况，总结在海峡两岸科技术语中简繁汉字对应关系。

具体操作流程如下：（1）依据《常用语言文字规范手册》《常用国字标准字体表》《两岸通用词典》《新编国语日报辞典》，人工遴选提出"一个简体字对应多个繁体字字体比对表"442个简体字；（2）在全国科学技术名词审定委员会公布的各学科规范科技术语近50万条中进行机器筛选，提取出含有比对表中简体字的科技术语18万余条；（3）分析整理科技术语中一个简体字对应多个繁体字的正确使用，形成"一个简体字对应多个繁体字的平行词语库"。

如，一个简体字"干"对应四个台湾标准字"干""乾""幹""榦"，收集名词委已公布所有包含"干"字的科技名词，而对应的台湾名词的用字，需根据其字音、字义，选用正确的台湾标准字与之对应。本研究仅以单字为单元，故现实情况中的同物异名的名词，仅按大陆繁体字处理。如：干扰，仅对应"干擾"，不列出台湾的同物异名"擾動"。

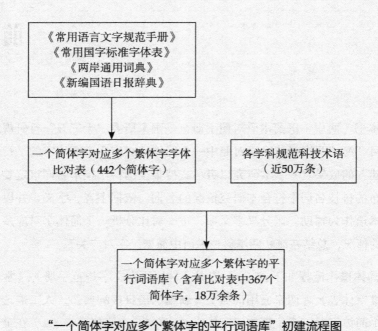

"一个简体字对应多个繁体字的平行词语库"初建流程图

　　作者从18万余条中遴选出4000余条中医药对照术语，每条目以"大陆名""台湾名""英文名"分栏列出；"大陆名"以简体汉字表示，"台湾名"以繁体字表示；条目以大陆名的首字拼音排序。由于本书编写时间仓促，难免有疏漏及错误，我们恳切地希望读者能够不吝赐教，以期不断提高、改进。

# 目录

# A

| 大陆名 | 台湾名 | 英文名 |
|---|---|---|
| 嗳气·肝胃不和证 | 噯氣·肝胃不和證 | belching with syndrome of disharmony between liver and stomach |
| 嗳气·脾胃虚寒证 | 噯氣·脾胃虚寒證 | belching with syndrome of deficient cold of spleen and stomach |
| 嗳气·食积证 | 噯氣·食積證 | belching with food retention syndrome |
| 嗳气·胃阴虚证 | 噯氣·胃陰虚證 | belching with syndrome of stomach yin deficiency |
| 嗳气·胃中痰火证 | 噯氣·胃中痰火證 | belching with syndrome of phlegm-fire in stomach |
| 艾附暖宫丸 | 艾附暖宫丸 | aifu nuangong pills,aifu nuangong wan |
| 艾叶 | 艾葉 | argy wormwood leaf |
| 艾滋病·肺肾阴虚证 | 愛滋病·肺腎陰虚證 | AIDS with lung-kidney yin deficiency pattern |
| 艾滋病·肺卫受邪证 | 愛滋病·肺衛受邪證 | AIDS with pattern of lung-defense phase affected by pathogen |
| 艾滋病·脾肾两虚证 | 愛滋病·脾腎兩虚證 | AIDS with spleen-kidney deficiency pattern |
| 艾滋病·脾胃虚弱证 | 愛滋病·脾胃虚弱證 | AIDS with spleen-stomach weakness pattern |
| 艾滋病·气虚血瘀证 | 愛滋病·氣虚血瘀證 | AIDS with pattern of qi deficiency and blood stasis |

| 大陆名 | 台湾名 | 英文名 |
| --- | --- | --- |
| 艾滋病·痰蒙心窍证 | 愛滋病·痰矇心竅證 | AIDS with pattern of phlegm clouding heart orifice |
| 安神法 | 安神法 | tranquillization method |
| 按压法 | 按壓法 | pressure manipulation |
| 凹陷性骨折 | 凹陷性骨折 | depressed fracture |

**B**

| 大陆名 | 台湾名 | 英文名 |
| --- | --- | --- |
| 八法 | 八法 | eight methods |
| 八纲辨证 | 八綱辨證 | syndrome differentiation of eight principles |
| 八脉交会穴 | 八脈交會穴 | eight confluence point |
| 巴豆 | 巴豆 | croton fruit |
| 巴豆中毒 | 巴豆中毒 | croton fruit poisoning |
| 拔罐疗法 | 拔罐療法 | cupping therapy |
| 拔牙法 | 拔牙法 | tooth extraction |
| 白疕·血热内蕴证 | 白疕·血熱內蘊證 | white crust with pattern of internal amassment of blood heat |
| 白疕·血虚风燥证 | 白疕·血虛風燥證 | white crust with pattern of wind-dryness due to blood deficiency |
| 白疕·瘀滞肌肤证 | 白疕·瘀滯肌膚證 | white crust with pattern of stasis stagnating in skin |
| 白扁豆 | 白扁豆 | hyacinth bean |

| 大陆名 | 台湾名 | 英文名 |
|---|---|---|
| 白驳风 | 白駁風 | vitiligo |
| 白驳风·肝气郁结证 | 白駁風·肝氣鬱結證 | vitiligo with liver qi stagnation pattern |
| 白驳风·气血两虚证 | 白駁風·氣血兩虛證 | vitiligo with qi-blood deficiency pattern |
| 白驳风·气滞血瘀证 | 白駁風·氣滯血瘀證 | vitiligo with pattern of qi stagnation and blood stasis |
| 白带·寒湿凝滞证 | 白帶·寒濕凝滯證 | leucorrhea disease with syndrome of stagnation and congelation of cold-damp |
| 白带·脾气虚证 | 白帶·脾氣虛證 | leucorrhea disease with syndrome of spleen qi deficiency |
| 白带·肾阳虚证 | 白帶·腎陽虛證 | leucorrhea disease with syndrome of kidney yang deficiency |
| 白带·湿热下注证 | 白帶·濕熱下注證 | leucorrhea disease with syndrome of downward diffusion of damp-heat |
| 白带·痰湿内盛证 | 白帶·痰濕內盛證 | leucorrhea disease with syndrome of internal exuberance of phlegm-damp |
| 白豆蔻 | 白豆蔻 | cardamon fruit |
| 白恶露 | 白惡露 | white lochia |
| 白喉·火毒炽盛证 | 白喉·火毒熾盛證 | diphtheria with blazing fire-toxin pattern |
| 白喉·疫毒犯表证 | 白喉·疫毒犯表證 | diphtheria with pattern of epidemic toxin assailing exterior |
| 白喉·疫毒凌心证 | 白喉·疫毒凌心證 | diphtheria with pattern of epidemic toxin attacking heart |

| 大陆名 | 台湾名 | 英文名 |
| --- | --- | --- |
| 白喉·疫毒伤阴证 | 白喉·疫毒傷陰證 | diphtheria with pattern of epidemic toxin injuring yin |
| 白花蛇舌草 | 白花蛇舌草 | hedyotis |
| 白睛溢血·热客肺经证 | 白睛溢血·熱客肺經證 | hemorrhagic white of eye with pattern of heat lodging in lung channel |
| 白睛溢血·阴虚火旺证 | 白睛溢血·陰虛火旺證 | hemorrhagic white of eye with pattern of yin deficiency and fire effulgence |
| 白涩症 | 白澀症 | dry astringent eye, xerosis conjunctivitis |
| 白涩症·肺阴虚证 | 白澀症·肺陰虛證 | dry eye with lung yin deficiency pattern |
| 白涩症·肝肾阴虚证 | 白澀症·肝腎陰虛證 | dry eye with liver-kidney yin deficiency pattern |
| 白涩症·脾胃湿热证 | 白澀症·脾胃濕熱證 | dry eye with pattern of dampness-heat in spleen and stomach |
| 白涩症·邪热留恋证 | 白澀症·邪熱留戀證 | dry eye with lingering pathogenic heat pattern |
| 白秃疮·风盛血燥证 | 白秃瘡·風盛血燥證 | tinea blanca with pattern of wind excessiveness and blood dryness |
| 白鲜皮 | 白鮮皮 | densefruit pittany root-bark |
| 白屑风·风热血燥证 | 白屑風·風熱血燥證 | white-scaled wind with pattern of wind-heat and blood dryness |
| 白屑风·脾胃湿热证 | 白屑風·脾胃濕熱證 | white-scaled wind with pattern of dampness-heat in stomach and spleen |
| 白术 | 白朮 | largehead atractylodes rhizome |

| 大陆名 | 台湾名 | 英文名 |
|---|---|---|
| 败酱草 | 敗醬草 | atrina glass |
| 扳法 | 扳法 | pulling manipulation |
| 扳颈手法 | 扳頸手法 | neck-pulling manipulation |
| 斑丘疹 | 斑丘疹 | maculopapule |
| 板齿 | 板齒 | incisor teeth |
| 板蓝根 | 板藍根 | isatis root |
| 板蓝根颗粒 | 板藍根顆粒 | banlangen granules,banlangen keli |
| 半表半里 | 半表半裏 | half-superficies and half-interior |
| 半身汗出 | 半身汗出 | hemihidrosis,parahidrosis |
| 半夏白术天麻汤 | 半夏白術天麻湯 | banxia baizhu tianma decoction |
| 半夏厚朴汤 | 半夏厚樸湯 | banxia houpu decoction |
| 半夏曲 | 半夏麴 | fermented pinellia |
| 半月板回旋挤压试验 | 半月板迴旋擠壓試驗 | McMurray's test |
| 半月板研磨试验 | 半月板研磨試驗 | meniscus trituration test |
| 半月板重力试验 | 半月板重力試驗 | meniscus gravity test |
| 包扎固定疗法 | 包扎固定療法 | bandage-fixing therapy |
| 胞宫湿热证 | 胞宮濕熱證 | syndrome of dampness-heat in uterus,syndrome of dampness-heat in womb |
| 胞宫虚寒证 | 胞宮虛寒證 | syndrome of deficient cold in uterus,syndrome of deficient cold in womb |
| 胞睑外翻 | 胞瞼外翻 | ectropion |

| 大陆名 | 台湾名 | 英文名 |
|---|---|---|
| 胞轮振跳·心脾两虚证 | 胞輪振跳·心脾兩虛證 | twitching eyelid with heart-spleen deficiency pattern |
| 胞轮振跳·血虚生风证 | 胞輪振跳·血虛生風證 | twitching eyelid with pattern of blood deficiency generating wind |
| 胞脉 | 胞脈 | uterine vessels |
| 胞生痰核 | 胞生痰核 | phlegmatic nodule in eyelid, chalazion |
| 胞生痰核·痰热蕴结证 | 胞生痰核·痰熱蘊結證 | phlegm nodule in eyelid with phlegm-heat amassment pattern |
| 胞虚如球 | 胞虛如球 | puffiness of eyelid |
| 胞衣不下·寒凝证 | 胞衣不下·寒凝證 | retention of placenta during pregnancy with cold congelation syndrome |
| 胞衣不下·气虚证 | 胞衣不下·氣虛證 | retention of placenta with qi deficiency syndrome |
| 胞衣不下·血瘀证 | 胞衣不下·血瘀證 | retention of placenta with blood stasis syndrome |
| 胞肿如桃·风热袭表证 | 胞腫如桃·風熱襲表證 | peach-like swelling of eyelid with pattern of wind-heat assaulting exterior |
| 胞肿如桃·热毒炽盛证 | 胞腫如桃·熱毒熾盛證 | peach-like swelling of eyelid with blazing heat-toxin pattern |
| 保和丸 | 保和丸 | baohe pills,baohe wan |
| 抱头火丹·毒邪内攻证 | 抱頭火丹·毒邪內攻證 | head erysipelas with pattern of toxin attacking inward |
| 抱头火丹·风热化火证 | 抱頭火丹·風熱化火證 | head erysipelas with pattern of wind-heat transforming into fire |

| 大陆名 | 台湾名 | 英文名 |
| --- | --- | --- |
| 暴风客热·风热并重证 | 暴風客熱·風熱並重證 | fulminant wind-heat invasion with pattern of equal predominance of wind and heat |
| 暴风客热·风重于热证 | 暴風客熱·風重於熱證 | fulminant wind-heat invasion with pattern of wind predominating over heat |
| 暴风客热·热重于风证 | 暴風客熱·熱重於風證 | fulminant wind-heat invasion with pattern of heat predominating over wind |
| 暴咳 | 暴咳 | sudden cough |
| 暴露赤眼生翳·肝经风热证 | 暴露赤眼生翳·肝經風熱證 | nebula due to exposed cornea with pattern of wind-heat in liver channel |
| 暴露赤眼生翳·肝肾阴虚证 | 暴露赤眼生翳·肝腎陰虛證 | nebula due to exposed cornea with liver-kidney yin deficiency pattern |
| 暴盲·肝经实热证 | 暴盲·肝經實熱證 | sudden blindness with pattern of excessive heat in liver channel |
| 暴盲·肝气郁结证 | 暴盲·肝氣鬱結證 | sudden blindness with liver qi stagnation pattern |
| 暴盲·肝肾阴虚证 | 暴盲·肝腎陰虛證 | sudden blindness with liver-kidney yin deficiency pattern |
| 暴盲·肝阳上亢证 | 暴盲·肝陽上亢證 | sudden blindness with liver yang hyperactivity pattern |
| 暴盲·脾肾阳虚证 | 暴盲·脾腎陽虛證 | sudden blindness with spleen-kidney yang deficiency pattern |
| 暴盲·气血瘀阻证 | 暴盲·氣血瘀阻證 | sudden blindness with pattern of qi-blood stasis and obstruction |

| 大陆名 | 台湾名 | 英文名 |
| --- | --- | --- |
| 暴盲·痰瘀互结证 | 暴盲·痰瘀互結證 | sudden blindness with pattern of intermingled phlegm and stasis |
| 北豆根 | 北豆根 | asiatic moonseed rhizome |
| 备急千金要方 | 備急千金要方 | Beiji Qianjin Yao Fang, Essential Recipes for Emergent Use Worth A Thousand Gold |
| 背法 | 背法 | back-packing manipulation |
| 背疽 | 背疽 | carbuncle of back |
| 背冷 | 背冷 | coldness in back |
| 背热 | 背熱 | hotness in back |
| 背痛 | 背痛 | backache |
| 背俞穴 | 背俞穴 | back-shu point |
| 奔豚 | 奔豚 | kidney amassment, running piglet |
| 奔豚·肝气犯肺证 | 奔豚·肝氣犯肺證 | kidney amassment with syndrome of liver qi invading lung |
| 奔豚·肝气犯脾证 | 奔豚·肝氣犯脾證 | kidney amassment with syndrome of liver qi invading spleen |
| 本草 | 本草 | materia medica |
| 本草纲目 | 本草綱目 | Bencao Gangmu, Compendium of Materia Medica |
| 本草纲目拾遗 | 本草綱目拾遺 | Bencao Gangmu Shiyi, Supplement to Compendium of Materia Medica |
| 本草品汇精要 | 本草品匯精要 | Bencao Pinhui Jingyao, Collected Essentials of Species of Materia Medica |

| 大陆名 | 台湾名 | 英文名 |
|---|---|---|
| 本草拾遗 | 本草拾遺 | Bencao Shiyi, A Supplement to Materia Medica |
| 本草衍义 | 本草衍義 | Bencao Yanyi, Augmented Materia Medica |
| 本经配穴法 | 本經配穴法 | combination of affected channel, association of affected channel, combination of affected meridian, association of affected meridian |
| 崩漏·脾虚证 | 崩漏·脾虛證 | metrorrhagia and metrostaxis with spleen deficiency syndrome |
| 崩漏·肾阳虚证 | 崩漏·腎陽虛證 | metrorrhagia and metrostaxis with syndrome of kidney yang deficiency |
| 崩漏·肾阴虚证 | 崩漏·腎陰虛證 | metrorrhagia and metrostaxis with syndrome of kidney yin deficiency |
| 崩漏·血热证 | 崩漏·血熱證 | metrorrhagia and metrostaxis with blood heat syndrome |
| 崩漏·血瘀证 | 崩漏·血瘀證 | metrorrhagia and metrostaxis with blood stasis syndrome |
| 鼻按摩法 | 鼻按摩法 | nasal massage |
| 鼻吹药法 | 鼻吹藥法 | method of nasal insufflation |
| 鼻疳·肺经蕴热证 | 鼻疳·肺經蘊熱證 | nasal gan disease with pattern of heat amassment in lung channel |
| 鼻疳·湿热上蒸证 | 鼻疳·濕熱上蒸證 | nasal gan disease with pattern of dampness-heat steaming upward |
| 鼻疳·阴虚血燥证 | 鼻疳·陰虛血燥證 | nasal gan disease with pattern of yin deficiency and blood dryness |

| 大陆名 | 台湾名 | 英文名 |
| --- | --- | --- |
| 鼻干 | 鼻乾 | dry nose |
| 鼻槁 | 鼻槁 | withered nose,atrophic rhinitis |
| 鼻槁·肺肾阴虚证 | 鼻槁·肺腎陰虛證 | withered nose with lung-kidney yin deficiency pattern |
| 鼻槁·脾气虚证 | 鼻槁·脾氣虛證 | withered nose with spleen qi deficiency pattern |
| 鼻槁·燥邪犯肺证 | 鼻槁·燥邪犯肺證 | withered nose with pattern of dryness assailing lung |
| 鼻疔·火毒内陷证 | 鼻癤·火毒內陷證 | nasal furuncle with pattern of fire-toxin sinking inward |
| 鼻疔·邪毒外袭证 | 鼻癤·邪毒外襲證 | nasal furuncle with pattern of external assault by pathogenic toxin |
| 鼻菌·火毒蕴结证 | 鼻菌·火毒蘊結證 | nose cancer with fire-toxin amassment pattern |
| 鼻菌·痰瘀互结证 | 鼻菌·痰瘀互結證 | nose cancer with pattern of intermingled phlegm and stasis |
| 鼻衄·肺经风热证 | 鼻衄·肺經風熱證 | nose bleeding with pattern of wind-heat in lung channel |
| 鼻衄·肝火上炎证 | 鼻衄·肝火上炎證 | nose bleeding with pattern of liver fire flaring upward |
| 鼻衄·肝肾阴虚证 | 鼻衄·肝腎陰虛證 | nose bleeding with liver-kidney yin deficiency pattern |
| 鼻衄·脾不统血证 | 鼻衄·脾不統血證 | nose bleeding with pattern of spleen failing to control blood |
| 鼻衄·气血两虚证 | 鼻衄·氣血兩虛證 | epistaxis with syndrome of deficiency of both qi and blood |

| 大陆名 | 台湾名 | 英文名 |
|---|---|---|
| 鼻衄·热邪犯肺证 | 鼻衄·熱邪犯肺證 | epistaxis with syndrome of heat pathogen invading lung |
| 鼻衄·胃火炽盛证 | 鼻衄·胃火熾盛證 | nose bleeding with stomach fire blazing pattern |
| 鼻衄·心火炽盛证 | 鼻衄·心火熾盛證 | nose bleeding with blazing heart fire pattern |
| 鼻衄·阴虚火旺证 | 鼻衄·陰虛火旺證 | epistaxis with syndrome of exuberant fire due to yin deficiency |
| 鼻腔填塞疗法 | 鼻腔填塞療法 | therapy of plugging into nasal cavity |
| 鼻鼽·肺经伏热证 | 鼻鼽·肺經伏熱證 | allergic rhinitis with pattern of latent heat in lung channel |
| 鼻鼽·肺气虚寒证 | 鼻鼽·肺氣虛寒證 | allergic rhinitis with lung yang deficiency pattern |
| 鼻鼽·脾气虚证 | 鼻鼽·脾氣虛證 | allergic rhinitis with spleen qi deficiency pattern |
| 鼻鼽·肾阳虚证 | 鼻鼽·腎陽虛證 | allergic rhinitis with kidney yang deficiency pattern |
| 鼻涂敷法 | 鼻塗敷法 | coating method for nose |
| 鼻雾化吸入法 | 鼻霧化吸入法 | method of nasal spray inhalation |
| 鼻息肉·寒湿凝聚证 | 鼻息肉·寒濕凝聚證 | nasal polyp with pattern of cold-dampness congelation and aggregation |
| 鼻息肉·湿热蕴结证 | 鼻息肉·濕熱蘊結證 | nasal polyp with dampness-heat amassment pattern |
| 鼻嗅疗法 | 鼻嗅療法 | smelling therapy |

11

| 大陆名 | 台湾名 | 英文名 |
|--------|--------|--------|
| 鼻血瘤·肝郁化火证 | 鼻血瘤·肝鬱化火證 | hematoma of nose with pattern of liver depression transforming into fire |
| 鼻咽癌 | 鼻咽癌 | nasopharyngeal carcinoma,NPC |
| 鼻咽癌·火毒蕴结证 | 鼻咽癌·火毒蘊結證 | nasopharyngeal carcinoma with fire-toxin amassment pattern |
| 鼻咽癌·气血凝结证 | 鼻咽癌·氣血凝結證 | nasopharyngeal carcinoma with pattern of qi-blood coagulating and intermingling |
| 鼻咽癌·痰浊凝聚证 | 鼻咽癌·痰濁凝聚證 | nasopharyngeal carcinoma with pattern of phlegm-turbidity coagulation and aggregation |
| 鼻咽癌·正虚毒滞证 | 鼻咽癌·正虛毒滯證 | nasopharyngeal carcinoma with pattern of healthy qi deficiency and toxin stagnation |
| 鼻咽清毒颗粒 | 鼻咽清毒顆粒 | biyan qingdu granules |
| 鼻渊·胆腑郁热证 | 鼻淵·膽腑鬱熱證 | sinusitis with pattern of heat stagnation in gallbladder-fu |
| 鼻渊·肺经风热证 | 鼻淵·肺經風熱證 | sinusitis with pattern of wind-heat in lung channel |
| 鼻渊·肺气虚寒证 | 鼻淵·肺氣虛寒證 | sinusitis with lung yang deficiency pattern |
| 鼻渊·脾气虚证 | 鼻淵·脾氣虛證 | sinusitis with spleen qi deficiency pattern |
| 鼻渊·脾胃湿热证 | 鼻淵·脾胃濕熱證 | sinusitis with pattern of dampness-heat in spleen and stomach |
| 鼻蒸气吸入法 | 鼻蒸氣吸入法 | method of nasal vapor inhalation |

| 大陆名 | 台湾名 | 英文名 |
|---|---|---|
| 鼻窒·肺经蕴热证 | 鼻窒·肺經蘊熱證 | nasal obstruction disease with pattern of heat amassment in lung channel |
| 鼻窒·肺脾气虚证 | 鼻窒·肺脾氣虛證 | nasal obstruction disease with spleen-lung qi deficiency pattern |
| 鼻窒·气滞血瘀证 | 鼻窒·氣滯血瘀證 | nasal obstruction disease with pattern of qi stagnation and blood stasis |
| 鼻准 | 鼻准 | nasal apex |
| 闭合复位术 | 閉合複位術 | close reduction |
| 闭合性骨折 | 閉合性骨折 | closed fracture |
| 闭经·肝肾两虚证 | 閉經·肝腎兩虛證 | amenorrhea with syndrome of deficiency of both liver and kidney |
| 闭经·寒凝血瘀证 | 閉經·寒凝血瘀證 | amenorrhea with syndrome of cold congelation and blood stasis |
| 闭经·气血两虚证 | 閉經·氣血兩虛證 | amenorrhea with syndrome of deficiency of both qi and blood |
| 闭经·气滞血瘀证 | 閉經·氣滯血瘀證 | amenorrhea with syndrome of qi stagnation and blood stasis |
| 闭经·痰湿阻滞证 | 閉經·痰濕阻滯證 | amenorrhea with syndrome of stagnation and blockade of phlegm-damp |
| 闭经·阴虚血燥证 | 閉經·陰虛血燥證 | amenorrhea with syndrome of yin deficiency and blood dryness |
| 蓖麻子 | 蓖麻子 | castor seed |
| 臂痈·火毒炽盛证 | 臂癰·火毒熾盛證 | arm abscess with blazing fire-toxin pattern |

| 大陆名 | 台湾名 | 英文名 |
|---|---|---|
| 臂痈·气血两虚证 | 臂癰·氣血兩虛證 | arm abscess with qi-blood deficiency pattern |
| 砭镰法 | 砭鐮法 | stone-needling method |
| 鞭虫病 | 鞭蟲病 | trichuriasis |
| 扁瘊·风热毒蕴证 | 扁瘊·風熱毒蘊證 | verruca plana with pattern of wind-heat toxin amassment |
| 扁瘊·气滞血瘀证 | 扁瘊·氣滯血瘀證 | verruca plana with pattern of qi stagnation and blood stasis |
| 扁平丘疹 | 扁平丘疹 | planus papule |
| 变证 | 變證 | deteriorated case |
| 便秘·气虚证 | 便秘·氣虛證 | constipation with qi deficiency syndrome |
| 便秘·血虚证 | 便秘·血虛證 | constipation with blood deficiency syndrome |
| 便秘·阳虚证 | 便秘·陽虛證 | constipation with yang deficiency syndrome |
| 便秘·阴虚证 | 便秘·陰虛證 | constipation with yin deficiency syndrome |
| 便血·肠风伤络证 | 便血·腸風傷絡證 | hematochezia with syndrome of intestinal wind injuring collaterals |
| 便血·脾胃虚寒证 | 便血·脾胃虛寒證 | hematochezia with syndrome of deficient cold of spleen and stomach |
| 便血·气不摄血证 | 便血·氣不攝血證 | hematochezia with syndrome of failure of qi to keep blood |

| 大陆名 | 台湾名 | 英文名 |
|--------|--------|--------|
| 便血·胃肠积热证 | 便血·胃腸積熱證 | hematochezia with syndrome of accumulated heat in stomach and intestine |
| 便血·胃肠湿热证 | 便血·胃腸濕熱證 | hematochezia with syndrome of damp-heat in stomach and intestine |
| 辨出血 | 辨出血 | differentiating bleeding |
| 辨麻木 | 辨麻木 | differentiating numbness |
| 辨证 | 辨證 | syndrome differentiation |
| 辨证论治 | 辨證論治 | treatment based on syndrome differentiation |
| 辨证取穴 | 辨證取穴 | point selection treatment based on syndrome differentiation |
| 辨肿块位置 | 辨腫塊位置 | differentiating location of lump |
| 表寒 | 表寒 | superficies cold |
| 表寒里热 | 表寒裏熱 | superficies cold with interior heat |
| 表寒里热证 | 表寒裏熱證 | syndrome of superficies cold and interior heat |
| 表里辨证 | 表裏辨證 | syndrome differentiation of superficies and interior |
| 表里分消 | 表裏分消 | eliminating pathogens by diaphoresis and purgation respectively |
| 表里俱寒证 | 表裏俱寒證 | syndrome of cold in both superficies and interior |
| 表里俱热证 | 表裏俱熱證 | syndrome of heat in both superficies and interior |

| 大陆名 | 台湾名 | 英文名 |
| --- | --- | --- |
| 表里配穴法 | 表裏配穴法 | superficies-interior points combination, superficies-interior points association |
| 表里双解 | 表裏雙解 | expelling pathogens from both interior and superficies |
| 表里双解剂 | 表裏雙解劑 | formula for relieving both superficial and internal disorders |
| 表里同病 | 表裏同病 | simultaneous superficies and interior syndromes |
| 表面特征 | 表面特徵 | surface character |
| 表热 | 表熱 | superficies heat |
| 表热里寒 | 表熱裏寒 | superficies heat with interior cold |
| 表热里寒证 | 表熱裏寒證 | syndrome of superficies heat and interior cold |
| 表实 | 表實 | superficies excess |
| 表实证 | 表實證 | superficies excess syndrome |
| 表邪入里 | 表邪入裏 | superficies pathogens involving interior |
| 表虚 | 表虚 | superficies deficiency |
| 表虚证 | 表虚證 | superficies deficiency syndrome |
| 表证 | 表證 | superficies syndrome |
| 髌骨骨折 | 髕骨骨折 | patellar fracture |
| 髌骨软骨软化症 | 髕骨軟骨軟化症 | chondromalacia patellae |

| 大陆名 | 台湾名 | 英文名 |
|---|---|---|
| 髌骨软骨软化症·风寒湿阻证 | 髕骨軟骨軟化症·風寒濕阻證 | chondromalacia patella with wind-cold-dampness obstruction pattern |
| 髌骨软骨软化症·肝肾亏虚证 | 髕骨軟骨軟化症·肝腎虧虚證 | chondromalacia patella with liver-kidney deficiency pattern |
| 髌骨软化症 | 髕骨軟化症 | patellar chondromalacia |
| 并病 | 並病 | disease of one channel involving another channel |
| 并月 | 並月 | bimonthly menstruation |
| 病发于阳 | 病發於陽 | disease arising from yang |
| 病发于阴 | 病發於陰 | disease arising from yin |
| 病理性骨折 | 病理性骨折 | pathological fracture |
| 病脉 | 病脈 | abnormal pulse |
| 病色相克 | 病色相克 | mutual restriction between disease and complexion |
| 病因辨证 | 病因辨證 | syndrome differentiation of etiology |
| 拨络法 | 撥絡法 | plucking tendon manipulation |
| 拨云退翳丸 | 撥雲退翳丸 | boyun tuiyi pills, boyun tuiyi wan |
| 补法 | 補法 | tonifying method |
| 补气升提 | 補氣升提 | invigorating qi for ascending |
| 补授法 | 補授法 | complementary feeding |
| 补益法 | 補益法 | invigoration method |

| 大陆名 | 台湾名 | 英文名 |
|---|---|---|
| 补益肝肾法 | 補益肝腎法 | tonifying and replenishing liver and kidney |
| 不寐·肝火扰心证 | 不寐·肝火擾心證 | insomnia with syndrome of liver-fire disturbing heart |
| 不寐·肝郁血虚证 | 不寐·肝鬱血虚證 | insomnia with syndrome of liver depression and blood deficiency |
| 不寐·痰热内扰证 | 不寐·痰熱內擾證 | insomnia with syndrome of internal disturbance of phlegm-heat |
| 不寐·胃气不和证 | 不寐·胃氣不和證 | insomnia with syndrome of stomach qi disharmony |
| 不寐·心火炽盛证 | 不寐·心火熾盛證 | insomnia with syndrome of blazing heart-fire |
| 不寐·心脾两虚证 | 不寐·心脾兩虚證 | insomnia with syndrome of deficiency of both heart and spleen |
| 不寐·心肾不交证 | 不寐·心腎不交證 | insomnia with syndrome of incoordination between heart and kidney |
| 不寐·心虚胆怯证 | 不寐·心虚膽怯證 | insomnia with syndrome of heart deficiency and timidity |
| 不完全骨折 | 不完全骨折 | incomplete fracture |
| 不稳定骨折 | 不穩定骨折 | unstable fracture |
| 不孕症 | 不孕症 | infertility |
| 不孕症·肝气郁结证 | 不孕症·肝氣鬱結證 | infertility with syndrome of liver qi depression |
| 不孕症·肝肾阴虚证 | 不孕症·肝腎陰虚證 | infertility with syndrome of yin deficiency of liver and kidney |

| 大陆名 | 台湾名 | 英文名 |
|---|---|---|
| 不孕症·脾肾阳虚证 | 不孕症·脾肾陽虛證 | infertility with syndrome of yang deficiency of spleen and kidney |
| 不孕症·肾气虚证 | 不孕症·肾氣虛證 | infertility with syndrome of kidney qi deficiency |
| 不孕症·痰湿阻滞证 | 不孕症·痰濕阻滯證 | infertility with syndrome of stagnation and blockade of phlegm-damp |
| 不孕症·瘀血内阻证 | 不孕症·瘀血内阻證 | infertility with syndrome of internal blockade of static blood |
| 布袋丸 | 布袋丸 | budai pill |
| 布指 | 布指 | arranging fingers in pulse taking |

## C

| 大陆名 | 台湾名 | 英文名 |
|---|---|---|
| 擦法 | 擦法 | scrubbing manipulation |
| 采收期 | 採收期 | collection period |
| 采制 | 採制 | collection and preparation |
| 踩法 | 踩法 | treading manipulation |
| 蚕豆黄 | 蠶豆黃 | favism |
| 苍术 | 蒼朮 | atractylodes rhizome |
| 嘈杂·胃气虚证 | 嘈雜·胃氣虛證 | stomach upset with qi deficiency syndrome |
| 嘈杂·胃热证 | 嘈雜·胃熱證 | stomach upset with stomach heat syndrome |

| 大陆名 | 台湾名 | 英文名 |
| --- | --- | --- |
| 嘈杂·胃阴虚证 | 嘈雜·胃陰虚證 | stomach upset with yin deficiency syndrome |
| 嘈杂·血虚证 | 嘈雜·血虚證 | stomach upset with blood deficiency syndrome |
| 草豆蔻 | 草豆蔻 | katsumada galangal seed |
| 草果 | 草果 | fruit of caoguo |
| 草乌 | 草烏 | kusnezoff monkshood root |
| 草药 | 草藥 | herb |
| 侧柏叶 | 側柏葉 | Chinese arborvitae twig and leaf |
| 察目验伤法 | 察目驗傷法 | method by inspecting eyes to examine an injury |
| 柴胡 | 柴胡 | Chinese thorowax root |
| 柴胡口服液 | 柴胡口服液 | chaihu oral liquid,chaihu koufuye |
| 柴胡疏肝散 | 柴胡疏肝散 | chaihu shugan powder |
| 掺药法 | 掺藥法 | dusting powder drug method |
| 缠缚疗法 | 纏縛療法 | binding therapy |
| 产后病 | 產後病 | puerperal disease |
| 产后病脉 | 產後病脈 | morbid postpartum pulse |
| 产后病诊法 | 產後病診法 | diagnostics for postpartum disease |
| 产后常脉 | 產後常脈 | regular postpartum pulse |
| 产后大便难 | 產後大便難 | puerperal constipation |
| 产后大便难·脾肺气虚证 | 產後大便難·脾肺氣虚證 | postpartum constipation with syndrome of qi deficiency of spleen and lung |

| 大陆名 | 台湾名 | 英文名 |
| --- | --- | --- |
| 产后大便难·血虚津亏证 | 產後大便難·血虚津虧證 | postpartum constipation with syndrome of blood deficiency and fluid depletion |
| 产后发热 | 產後發熱 | puerperal fever |
| 产后发热·感染邪毒证 | 產後發熱·感染邪毒證 | postpartum fever with syndrome of pathogenic toxin |
| 产后发热·气虚证 | 產後發熱·氣虚證 | postpartum fever with qi deficiency syndrome |
| 产后发热·外感证 | 產後發熱·外感證 | postpartum fever with exogenous infection syndrome |
| 产后发热·血虚证 | 產後發熱·血虚證 | postpartum fever with blood deficiency syndrome |
| 产后发热·血瘀证 | 產後發熱·血瘀證 | postpartum fever with blood stasis syndrome |
| 产后腹痛 | 產後腹痛 | postpartum abdominal pain |
| 产后腹痛·寒凝血瘀证 | 產後腹痛·寒凝血瘀證 | postpartum abdominal pain with syndrome of cold congelation and blood stasis |
| 产后腹痛·气血两虚证 | 產後腹痛·氣血兩虚證 | postpartum abdominal pain with syndrome of deficiency of both qi and blood |
| 产后痉 | 產後痙 | postpartum convulsion |
| 产后痉病 | 產後痙病 | postpartum convulsion disease |
| 产后痉病·感染邪毒证 | 產後痙病·感染邪毒證 | postpartum convulsion disease with syndrome of pathogenic toxin |
| 产后痉病·阴血不足证 | 產後痙病·陰血不足證 | postpartum convulsion disease with syndrome of yin blood insufficiency |

| 大陆名 | 台湾名 | 英文名 |
|---|---|---|
| 产后目病 | 產後目病 | postpartum eye disease |
| 产后目病·肝气郁结证 | 產後目病·肝氣鬱結證 | postpartum eye disease with liver qi stagnation pattern |
| 产后目病·气血两虚证 | 產後目病·氣血兩虛證 | postpartum eye disease with qi-blood deficiency pattern |
| 产后目病·瘀血凝滞证 | 產後目病·瘀血凝滯證 | postpartum eye disease with pattern of static blood coagulation and stagnation |
| 产后尿血 | 產後尿血 | postpartum hematuria |
| 产后三禁 | 產後三禁 | three contraindications for postpartum treatment |
| 产后三审 | 產後三審 | observing three postpartum items |
| 产后伤暑 | 產後傷暑 | postpartum summerheat affection |
| 产后身痛 | 產後身痛 | postpartum body pain |
| 产后身痛·风寒证 | 產後身痛·風寒證 | postpartum body pain with wind-cold syndrome |
| 产后身痛·肾虚证 | 產後身痛·腎虛證 | postpartum body pain with kidney deficiency syndrome |
| 产后身痛·血虚证 | 產後身痛·血虛證 | postpartum body pain with blood deficiency syndrome |
| 产后身痛·血瘀证 | 產後身痛·血瘀證 | postpartum body pain with blood stasis syndrome |
| 产后小便不通 | 產後小便不通 | postpartum retention of urine |
| 产后小便不通·气虚证 | 產後小便不通·氣虛證 | postpartum retention of urine with qi deficiency syndrome |

| 大陆名 | 台湾名 | 英文名 |
|---|---|---|
| 产后小便不通·气滞证 | 產後小便不通·氣滯證 | postpartum retention of urine with qi stagnation syndrome |
| 产后小便不通·肾虚证 | 產後小便不通·腎虛證 | postpartum retention of urine with kidney deficiency syndrome |
| 产后小便不通·血瘀证 | 產後小便不通·血瘀證 | postpartum retention of urine with blood stasis syndrome |
| 产后小便淋痛 | 產後小便淋痛 | postpartum strangury |
| 产后小便淋痛·肝经郁热证 | 產後小便淋痛·肝經鬱熱證 | postpartum strangury with syndrome of heat stagnating in Liver Channel |
| 产后小便淋痛·肾阴虚证 | 產後小便淋痛·腎陰虛證 | postpartum strangury with syndrome of kidney yin deficiency |
| 产后小便淋痛·湿热蕴结证 | 產後小便淋痛·濕熱蘊結證 | postpartum strangury with syndrome of accumulation and binding of damp-heat |
| 产后小便频数 | 產後小便頻數 | postpartum frequent urination |
| 产后小便频数·气虚证 | 產後小便頻數·氣虛證 | postpartum frequent urination with qi deficiency syndrome |
| 产后小便频数·肾虚证 | 產後小便頻數·腎虛證 | postpartum frequent urination with kidney deficiency syndrome |
| 产后小便失禁 | 產後小便失禁 | postpartum enuresis |
| 产后小便失禁·产伤证 | 產後小便失禁·產傷證 | postpartum enuresis with syndrome of birth injury |
| 产后小便失禁·气虚证 | 產後小便失禁·氣虛證 | postpartum enuresis with qi deficiency syndrome |

| 大陆名 | 台湾名 | 英文名 |
| --- | --- | --- |
| 产后小便失禁·肾虚证 | 產後小便失禁·腎虛證 | postpartum enuresis with kidney deficiency syndrome |
| 产后虚赢 | 產後虛赢 | postpartum debility |
| 产后虚赢·肺肾阴虚证 | 產後虛赢·肺腎陰虛證 | postpartum debility with syndrome of yin deficiency of lung and kidney |
| 产后虚赢·脾肾阳虚证 | 產後虛赢·脾腎陽虛證 | postpartum debility with syndrome of yang deficiency of spleen and kidney |
| 产后虚赢·气虚证 | 產後虛赢·氣虛證 | postpartum debility with qi deficiency syndrome |
| 产后虚赢·血虚证 | 產後虛赢·血虛證 | postpartum debility with blood deficiency syndrome |
| 产后血崩 | 產後血崩 | massive postpartum hemorrhage |
| 产后血崩·产伤证 | 產後血崩·產傷證 | massive postpartum hemorrhage with syndrome of birth injury |
| 产后血崩·气不摄血证 | 產後血崩·氣不攝血證 | massive postpartum hemorrhage with syndrome of failure of qi to keep blood |
| 产后血崩·血热内扰证 | 產後血崩·血熱內擾證 | massive postpartum hemorrhage with syndrome of internal disturbance of blood heat |
| 产后血崩·瘀血内阻证 | 產後血崩·瘀血內阻證 | massive postpartum hemorrhage with syndrome of internal blockade of static blood |
| 产后血晕 | 產後血量 | postpartum hemorrhagic syncope |
| 产后血晕·血虚气脱证 | 產後血量·血虛氣脫證 | postpartum hemorrhagic syncope with syndrome of qi collapse due to blood deficiency |

| 大陆名 | 台湾名 | 英文名 |
|---|---|---|
| 产后血晕·血瘀气逆证 | 產後血暈·血瘀氣逆證 | postpartum hemorrhagic syncope with syndrome of qi counter-flowing and blood stasis |
| 产后遗粪 | 產後遺糞 | puerperal incontinence of feces |
| 产后抑郁 | 產後抑鬱 | postpartum depression |
| 产后抑郁·肝气郁结证 | 產後抑鬱·肝氣鬱結證 | post partum depression with syndrome of liver qi depression |
| 产后抑郁·心脾两虚证 | 產後抑鬱·心脾兩虛證 | post partum depression with syndrome of deficiency of both heart and spleen |
| 产后抑郁·瘀血内阻证 | 產後抑鬱·瘀血內阻證 | post partum depression with syndrome of internal blockade of static blood |
| 产后喑 | 產後喑 | postpartum dysphonia |
| 产后痈 | 產後癰 | postpartum abscess |
| 产后自汗盗汗 | 產後自汗盜汗 | postpartum spontaneous and night sweating |
| 产后自汗盗汗·气虚证 | 產後自汗盜汗·氣虛證 | postpartum spontaneous and night sweating with qi deficiency syndrome |
| 产后自汗盗汗·阴虚证 | 產後自汗盜汗·陰虛證 | postpartum spontaneous and night sweating with yin deficiency syndrome |
| 颤振·肝风内动证 | 顫振·肝風內動證 | tremor disease with syndrome of internal stirring of liver wind |
| 颤振·气血两虚证 | 顫振·氣血兩虛證 | tremor disease with syndrome of deficiency of both qi and blood |

| 大陆名 | 台湾名 | 英文名 |
|---|---|---|
| 颤振·髓海不足证 | 顫振·髓海不足證 | tremor disease with syndrome of marrow sea insufficiency |
| 颤振·痰热动风证 | 顫振·痰熱動風證 | tremor disease with syndrome of wind stirring due to phlegm-heat |
| 颤振·血瘀风动证 | 顫振·血瘀風動證 | tremor disease with syndrome of moving wind due to blood stasis |
| 颤振·阳气虚衰证 | 顫振·陽氣虛衰證 | tremor disease with syndrome of yang qi exhaustion |
| 长脉 | 長脈 | long pulse |
| 长强 | 長強 | chángqiáng,GV1,DU1 |
| 长针 | 長針 | long needle |
| 肠痈·气滞血瘀证 | 腸癰·氣滯血瘀證 | intestinal abscess with pattern of qi stagnation and blood stasis |
| 肠痈·热毒炽盛证 | 腸癰·熱毒熾盛證 | intestinal abscess with blazing heat-toxin pattern |
| 肠痈·瘀滞化热证 | 腸癰·瘀滯化熱證 | intestinal abscess with pattern of static blood and stagnated qi transforming into heat |
| 超关节夹板固定 | 超關節夾板固定 | splint fixation over joint |
| 炒制 | 炒制 | stir-frying |
| 车前草 | 車前草 | plantain herb |
| 沉脉 | 沉脈 | deep pulse |
| 陈旧骨折 | 陳舊骨折 | old fracture |
| 陈旧性骨折 | 陳舊性骨折 | old fracture |

| 大陆名 | 台湾名 | 英文名 |
|---|---|---|
| 陈实功 | 陳實功 | Chen Shigong |
| 陈修园 | 陳修園 | Chen Xiuyuan |
| 晨僵 | 晨僵 | morning stiffness |
| 成角折顶 | 成角折頂 | angulation and bending manipulation |
| 痴呆 | 癡呆 | dementia |
| 痴呆·禀赋不足证 | 癡呆·稟賦不足證 | dementia with syndrome of defects in natural endowment |
| 痴呆·脾肾气虚证 | 癡呆·脾腎氣虚證 | dementia with syndrome of qi deficiency of spleen and kidney |
| 痴呆·脾虚湿困证 | 癡呆·脾虚濕困證 | dementia with syndrome of damp retention due to spleen deficiency |
| 痴呆·气血两虚证 | 癡呆·氣血兩虚證 | dementia with syndrome of deficiency of both qi and blood |
| 痴呆·髓海不足证 | 癡呆·髓海不足證 | dementia with syndrome of marrow sea insufficiency |
| 痴呆·痰浊上扰证 | 癡呆·痰濁上擾證 | dementia with syndrome of upward disturbance of phlegm-turbidity |
| 痴呆·心肝火旺证 | 癡呆·心肝火旺證 | dementia with syndrome of exuberant fire of heart and liver |
| 痴呆·血瘀气滞证 | 癡呆·血瘀氣滯證 | dementia with syndrome of blood stasis and qi stagnation |
| 迟脉 | 遲脈 | slow pulse |
| 尺骨干骨折 | 尺骨幹骨折 | fracture of shaft of ulna |

| 大陆名 | 台湾名 | 英文名 |
| --- | --- | --- |
| 尺骨上1/3骨折合并桡骨头脱位 | 尺骨上1/3骨折合併橈骨頭脱位 | fracture of upper 1/3 of ulna combined with dislocation of head of radius |
| 尺骨鹰嘴骨折 | 尺骨鷹嘴骨折 | fracture of olecranon |
| 尺桡骨干双骨折 | 尺橈骨幹雙骨折 | double fracture of shafts of ulna and radius |
| 齿槽风·气血两虚证 | 齒槽風·氣血兩虛證 | jaw wind with qi-blood deficiency pattern |
| 齿槽风·邪热炽盛证 | 齒槽風·邪熱熾盛證 | jaw wind with blazing pathogenic heat pattern |
| 齿槁 | 齒槁 | withering teeth |
| 齿衄·脾不统血证 | 齒衄·脾不統血證 | gum bleeding with pattern of spleen failing to control blood |
| 齿衄·胃火炽盛证 | 齒衄·胃火熾盛證 | gum bleeding with blazing stomach fire pattern |
| 齿衄·阴虚火旺证 | 齒衄·陰虛火旺證 | gum bleeding with pattern of yin deficiency and fire effulgence |
| 齿齘·气血两虚证 | 齒齘·氣血兩虛證 | teeth grinding with qi-blood deficiency pattern |
| 齿齘·胃腑积热证 | 齒齘·胃腑積熱證 | teeth grinding with pattern of stomach-fu heat accumulation |
| 齿齘·小儿疳积证 | 齒齘·小兒疳積證 | teeth grinding with pattern of infantile malnutrition and food stagnation |
| 齿齘·心火炽盛证 | 齒齘·心火熾盛證 | teeth grinding with blazing heart fire pattern |

| 大陆名 | 台湾名 | 英文名 |
|--------|--------|--------|
| 赤带·肾阴虚证 | 赤帶·腎陰虛證 | red vaginal discharge with syndrome of kidney yin deficiency |
| 赤带·湿热下注证 | 赤帶·濕熱下注證 | red vaginal discharge with syndrome of downward diffusion of damp-heat |
| 赤带·心肝火旺证 | 赤帶·心肝火旺證 | red vaginal discharge with syndrome of exuberant fire of heart and liver |
| 赤带·血虚证 | 赤帶·血虛證 | red vaginal discharge with blood deficiency syndrome |
| 赤脉传睛 | 赤脈傳睛 | red vessels invading white eye,ciliary hyperemia |
| 赤丝虬脉 | 赤絲虯脈 | red tangled vessel |
| 赤小豆 | 赤小豆 | rice bean |
| 赤游丹 | 赤遊丹 | wandering erysipelas |
| 赤游丹·毒传心肝证 | 赤遊丹·毒傳心肝證 | wandering erysipelas with syndrome of toxin invading heart and liver |
| 赤游丹·毒在肌肤证 | 赤遊丹·毒在肌膚證 | wandering erysipelas with syndrome of toxin invading muscle and skin |
| 冲服 | 沖服 | administered after dissolved |
| 冲脉 | 沖脈 | thoroughfare channel,thoroughfare vessel |
| 冲门 | 沖門 | chōngmén,SP12 |
| 冲任不调 | 沖任不調 | disharmony of thoroughfare and conception channels |

| 大陆名 | 台湾名 | 英文名 |
|---|---|---|
| 冲任不调证 | 沖任不調證 | syndrome of disharmony of Chong and Conception Channels |
| 冲任不固 | 沖任不固 | insecurity of thoroughfare and conception channels |
| 冲任不固证 | 沖任不固證 | syndrome of unconsolidation of Chong and Conception Channels |
| 冲任虚寒 | 沖任虚寒 | deficient cold of thoroughfare and conception channels |
| 冲任虚损 | 沖任虚損 | debility of thoroughfare and conception channels |
| 冲洗法 | 沖洗法 | irrigation therapy |
| 冲洗疗法 | 沖洗療法 | douche therapy |
| 冲阳 | 沖陽 | chōngyáng,S42,ST42 |
| 虫病 | 蟲病 | parasitosis |
| 虫积 | 蟲積 | parasitic amassment |
| 虫积小肠证 | 蟲積小腸證 | syndrome of ascariasis of small intestine |
| 虫瘕 | 蟲瘕 | parasitic abdominal mass |
| 虫兽伤 | 蟲獸傷 | injury by animal and insect |
| 虫痒 | 蟲癢 | worm itching |
| 虫蚀 | 蟲蚀 | rotten due to insect bites |
| 重腭 | 重齶 | swollen upper palate |
| 重舌·胎毒内蕴证 | 重舌·胎毒内蘊證 | double tongue disease with pattern of internal amassment of fetal toxin |

| 大陆名 | 台湾名 | 英文名 |
|---|---|---|
| 重舌·心脾积热证 | 重舌·心脾積熱證 | double tongue disease with pattern of heart-spleen heat accumulation |
| 重听 | 重聽 | hard of hearing |
| 重修政和经史证类备急本草 | 重修政和經史證類備急本草 | Chong-xiu Zhenghe Jing Shi Zheng Lei Beiji Bencao,Revised Zhenghe Materia Medica for Emergency from Classics and History Documents |
| 出针 | 出針 | needle withdrawal |
| 初生女婴阴道出血 | 初生女嬰陰道出血 | neonatal vaginal bleeding |
| 初生乳核 | 初生乳核 | neonatal mammary nodule |
| 除湿通络 | 除濕通絡 | eliminating dampness and dredging channels |
| 除湿止带 | 除濕止帶 | eliminating dampness and arresting leucorrhea |
| 楮实子 | 楮實子 | papermulberry fruit |
| 处方法 | 處方法 | prescribing method |
| 川贝枇杷糖浆 | 川貝枇杷糖漿 | chuanbei pipa syrup,chuanbei pipa tangjiang |
| 穿刺法 | 穿刺法 | puncture method |
| 疮疡补法 | 瘡瘍補法 | sore-ulcer-tonifying therapy |
| 疮疡补托法 | 瘡瘍補托法 | promoting method with tonification |
| 疮疡透托法 | 瘡瘍透托法 | direct promoting method |
| 疮疡托法 | 瘡瘍托法 | sore-ulcer-promoting therapy |
| 疮疡消法 | 瘡瘍消法 | sore-ulcer-resolving therapy |

| 大陆名 | 台湾名 | 英文名 |
|---|---|---|
| 创伤性关节炎 | 創傷性關節炎 | traumatic arthritis |
| 创伤性滑膜炎 | 創傷性滑膜炎 | traumatic synovitis |
| 创伤性滑膜炎·风寒侵袭证 | 創傷性滑膜炎·風寒侵襲證 | traumatic synovitis with wind-cold invasion pattern |
| 创伤性滑膜炎·痰湿阻络证 | 創傷性滑膜炎·痰濕阻絡證 | traumatic synovitis with pattern of phlegm-dampness obstructing collateral |
| 创伤性滑膜炎·血瘀气滞证 | 創傷性滑膜炎·血瘀氣滯證 | traumatic synovitis with pattern of blood stasis and qi stagnation |
| 吹鼻疗法 | 吹鼻療法 | nose-insufflating therapy |
| 吹耳疗法 | 吹耳療法 | ear-insufflating therapy |
| 吹喉疗法 | 吹喉療法 | larynx-blowing therapy |
| 吹药法 | 吹藥法 | blowing drug method |
| 垂盆草 | 垂盆草 | stringy stonecrop herb |
| 春温·内闭外脱证 | 春溫·內閉外脫證 | spring warmth with syndrome of internal blockade and external collapse |
| 春温·气营两燔证 | 春溫·氣營兩燔證 | spring warmth with syndrome of blazing heat in both qi and nutrient phases |
| 春温·热结气虚证 | 春溫·熱結氣虛證 | spring warmth with syndrome of heat binding and qi deficiency |
| 春温·热结阴亏证 | 春溫·熱結陰虧證 | spring warmth with syndrome of heat binding and yin insufficiency |

| 大陆名 | 台湾名 | 英文名 |
|---|---|---|
| 春温·热扰胸膈证 | 春溫·熱擾胸膈證 | spring warmth with syndrome of heat stagnation in chest and diaphragm |
| 春温·热盛动风证 | 春溫·熱盛動風證 | spring warmth with syndrome of wind stirring by exuberant heat |
| 春温·热盛动血证 | 春溫·熱盛動血證 | spring warmth with syndrome of bleeding caused by blazing heat |
| 春温·热陷心包证 | 春溫·熱陷心包證 | spring warmth disease with syndrome of heat invading pericardium |
| 春温·热与血结证 | 春溫·熱與血結證 | spring warmth with syndrome of binding of heat and blood |
| 春温·热郁胆腑证 | 春溫·熱鬱膽腑證 | spring warmth with syndrome of heat stagnation in gallbladder |
| 春温·热灼胸膈证 | 春溫·熱灼胸膈證 | spring warmth with syndrome of heat burning in chest and diaphragm |
| 春温·热灼营血证 | 春溫·熱灼營血證 | spring warmth with syndrome of toxin entering nutrient and blood phases |
| 春温·肾阴虚证 | 春溫·腎陰虛證 | spring warmth with syndrome of kidney yin deficiency |
| 春温·邪留阴分证 | 春溫·邪留陰分證 | spring warmth with syndrome of pathogen retained in yin phase |
| 春温·虚风内动证 | 春溫·虛風內動證 | spring warmth with syndrome of internal stirring of deficient wind |
| 春温·阳明腑实证 | 春溫·陽明腑實證 | spring warmth with syndrome of excess of Yangming fu-viscera |

| 大陆名 | 台湾名 | 英文名 |
|---|---|---|
| 春温·阳明热盛证 | 春溫·陽明熱盛證 | spring warmth with syndrome of exuberant heat in Yangming |
| 春温·阴虚火旺证 | 春溫·陰虚火旺證 | spring warmth with syndrome of exuberant fire due to yin deficiency |
| 春温夹滞 | 春溫夾滯 | spring warmth complicated with food stagnation |
| 唇 | 唇 | lip |
| 唇疔 | 唇疔 | lip furuncle |
| 唇反 | 唇反 | cheilectropion |
| 唇风 | 唇風 | labial wind,exfoliative inflammation of lips |
| 唇风·脾虚血燥证 | 唇風·脾虚血燥證 | lip wind with pattern of spleen deficiency and blood dryness |
| 唇风·胃经风热证 | 唇風·胃經風熱證 | lip wind with pattern of wind-heat in stomach channel |
| 唇菌 | 唇菌 | lip cancer |
| 唇裂 | 唇裂 | chapped lips |
| 唇湿 | 唇濕 | cheilitis |
| 唇四白 | 唇四白 | perilabial zone |
| 唇肿 | 唇腫 | swollen lip |
| 唇肿·风寒外袭证 | 唇腫·風寒外襲證 | swollen lip with pattern of external assault by wind-cold |
| 唇肿·风热袭表证 | 唇腫·風熱襲表證 | swollen lip with pattern of wind-heat assaulting exterior |

| 大陆名 | 台湾名 | 英文名 |
|---|---|---|
| 淳于意 | 淳于意 | Chunyu Yi |
| 戳法 | 戳法 | stamping manipulation |
| 刺法 | 刺法 | acupuncture technique |
| 刺法灸法学 | 刺法灸法學 | subject of acupuncture and moxibustion technique |
| 刺激强度 | 刺激强度 | stimulation intensity |
| 刺灸法 | 刺灸法 | techniques of acupuncture and moxibustion |
| 卒发 | 卒發 | sudden onset |
| 促脉 | 促脈 | irregular-rapid pulse |
| 醋制 | 醋制 | processing with vinegar |
| 搓法 | 搓法 | twisting manipulation |

## D

| 大陆名 | 台湾名 | 英文名 |
|---|---|---|
| 大肠癌·肝肾阴虚证 | 大腸癌·肝腎陰虛證 | large intestine cancer with syndrome of yin deficiency of liver and kidney |
| 大肠癌·脾肾气虚证 | 大腸癌·脾腎氣虛證 | large intestine cancer with syndrome of qi deficiency of spleen and kidney |
| 大肠癌·湿热蕴毒证 | 大腸癌·濕熱蘊毒證 | large intestine cancer with syndrome of damp-heat and amassing poison |

| 大陆名 | 台湾名 | 英文名 |
|---|---|---|
| 大肠癌·瘀毒内结证 | 大腸癌·瘀毒內結證 | large intestine cancer with syndrome of internal binding of static blood and poison |
| 大肠热结证 | 大腸熱結證 | syndrome of heat accumulated in large intestine |
| 大肠湿热 | 大腸濕熱 | dampness-heat of large intestine |
| 大肠湿热证 | 大腸濕熱證 | syndrome of dampness-heat in large intestine |
| 大方脉 | 大方脈 | medical department for adult |
| 大黄䗪虫丸 | 大黃䗪蟲丸 | dahuang zhechong pills,dahuang zhechong wan |
| 大结胸证 | 大結胸證 | major chest binding syndrome, chest binding syndrome with heat and fluid |
| 大疱性鼓膜炎·风热外袭证 | 大皰性鼓膜炎·風熱外襲證 | bullous myringitis with pattern of external assault by wind-heat |
| 大疱性鼓膜炎·肝火上扰证 | 大皰性鼓膜炎·肝火上擾證 | bullous myringitis with pattern of liver fire disturbing upward |
| 大青叶 | 大青葉 | dyers woad leaf |
| 大头瘟·毒盛肺胃证 | 大頭瘟·毒盛肺胃證 | swollen-head epidemic with syndrome of toxin exuberant in lung and stomach |
| 大头瘟·胃阴虚证 | 大頭瘟·胃陰虛證 | swollen-head epidemic with syndrome of stomach yin deficiency |
| 大头瘟·邪犯肺卫证 | 大頭瘟·邪犯肺衛證 | swollen-head epidemic with syndrome of pathogen invading lung-defense phase |

| 大陆名 | 台湾名 | 英文名 |
|---|---|---|
| 大血藤 | 大血藤 | sargentgloryvine stem |
| 大针 | 大針 | big needle |
| 呆小病 | 呆小病 | cretinism |
| 代脉 | 代脈 | regularly intermittent pulse |
| 代授法 | 代授法 | feeding with substitute |
| 带脉 | 帶脈 | belt channel,belt vessel |
| 带脉失约 | 帶脈失約 | belt channel dysfunction |
| 带下病诊法 | 帶下病診法 | diagnostics for woman's disease |
| 带下过少·肝肾两虚证 | 帶下過少·肝腎兩虛證 | oligo-vaginal discharge with syndrome of deficiency of both liver and kidney |
| 带下过少·血枯瘀阻证 | 帶下過少·血枯瘀阻證 | oligo-vaginal discharge with syndrome of blood depletion and blockade of static blood |
| 黛蛤散 | 黛蛤散 | daige powder,daige san |
| 丹毒·风热毒蕴证 | 丹毒·風熱毒蘊證 | erysipelas with pattern of wind-heat toxin amassment |
| 丹毒·肝脾湿火证 | 丹毒·肝脾濕火證 | erysipelas with pattern of dampness-fire in spleen and liver |
| 丹毒·湿热毒蕴证 | 丹毒·濕熱毒蘊證 | erysipelas with pattern of dampness-heat toxin amassment |
| 丹毒·胎火蕴毒证 | 丹毒·胎火蘊毒證 | erysipelas with pattern of fetal fire amassing toxin |
| 丹参注射液 | 丹參注射液 | danshen injections |

| 大陆名 | 台湾名 | 英文名 |
| --- | --- | --- |
| 丹溪心法 | 丹溪心法 | Danxi Xinfa, Danxi's Mastery of Medicine |
| 单侧擒拿法 | 單側擒拿法 | unilateral grasping massage for throat disease |
| 单手进针法 | 單手進針法 | needle-inserting with single hand |
| 胆 | 膽 | gallbladder |
| 胆癌 | 膽癌 | gallbladder cancer |
| 胆经郁热 | 膽經鬱熱 | stagnated heat of gallbladder channel |
| 胆经郁热证 | 膽經鬱熱證 | syndrome of stagnated heat of gallbladder channel |
| 胆南星 | 膽南星 | bile arisaema |
| 胆囊穴 | 膽囊穴 | dǎnnáng, EX-LE6 |
| 胆气 | 膽氣 | gallbladder qi |
| 胆石 | 膽石 | gallstones |
| 胆石通胶囊 | 膽石通膠囊 | danshitong capsules |
| 胆虚气怯 | 膽虛氣怯 | insufficiency of gallbladder qi causing timidity |
| 胆俞 | 膽俞 | dǎnshù, B19, BL19 |
| 胆郁痰扰 | 膽鬱痰擾 | stagnated gallbladder qi with disturbing phlegm |
| 胆郁痰扰证 | 膽鬱痰擾證 | syndrome of stagnated gallbladder qi with disturbing phlegm |
| 胆胀 | 膽脹 | gallbladder distention |

| 大陆名 | 台湾名 | 英文名 |
|--------|--------|--------|
| 胆胀·胆腑郁热证 | 膽脹·膽腑鬱熱證 | gallbladder distention with syndrome of heat stagnation in gallbladder |
| 胆胀·肝胆气郁证 | 膽脹·肝膽氣鬱證 | gallbladder distention with syndrome of qi stagnation of liver and gallbladder |
| 胆胀·肝胆湿热证 | 膽脹·肝膽濕熱證 | gallbladder distention with syndrome of damp-heat in liver and gallbladder |
| 胆胀·气滞血瘀证 | 膽脹·氣滯血瘀證 | gallbladder distention with syndrome of qi stagnation and blood stasis |
| 胆胀·阳虚郁滞证 | 膽脹·陽虛鬱滯證 | gallbladder distention with syndrome of yang deficiency and qi depression |
| 胆胀·阴虚郁滞证 | 膽脹·陰虛鬱滯證 | gallbladder distention with syndrome of yin deficiency and qi stagnation |
| 胆汁 | 膽汁 | bile |
| 但欲寐 | 但欲寐 | analeptic |
| 淡豆豉 | 淡豆豉 | fermented soybean |
| 淡渗利湿 | 淡滲利濕 | promoting diuresis with drugs of tasteless flavor |
| 淡竹叶 | 淡竹葉 | lophatherum herb |
| 膻中 | 膻中 | dànzhōng,CV17,RN17 |
| 膻中疽 | 膻中疽 | carbuncle of chest center |
| 当归 | 當歸 | Chinese angelica |
| 当归流浸膏 | 當歸流浸膏 | danggui extract,danggui liujin gao |
| 当归龙荟丸 | 當歸龍薈丸 | danggui longhui pills,danggui longhui wan |

| 大陆名 | 台湾名 | 英文名 |
| --- | --- | --- |
| 当阳 | 當陽 | dāngyáng, EX-HN2 |
| 刀豆 | 刀豆 | jack bean |
| 导药法 | 導藥法 | guiding medicinal method |
| 倒置位 | 倒置位 | prone jackknife position |
| 盗汗·气阴两虚证 | 盜汗·氣陰兩虛證 | night sweating with syndrome of deficiency of both qi and yin |
| 盗汗·心血虚证 | 盜汗·心血虛證 | night sweating with syndrome of heart blood deficiency |
| 盗汗·阴虚火旺证 | 盜汗·陰虛火旺證 | night sweating with syndrome of exuberant fire due to yin deficiency |
| 地锦草 | 地錦草 | creeping euphorbia |
| 灯心草 | 燈心草 | common rush |
| 登豆疮 | 登豆瘡 | impetigo herpetiformis |
| 登豆疮·气阴两虚证 | 登豆瘡·氣陰兩虛證 | impetigo herpetiformis with qi-yin deficiency pattern |
| 登豆疮·热入营血证 | 登豆瘡·熱入營血證 | impetigo herpetiformis with pattern of heat entering nutrient-blood |
| 滴鼻法 | 滴鼻法 | method of nosedrops |
| 滴鼻疗法 | 滴鼻療法 | nose-dripping therapy |
| 滴耳法 | 滴耳法 | method of eardrops |
| 滴耳疗法 | 滴耳療法 | ear-dripping therapy |
| 滴酒法 | 滴酒法 | alcohol fire method, alcohol fire cupping |
| 滴眼药水法 | 滴眼藥水法 | application of eyedrop |

| 大陆名 | 台湾名 | 英文名 |
|---|---|---|
| 滴药法 | 滴藥法 | dripping method |
| 骶骨骨折 | 骶骨骨折 | sacral fracture |
| 骶尾部畸胎瘤·肾气虚证 | 骶尾部畸胎瘤·腎氣虚證 | sacrococcygeal teratoma with kidney qi deficiency pattern |
| 骶尾部畸胎瘤·湿热下注证 | 骶尾部畸胎瘤·濕熱下注證 | sacrococcygeal teratoma with pattern of dampness-heat diffusing downward |
| 第三腰椎横突综合征 | 第三腰椎横突綜合徵 | transverse process syndrome of third lumbar vertebra |
| 第三腰椎横突综合征·风寒湿阻证 | 第三腰椎横突綜合徵·風寒濕阻證 | the third lumbar transverse process syndrome with wind-cold-dampness obstruction pattern |
| 第三腰椎横突综合征·肝肾亏虚证 | 第三腰椎横突綜合徵·肝腎虧虚證 | the third lumbar transverse process syndrome with liver-kidney deficiency pattern |
| 第三腰椎横突综合征·血瘀气滞证 | 第三腰椎横突綜合徵·血瘀氣滯證 | the third lumbar transverse process syndrome with pattern of blood stasis and qi stagnation |
| 癫病·肝气郁结证 | 癲病·肝氣鬱結證 | depressive psychosis with syndrome of liver qi depression |
| 癫病·气虚痰结证 | 癲病·氣虚痰結證 | depressive psychosis with syndrome of qi deficiency and phlegm binding |
| 癫病·气阴两虚证 | 癲病·氣陰兩虚證 | depressive psychosis with syndrome of deficiency of both qi and yin |
| 癫病·痰气郁结证 | 癲病·痰氣鬱結證 | depressive psychosis with syndrome of phlegm-qi stagnation and binding |

| 大陆名 | 台湾名 | 英文名 |
|--------|--------|--------|
| 癫病·心脾两虚证 | 癲病·心脾兩虛證 | depressive psychosis with syndrome of deficiency of both heart and spleen |
| 癫病·阴虚火旺证 | 癲病·陰虛火旺證 | depressive psychosis with syndrome of exuberant fire due to yin deficiency |
| 点刺法 | 點刺法 | swift pricking blood therapy |
| 点穴法 | 點穴法 | finger pointing manipulation |
| 点压法 | 點壓法 | point pressing method |
| 点眼疗法 | 點眼療法 | eye dripping therapy |
| 点眼药法 | 點眼藥法 | topical eye medication |
| 点眼药粉法 | 點眼藥粉法 | application of eye powder |
| 电热针 | 電熱針 | moxibustion with electric warming needles |
| 电针疗法 | 電針療法 | electro-axupuncture therapy |
| 电针麻醉 | 電針麻醉 | electro-acupuncture anesthesia |
| 电针仪 | 電針儀 | electro-acupuncture therapeutic apparatus |
| 垫棉法 | 墊棉法 | cotton pad drainage |
| 垫枕法 | 墊枕法 | pillow-support treatment |
| 垫枕练功法 | 墊枕練功法 | functional exercise of spinal extensor in supine position |
| 跌打万花油 | 跌打萬花油 | dieda wanhua oil |
| 丁公藤 | 丁公藤 | obtuseleaf erycibe stem |
| 疔疮·火毒炽盛证 | 疔瘡·火毒熾盛證 | ding with blazing fire-toxin pattern |

| 大陆名 | 台湾名 | 英文名 |
|--------|--------|--------|
| 疔疮·火毒蕴结证 | 疔瘡·火毒蘊結證 | ding with fire-toxin amassment pattern |
| 顶颞后斜线 | 頂顳後斜線 | dǐngniè hòuxiéxiàn,MS7,posterior oblique line of vertex-temporal |
| 冬虫夏草 | 冬蟲夏草 | Chinese caterpillar fungus |
| 冬瓜串 | 冬瓜串 | upper arm abscess |
| 冬瓜皮 | 冬瓜皮 | Chinese waxgourd peel |
| 冬瓜子 | 冬瓜子 | waxgourd seed |
| 冬葵子 | 冬葵子 | cluster mallow fruit |
| 冬温 | 冬溫 | warm disease in winter |
| 动脉 | 動脈 | tremulous pulse |
| 冻疮·寒凝化热证 | 凍瘡·寒凝化熱證 | chilblain with pattern of cold congelation transforming into heat |
| 冻疮·寒凝血瘀证 | 凍瘡·寒凝血瘀證 | chilblain with pattern of cold congelation and blood stasis |
| 冻疮·寒盛阳衰证 | 凍瘡·寒盛陽衰證 | chilblain with pattern of yang declining due to cold excessiveness |
| 冻疮·气虚血瘀证 | 凍瘡·氣虛血瘀證 | chilblain with pattern of qi deficiency and blood stasis |
| 抖法 | 抖法 | shaking manipulation |
| 窦道·气血两虚证 | 竇道·氣血兩虛證 | sinus tract with qi-blood deficiency pattern |
| 窦道·余毒未清证 | 竇道·餘毒未清證 | sinus tract with uncleared remnant toxin pattern |

| 大陆名 | 台湾名 | 英文名 |
|--------|--------|--------|
| 督脉 | 督脈 | governor channel,governor vessel |
| 督脉虚损 | 督脈虛損 | governor channel insufficiency |
| 毒虫螫伤 | 毒蟲螫傷 | insect bite |
| 毒火犯耳证 | 毒火犯耳證 | syndrome of toxic fire invading ear |
| 毒入营血证 | 毒入營血證 | syndrome of yingfen and xuefen invaded by toxin |
| 毒蛇咬伤·风毒证 | 毒蛇咬傷·風毒證 | venomous snake bite with wind-toxin pattern |
| 毒蛇咬伤·风火毒证 | 毒蛇咬傷·風火毒證 | venomous snake bite with pattern of wind-fire toxin |
| 毒蛇咬伤·火毒证 | 毒蛇咬傷·火毒證 | venomous snake bite with fire-toxin pattern |
| 短脉 | 短脈 | short pulse |
| 断耳疮·热毒腐耳证 | 斷耳瘡·熱毒腐耳證 | severing auricle sore with pattern of heat-toxin eroding ear |
| 断耳疮·邪毒外袭证 | 斷耳瘡·邪毒外襲證 | severing auricle sore with pattern of external assault by pathogenic toxin |
| 断面特征 | 斷面特徵 | cut surface character |
| 煅制 | 煅制 | calcining |
| 对脐发疽 | 對臍發疽 | contra-umbilicus carbuncle |
| 对症取穴 | 對症取穴 | symptomatic point selection |
| 炖制 | 燉制 | stewing |
| 顿咳 | 頓咳 | whooping cough |

| 大陆名 | 台湾名 | 英文名 |
|---|---|---|
| 顿咳·肺脾气虚证 | 頓咳·肺脾氣虛證 | whooping cough with syndrome of qi deficiency of lung and spleen |
| 顿咳·肺阴虚证 | 頓咳·肺陰虛證 | whooping cough with syndrome of lung yin deficiency |
| 顿咳·痰火阻肺证 | 頓咳·痰火阻肺證 | whooping cough with syndrome of phlegm-fire blocking lung |
| 顿咳·邪犯肺卫证 | 頓咳·邪犯肺衛證 | whooping cough with syndrome of pathogen invading lung-defense phase |
| 多寐·脾气虚证 | 多寐·脾氣虛證 | somnolence with syndrome of spleen qi deficiency |
| 多寐·湿困脾胃证 | 多寐·濕困脾胃證 | somnolence with syndrome of dampness retaining in spleen and stomach |
| 多寐·痰浊闭阻证 | 多寐·痰濁閉阻證 | somnolence with syndrome of blockade of phlegm-turbidity |
| 多寐·阳气虚衰证 | 多寐·陽氣虛衰證 | somnolence with syndrome of yang qi exhaustion |
| 多寐·瘀血闭阻证 | 多寐·瘀血閉阻證 | somnolence with syndrome of blockade of static blood |
| 多囊卵巢综合征 | 多囊卵巢綜合徵 | polycystic ovary syndrome |
| 多囊卵巢综合征·肝经湿热证 | 多囊卵巢綜合徵·肝經濕熱證 | polycystic ovary syndrome with damp-heat in Liver Channel |
| 多囊卵巢综合征·气滞血瘀证 | 多囊卵巢綜合徵·氣滯血瘀證 | polycystic ovary syndrome with qi stagnation and blood stasis |
| 多囊卵巢综合征·肾虚证 | 多囊卵巢綜合徵·腎虛證 | polycystic ovary syndrome with kidney deficiency |

| 大陆名 | 台湾名 | 英文名 |
|---|---|---|
| 多囊卵巢综合征·痰湿阻滞证 | 多囊卵巢綜合徵·痰濕阻滯證 | polycystic ovary syndrome with stagnation and blockade of phlegm-damp |
| 堕胎·胎堕不全证 | 墮胎·胎墮不全證 | early abortion with incomplete abortion syndrome |
| 堕胎·胎殒难留证 | 墮胎·胎殞難留證 | early abortion with dead fetus syndrome |

## E

| 大陆名 | 台湾名 | 英文名 |
|---|---|---|
| 莪术 | 莪朮 | zedoray rhizome |
| 鹅不食草 | 鵝不食草 | small centipeda herb |
| 鹅口疮·热毒攻喉证 | 鵝口瘡·熱毒攻喉證 | thrush with syndrome of heat-toxin attacking throat |
| 鹅口疮·心脾积热证 | 鵝口瘡·心脾積熱證 | thrush with syndrome of accumulated heat in heart and spleen |
| 鹅口疮·虚火上浮证 | 鵝口瘡·虛火上浮證 | thrush with upward floating of deficient fire |
| 鹅掌风·风湿蕴肤证 | 鵝掌風·風濕蘊膚證 | goose-web wind with pattern of wind-dampness amassing in skin |
| 鹅掌风·血虚风燥证 | 鵝掌風·血虛風燥證 | goose-web wind with pattern of wind-dryness due to blood deficiency |
| 呃逆·脾肾阳虚证 | 呃逆·脾腎陽虛證 | hiccough with syndrome of yang deficiency of spleen and kidney |

| 大陆名 | 台湾名 | 英文名 |
| --- | --- | --- |
| 呃逆·脾胃阳虚证 | 呃逆·脾胃陽虛證 | hiccough with syndrome of yang deficiency of spleen and stomach |
| 呃逆·气滞痰阻证 | 呃逆·氣滯痰阻證 | hiccough with syndrome of qi stagnation and phlegm blockade |
| 呃逆·气滞证 | 呃逆·氣滯證 | hiccough with qi stagnation syndrome |
| 呃逆·实证 | 呃逆·實證 | excessive hiccough |
| 呃逆·胃寒证 | 呃逆·胃寒證 | hiccough with stomach cold syndrome |
| 呃逆·胃火证 | 呃逆·胃火證 | hiccough with stomach fire syndrome |
| 呃逆·胃阴虚证 | 呃逆·胃陰虛證 | hiccough with syndrome of stomach yin deficiency |
| 呃逆·虚证 | 呃逆·虛證 | deficient hiccough |
| 恶心 | 噁心 | nausea |
| 恶露 | 惡露 | lochia |
| 恶露不净 | 惡露不淨 | prolonged lochiorrhea |
| 恶露不净·气虚证 | 惡露不淨·氣虛證 | prolonged lochiorrhea with qi deficiency syndrome |
| 恶露不净·血热证 | 惡露不淨·血熱證 | prolonged lochiorrhea with blood heat syndrome |
| 恶露不净·血瘀证 | 惡露不淨·血瘀證 | prolonged lochiorrhea with blood stasis syndrome |
| 恶露不下 | 惡露不下 | lochioschesis |
| 恶露不下·寒凝血瘀证 | 惡露不下·寒凝血瘀證 | lochioschesis with syndrome of cold congelation and blood stasis |

| 大陆名 | 台湾名 | 英文名 |
|---|---|---|
| 恶露不下·气血两虚证 | 惡露不下·氣血兩虛證 | lochioschesis with syndrome of deficiency of both qi and blood |
| 恶露不下·气滞血瘀证 | 惡露不下·氣滯血瘀證 | lochioschesis with syndrome of qi stagnation and blood stasis |
| 恶脉 | 惡脈 | varicose vein,superficial phlebitis |
| 恶色 | 惡色 | malignant complexion |
| 恶性淋巴瘤 | 惡性淋巴瘤 | malignant lymphoma |
| 恶中 | 惡中 | noxious parapoplexy |
| 腭 | 腭 | palate |
| 儿茶 | 兒茶 | cutch,black catechu |
| 儿童多动综合征 | 兒童多動綜合徵 | children's hyperkinesis syndrome |
| 儿童多动综合征·肝肾阴虚证 | 兒童多動綜合徵·肝腎陰虛證 | children's hyperkinesis syndrome with yin deficiency of liver and kidney |
| 儿童多动综合征·脾虚肝旺证 | 兒童多動綜合徵·脾虛肝旺證 | children's hyperkinesis syndrome with spleen deficiency and liver hyperactivity |
| 儿童多动综合征·痰火扰神证 | 兒童多動綜合徵·痰火擾神證 | children's hyperkinesis syndrome with phlegm-fire disturbing spirit |
| 儿童多动综合征·心脾两虚证 | 兒童多動綜合徵·心脾兩虛證 | children's hyperkinesis syndrome with deficiency of both heart and spleen |
| 儿童多动综合征·心肾不足证 | 兒童多動綜合徵·心腎不足證 | children's hyperkinesis syndrome with insufficiency of heart and kidney |
| 耳背肺 | 耳背肺 | ěrbèifèi,P2,lung of posterior surface |

| 大陆名 | 台湾名 | 英文名 |
|--------|--------|--------|
| 耳背肝 | 耳背肝 | ěrbèigān,P4,liver of posterior surface |
| 耳背沟 | 耳背溝 | ěrbèigōu,PS,groove of posterior surface |
| 耳背脾 | 耳背脾 | ěrbèipí,P3,spleen of posterior surface |
| 耳背肾 | 耳背腎 | ěrbèishèn,P5,kidney of posterior surface |
| 耳背心 | 耳背心 | ěrbèixīn,P1,heart of posterior surface |
| 耳闭·脾虚湿困证 | 耳閉·脾虛濕困證 | ear block with pattern of spleen deficiency and dampness retention |
| 耳闭·气滞血瘀证 | 耳閉·氣滯血瘀證 | ear block with pattern of qi stagnation and blood stasis |
| 耳部吹药法 | 耳部吹藥法 | method of ear insufflation |
| 耳部清洁法 | 耳部清潔法 | method of ear cleaning |
| 耳部涂敷法 | 耳部塗敷法 | coating method for ear |
| 耳疮·风热夹湿证 | 耳瘡·風熱夾濕證 | ear sore with pattern of wind-heat complicated by dampness |
| 耳疮·肝胆湿热证 | 耳瘡·肝膽濕熱證 | ear sore with pattern of dampness-heat in liver and gallbladder |
| 耳疮·血虚风燥证 | 耳瘡·血虛風燥證 | ear sore with pattern of wind-dryness due to blood deficiency |
| 耳带疮·肝胆湿热证 | 耳帶瘡·肝膽濕熱證 | zoster oticus with pattern of dampness-heat in liver and gallbladder |
| 耳带疮·邪毒外袭证 | 耳帶瘡·邪毒外襲證 | zoster oticus with pattern of external assault by pathogenic toxin |

| 大陆名 | 台湾名 | 英文名 |
|---|---|---|
| 耳郭枯槁 | 耳郭枯槁 | withered auricle |
| 耳郭痰包·痰浊凝聚证 | 耳郭痰包·痰濁凝聚證 | phlegmatic nodule of auricle with pattern of phlegm-turbidity coagulation and aggregation |
| 耳和髎 | 耳和髎 | ěrhéliáo;TE22;SJ22 |
| 耳后附骨痈 | 耳後附骨癰 | postauricular subperiosteal abscess |
| 耳后附骨痈·热毒壅盛证 | 耳後附骨癰·熱毒壅盛證 | postauricular subperiosteal abscess with pattern of heat-toxin congestion and excessiveness |
| 耳后附骨痈·正虚毒滞证 | 耳後附骨癰·正虚毒滯證 | postauricular subperiosteal abscess with pattern of healthy qi deficiency and toxin stagnation |
| 耳疖·风热邪毒证 | 耳癤·風熱邪毒證 | ear furuncle with wind-heat pathogenic toxin pattern |
| 耳疖·肝胆湿热证 | 耳癤·肝膽濕熱證 | ear furuncle with pattern of dampness-heat in liver and gallbladder |
| 耳菌·气滞血瘀证 | 耳菌·氣滯血瘀證 | ear cancer with pattern of qi stagnation and blood stasis |
| 耳菌·湿毒蕴结证 | 耳菌·濕毒蘊結證 | ear cancer with dampness-toxin amassment pattern |
| 耳聋·风邪外袭证 | 耳聾·風邪外襲證 | deafness with pattern of external assault by wind |
| 耳聋·肝火上扰证 | 耳聾·肝火上擾證 | deafness with pattern of liver fire disturbing upward |
| 耳聋·气血两虚证 | 耳聾·氣血兩虛證 | deafness with qi-blood deficiency pattern |
| 耳聋·气滞血瘀证 | 耳聾·氣滯血瘀證 | deafness with pattern of qi stagnation and blood stasis |

| 大陆名 | 台湾名 | 英文名 |
|---|---|---|
| 耳聋·肾精亏虚证 | 耳聾·腎精虧虛證 | deafness with kidney essence deficiency pattern |
| 耳聋·痰火郁结证 | 耳聾·痰火鬱結證 | deafness with phlegm-fire stagnation pattern |
| 耳瘘·气虚邪恋证 | 耳瘺·氣虛邪戀證 | ear fistula with pattern of qi deficiency and lingering pathogen |
| 耳瘘·邪毒外袭证 | 耳瘺·邪毒外襲證 | ear fistula with pattern of external assault by pathogenic toxin |
| 耳面瘫 | 耳面癱 | otogenic facial palsy |
| 耳面瘫·风中经络证 | 耳面癱·風中經絡證 | otogenic facial paralysis with pattern of wind striking channel and collateral |
| 耳面瘫·气虚血瘀证 | 耳面癱·氣虛血瘀證 | otogenic facial paralysis with pattern of qi deficiency and blood stasis |
| 耳面瘫病 | 耳面癱病 | otogenic facial paralysis disease |
| 耳鸣·风邪外袭证 | 耳鳴·風邪外襲證 | tinnitus with pattern of external assault by wind |
| 耳鸣·肝火上扰证 | 耳鳴·肝火上擾證 | tinnitus with pattern of liver fire disturbing upward |
| 耳鸣·脾胃气虚证 | 耳鳴·脾胃氣虛證 | tinnitus with spleen-stomach qi deficiency pattern |
| 耳鸣·肾精亏虚证 | 耳鳴·腎精虧虛證 | tinnitus with kidney essence deficiency pattern |
| 耳鸣·痰火郁结证 | 耳鳴·痰火鬱結證 | tinnitus with phlegm-fire stagnation pattern |
| 耳眩晕·风邪外袭证 | 耳眩暈·風邪外襲證 | otogenic vertigo with pattern of external assault by wind |

| 大陆名 | 台湾名 | 英文名 |
|---|---|---|
| 耳眩晕·肝阳上亢证 | 耳眩暈·肝陽上亢證 | otogenic vertigo with liver yang hyperactivity pattern |
| 耳眩晕·寒水上泛证 | 耳眩暈·寒水上泛證 | otogenic vertigo with pattern of cold-water flooding upward |
| 耳眩晕·上气不足证 | 耳眩暈·上氣不足證 | otogenic vertigo with pattern of upper-qi insufficiency |
| 耳眩晕·髓海不足证 | 耳眩暈·髓海不足證 | otogenic vertigo with marrow sea insufficiency pattern |
| 耳眩晕·痰浊中阻证 | 耳眩暈·痰濁中阻證 | otogenic vertigo with pattern of phlegm-turbidity obstructing middle-jiao |
| 耳压疗法 | 耳壓療法 | ear-pressure therapy |
| 耳胀·风邪外袭证 | 耳脹·風邪外襲證 | ear distention with pattern of external assault by wind |
| 耳胀·肝胆湿热证 | 耳脹·肝膽濕熱證 | ear distention with pattern of dampness-heat in liver and gallbladder |
| 耳针疗法 | 耳針療法 | ear-acupuncture therapy |
| 耳针麻醉 | 耳針麻醉 | ear-acupuncture anesthesia |

## F

| 大陆名 | 台湾名 | 英文名 |
|---|---|---|
| 发 | 發 | cellulitis |
| 发疱疗法 | 發皰療法 | vesiculation therapy |
| 发热 | 發熱 | fever |

| 大陆名 | 台湾名 | 英文名 |
|--------|--------|--------|
| 发颐 | 發頤 | acute suppurative parotitis |
| 发颐·热毒内陷证 | 發頤·熱毒內陷證 | suppurative parotitis with pattern of heat-toxin sinking inward |
| 发颐·热盛酿脓证 | 發頤·熱盛釀膿證 | suppurative parotitis with pattern of suppuration due to heat exuberance |
| 发颐·湿热蕴结证 | 發頤·濕熱蘊結證 | suppurative parotitis with dampness-heat amassment pattern |
| 发颐·正虚毒恋证 | 發頤·正虛毒戀證 | suppurative parotitis with pattern of healthy qi deficiency and lingering toxin |
| 法半夏 | 法半夏 | processed pinellia tuber |
| 发迟 | 髮遲 | retardation in hair growth |
| 发际疮 | 髮際瘡 | hairline boils |
| 发蛀脱发 | 髮蛀脫髮 | insect bitten alopecia, androgenetic alopecia |
| 发蛀脱发·肝肾两虚证 | 髮蛀脫髮·肝腎兩虛證 | insect bitten alopecia with liver-kidney deficiency pattern |
| 发蛀脱发·湿热上蒸证 | 髮蛀脫髮·濕熱上蒸證 | insect bitten alopecia with pattern of dampness-heat steaming upward |
| 发蛀脱发·血热风燥证 | 髮蛀脫髮·血熱風燥證 | insect bitten alopecia with pattern of blood heat and wind-dryness |
| 发蛀脱发·血虚风燥证 | 髮蛀脫髮·血虛風燥證 | insect bitten alopecia with pattern of wind-dryness due to blood deficiency |
| 番泻叶 | 番瀉葉 | senna leaf |

| 大陆名 | 台湾名 | 英文名 |
| --- | --- | --- |
| 翻花疮 | 翻花瘤 | cauliflower-like sore,squamous cell carcinoma |
| 反唇疔 | 反唇疔 | ding inside lip |
| 反关脉 | 反關脈 | ectopic radial pulse |
| 反胃·脾胃虚寒证 | 反胃·脾胃虚寒證 | stomach reflux with syndrome of deficient cold of spleen and stomach |
| 反胃·痰浊阻滞证 | 反胃·痰濁阻滯證 | stomach reflux with syndrome of blockade of phlegm-turbidity |
| 反胃·胃热证 | 反胃·胃熱證 | stomach reflux with stomach heat syndrome |
| 反胃·血瘀积结证 | 反胃·血瘀積結證 | stomach reflux with syndrome of accumulation and binding of static blood |
| 反治法 | 反治法 | retrograde treatment |
| 饭后服 | 飯後服 | administered after meal,p.c.,post cibum |
| 泛红如妆 | 泛紅如妝 | flush face |
| 泛酸 | 泛酸 | acid regurgitation |
| 泛油 | 泛油 | extensive diffusion of oil |
| 芳香化湿 | 芳香化濕 | resolving dampness with aromatics |
| 防风通圣丸 | 防風通聖丸 | fangfeng tongsheng pills,fangfeng tongsheng wan |
| 放血疗法 | 放血療法 | blood letting therapy |
| 飞法 | 飛法 | needle-handle twisting |

| 大陆名 | 台湾名 | 英文名 |
|---|---|---|
| 飞腾八法 | 飛騰八法 | method of eight flight |
| 飞扬 | 飛揚 | fēiyáng,B58,BL58 |
| 飞扬喉 | 飛揚喉 | hematoma of uvula |
| 非淋菌性尿道炎 | 非淋菌性尿道炎 | nongonococcal urethritis |
| 肥疮·湿热毒蕴证 | 肥瘡·濕熱毒蘊證 | favus with pattern of dampness-heat toxin amassment |
| 肥儿丸 | 肥兒丸 | fei'er pills,fei'er wan |
| 肥胖·脾肾阳虚证 | 肥胖·脾腎陽虛證 | obesity with syndrome of yang deficiency of spleen and kidney |
| 肥胖·脾胃郁热证 | 肥胖·脾胃鬱熱證 | obesity with syndrome of stagnated heat in spleen and stomach |
| 肥胖·脾虚不运证 | 肥胖·脾虛不運證 | obesity with syndrome of impaired transportation due to spleen deficiency |
| 肥胖·气滞血瘀证 | 肥胖·氣滯血瘀證 | obesity with syndrome of qi stagnation and blood stasis |
| 肥胖·痰湿内盛证 | 肥胖·痰濕內盛證 | obesity with syndrome of internal exuberance of phlegm-damp |
| 腓骨干骨折 | 腓骨幹骨折 | fracture of fibular shaft |
| 腓腨发 | 腓腨發 | calf cellulitis |
| 肺癌·气阴两虚证 | 肺癌·氣陰兩虛證 | lung cancer with syndrome of deficiency of both qi and yin |
| 肺癌·痰湿蕴肺证 | 肺癌·痰濕蘊肺證 | lung cancer with syndrome of phlegm-damp amassing in lung |
| 肺癌·阴虚热毒证 | 肺癌·陰虛熱毒證 | lung cancer with syndrome of yin deficiency and heat-poison |

| 大陆名 | 台湾名 | 英文名 |
|---|---|---|
| 肺癌·瘀阻肺络证 | 肺癌·瘀阻肺絡證 | lung cancer with syndrome of static blood blocking lung collateral |
| 肺朝百脉 | 肺朝百脈 | lung connecting all vessels |
| 肺恶 | 肺惡 | critical condition of lung |
| 肺风粉刺·肺经风热证 | 肺風粉刺·肺經風熱證 | lung-wind acne with pattern of wind-heat in lung channel |
| 肺风粉刺·肝经郁热证 | 肺風粉刺·肝經鬱熱證 | lung-wind acne with pattern of heat stagnation in liver channel |
| 肺风粉刺·热毒夹瘀证 | 肺風粉刺·熱毒夾瘀證 | lung-wind acne with pattern of heat-toxin complicated by stasis |
| 肺风粉刺·湿热蕴结证 | 肺風粉刺·濕熱蘊結證 | lung-wind acne with dampness-heat amassment pattern |
| 肺风粉刺·痰瘀互结证 | 肺風粉刺·痰瘀互結證 | lung-wind acne with pattern of intermingled phlegm and stasis |
| 肺及大肠辨证 | 肺及大腸辨證 | syndrome differentiation of lung and large intestine |
| 肺开窍于鼻 | 肺開竅於鼻 | lung opening at nose |
| 肺痨·肺阴虚证 | 肺癆·肺陰虛證 | lung consumption with syndrome of lung yin deficiency |
| 肺痨·气阴两虚证 | 肺癆·氣陰兩虛證 | lung consumption with syndrome of deficiency of both qi and yin |
| 肺痨·阴虚火旺证 | 肺癆·陰虛火旺證 | lung consumption with syndrome of exuberant fire due to yin deficiency |
| 肺痨·阴阳两虚证 | 肺癆·陰陽兩虛證 | lung consumption with syndrome of deficiency of both yin and yang |

| 大陆名 | 台湾名 | 英文名 |
|--------|--------|--------|
| 肺气虚证 | 肺氣虛證 | syndrome of deficiency of lung qi |
| 肺气阴两虚证 | 肺氣陰兩虛證 | syndrome of deficiency of both qi and yin of lung |
| 肺热病·肺胃热盛证 | 肺熱病·肺胃熱盛證 | lung heat disease with syndrome of exuberant heat in lung and stomach |
| 肺热病·风热犯肺证 | 肺熱病·風熱犯肺證 | lung heat disease with syndrome of wind-heat invading lung |
| 肺热病·气阴两虚证 | 肺熱病·氣陰兩虛證 | lung heat disease with syndrome of deficiency of both qi and yin |
| 肺热病·热陷心包证 | 肺熱病·熱陷心包證 | lung heat disease with syndrome of heat invading pericardium |
| 肺热病·痰热壅肺证 | 肺熱病·痰熱壅肺證 | lung heat disease with syndrome of phlegm-heat congesting lung |
| 肺热病·邪陷正脱证 | 肺熱病·邪陷正脫證 | lung heat disease with syndrome of interior invasion of pathogen and vital qi collapse |
| 肺热肠燥证 | 肺熱腸燥證 | syndrome of lung heat and intestine-dryness |
| 肺热炽盛证 | 肺熱熾盛證 | syndrome of exuberance of lung heat |
| 肺热血瘀证 | 肺熱血瘀證 | syndrome of blood stasis due to lung heat |
| 肺热阴虚证 | 肺熱陰虛證 | syndrome of yin deficiency due to lung heat |
| 肺肾气虚证 | 肺腎氣虛證 | syndrome of qi deficiency of lung and kidney |
| 肺肾阴虚证 | 肺腎陰虛證 | syndrome of yin deficiency of lung and kidney |

| 大陆名 | 台湾名 | 英文名 |
|--------|--------|--------|
| 肺水·肺气虚寒证 | 肺水·肺氣虛寒證 | lung edema with syndrome of deficient cold of lung qi |
| 肺水·风邪遏肺证 | 肺水·風邪遏肺證 | lung edema with syndrome of wind pathogen inhibiting lung |
| 肺水·痰热壅肺证 | 肺水·痰熱壅肺證 | lung edema with syndrome of phlegm-heat congesting lung |
| 肺司呼吸 | 肺司呼吸 | lung controlling breathing |
| 肺痿·虚寒证 | 肺痿·虛寒證 | lung wilt disease with deficient cold syndrome |
| 肺痿·虚热证 | 肺痿·虛熱證 | lung wilt disease with deficient heat syndrome |
| 肺恶寒 | 肺惡寒 | lung being averse to cold |
| 肺吸虫病 | 肺吸蟲病 | paragonimiasis |
| 肺炎喘嗽·变证 | 肺炎喘嗽·變證 | deteriorated case of pneumonia with dyspneic cough |
| 肺炎喘嗽·常证 | 肺炎喘嗽·常證 | regular case of pneumonia with dyspneic cough |
| 肺炎喘嗽·肺脾气虚证 | 肺炎喘嗽·肺脾氣虛證 | pneumonia with dyspneic cough with syndrome of qi deficiency of lung and spleen |
| 肺炎喘嗽·风寒袭肺证 | 肺炎喘嗽·風寒襲肺證 | pneumonia with dyspneic cough with syndrome of wind-cold invading lung |
| 肺炎喘嗽·风热犯肺证 | 肺炎喘嗽·風熱犯肺證 | pneumonia with dyspneic cough with syndrome of wind-heat invading lung |

| 大陆名 | 台湾名 | 英文名 |
|---|---|---|
| 肺炎喘嗽·痰热壅肺证 | 肺炎喘嗽·痰熱壅肺證 | pneumonia with dyspneic cough with syndrome of phlegm-heat congesting lung |
| 肺炎喘嗽·邪陷厥阴证 | 肺炎喘嗽·邪陷厥陰證 | pneumonia with dyspneic cough with syndrome of pathogen invading Jueyin |
| 肺炎喘嗽·心阳虚衰证 | 肺炎喘嗽·心陽虛衰證 | pneumonia with dyspneic cough with syndrome of heart yang exhaustion |
| 肺炎喘嗽·阴虚肺热证 | 肺炎喘嗽·陰虛肺熱證 | pneumonia with dyspneic cough with syndrome of yin deficiency and lung heat |
| 肺阴虚证 | 肺陰虛證 | syndrome of deficiency of lung yin |
| 肺痈·恢复期 | 肺癰·恢復期 | recovery stage of lung abscess |
| 肺胀·肺肾气虚证 | 肺脹·肺腎氣虛證 | lung distension with syndrome of qi deficiency of lung and kidney |
| 肺胀·寒痰阻肺证 | 肺脹·寒痰阻肺證 | lung distension with syndrome of internal blockade by cold-phlegm |
| 肺胀·寒饮射肺证 | 肺脹·寒飲射肺證 | lung distension with syndrome of cold fluid hitting lung |
| 肺胀·脾肾阳虚证 | 肺脹·脾腎陽虛證 | lung distension with syndrome of yang deficiency of spleen and kidney |
| 肺胀·热痰内闭证 | 肺脹·熱痰內閉證 | lung distension with syndrome of internal blockade by heat-phlegm |
| 肺胀·痰热壅肺证 | 肺脹·痰熱壅肺證 | lung distension with syndrome of phlegm-heat congesting lung |

| 大陆名 | 台湾名 | 英文名 |
|---|---|---|
| 肺胀·脱证 | 肺脹·脫證 | lung distension with collapse syndrome |
| 肺主宣发 | 肺主宣發 | lung governing diffusion |
| 痱子·热毒证 | 痱子·熱毒證 | miliaria with heat-toxin pattern |
| 痱子·暑湿证 | 痱子·暑濕證 | miliaria with summerheat-dampness pattern |
| 分消走泄 | 分消走泄 | elimination of pathogens through purgation and diuresis |
| 粉刺性乳痈·热毒蕴结证 | 粉刺性乳癰·熱毒蘊結證 | plasma cell mastitis with heat-toxin amassment pattern |
| 粉刺性乳痈·余毒未清证 | 粉刺性乳癰·餘毒未清證 | plasma cell mastitis with uncleared remnant toxin pattern |
| 粉碎性骨折 | 粉碎性骨折 | comminuted fracture |
| 丰隆 | 豐隆 | fēnglóng,S40,ST40 |
| 风赤疮痍·风火上攻证 | 風赤瘡痍·風火上攻證 | wind-red sore with pattern of wind-fire attacking upward |
| 风赤疮痍·气阴两虚证 | 風赤瘡痍·氣陰兩虛證 | wind-red sore with qi-yin deficiency pattern |
| 风赤疮痍·湿热壅盛证 | 風赤瘡痍·濕熱壅盛證 | wind-red sore with pattern of dampness-heat congestion and excessiveness |
| 风赤疮痍·血虚风燥证 | 風赤瘡痍·血虛風燥證 | wind-red sore with pattern of wind-dryness due to blood deficiency |
| 风毒入络证 | 風毒入絡證 | syndrome of wind-toxicity invading collaterals |

| 大陆名 | 台湾名 | 英文名 |
|---|---|---|
| 风毒证 | 風毒證 | wind-toxicity syndrome |
| 风寒犯头证 | 風寒犯頭證 | syndrome of wind-cold invading head |
| 风寒化热证 | 風寒化熱證 | syndrome of heat transformed from wind-cold |
| 风寒湿痹 | 風寒濕痹 | wind-cold-dampness arthralgia |
| 风寒束表证 | 風寒束表證 | syndrome of superficies tightened by wind-cold |
| 风寒袭鼻证 | 風寒襲鼻證 | syndrome of wind-cold invading nose |
| 风寒袭肺证 | 風寒襲肺證 | syndrome of wind-cold attacking lung |
| 风火犯齿证 | 風火犯齒證 | syndrome of wind-fire invading teeth |
| 风火热毒证 | 風火熱毒證 | syndrome of wind-fire and heat-toxicity |
| 风轮赤豆 | 風輪赤豆 | red wind wheel,fascicular keratitis |
| 风轮赤豆·肝经实热证 | 風輪赤豆·肝經實熱證 | wind heel-red bean with pattern of excessive heat in liver channel |
| 风轮赤豆·脾虚肝旺证 | 風輪赤豆·脾虛肝旺證 | wind-wheel red bean with pattern of spleen deficiency and liver hyperactivity |
| 风轮赤豆·阴虚火旺证 | 風輪赤豆·陰虛火旺證 | wind-wheel red bean with pattern of yin deficiency and fire effulgence |
| 风牵偏视·风痰阻络证 | 風牽偏視·風痰阻絡證 | wind-induced squint with pattern of wind-phlegm obstructing collateral |

| 大陆名 | 台湾名 | 英文名 |
|---|---|---|
| 风牵偏视·风邪中络证 | 風牽偏視·風邪中絡證 | wind induced-squint with pattern of wind striking collateral |
| 风牵偏视·肝阳化风证 | 風牽偏視·肝陽化風證 | wind-induced squint with pattern of liver yang transforming into wind |
| 风牵偏视·脉络瘀阻证 | 風牽偏視·脈絡瘀阻證 | squint with pattern of stasis and obstruction of vessel and collateral |
| 风热疮·风热蕴肤证 | 風熱瘡·風熱蘊膚證 | wind-heat sore with pattern of wind-heat amassing in skin |
| 风热疮·血热风盛证 | 風熱瘡·血熱風盛證 | wind-heat sore with pattern of blood heat and wind excessiveness |
| 风热犯鼻证 | 風熱犯鼻證 | syndrome of wind-heat invading nose |
| 风热犯耳证 | 風熱犯耳證 | syndrome of wind-heat invading ear |
| 风热犯肺证 | 風熱犯肺證 | syndrome of wind-heat invading lung |
| 风热犯目证 | 風熱犯目證 | syndrome of wind-heat invading eye |
| 风热犯头证 | 風熱犯頭證 | syndrome of wind-heat invading head |
| 风热侵咽喉证 | 風熱侵咽喉證 | syndrome of wind-heat invading throat |
| 风热袭表证 | 風熱襲表證 | syndrome of superficies attacked by wind-heat |
| 风热阻络证 | 風熱阻絡證 | syndrome of wind-heat blocking collaterals |

| 大陆名 | 台湾名 | 英文名 |
|---|---|---|
| 风瘙痒·湿热蕴结证 | 風瘙癢·濕熱蘊結證 | wind itching with dampness-heat amassment pattern |
| 风瘙痒·血热风盛证 | 風瘙癢·血熱風盛證 | wind itching with pattern of blood heat and wind excessiveness |
| 风瘙痒·血虚风燥证 | 風瘙癢·血虛風燥證 | wind itching with pattern of wind-dryness due to blood deficiency |
| 风瘙痒·瘀血阻滞证 | 風瘙癢·瘀血阻滯證 | wind itching with pattern of static blood obstruction and stagnation |
| 风湿犯头证 | 風濕犯頭證 | syndrome of wind-dampness invading head |
| 风湿化热证 | 風濕化熱證 | syndrome of heat transformed from wind-dampness |
| 风湿凌目证 | 風濕凌目證 | syndrome of wind-dampness invading eye |
| 风湿热痹 | 風濕熱痹 | wind-damp-heat bi,arthralgia caused by wind-damp-heat pathogens |
| 风湿挟毒证 | 風濕挾毒證 | syndrome of wind-dampness with toxicity |
| 风水相搏证 | 風水相搏證 | syndrome of fighting of wind with water |
| 风痰入络证 | 風痰入絡證 | syndrome of wind-phlegm invading collaterals |
| 风痰上扰证 | 風痰上擾證 | syndrome of wind-phlegm invading upward |
| 风痰证 | 風痰證 | wind-phlegm syndrome |
| 风团 | 風團 | wheal |

| 大陆名 | 台湾名 | 英文名 |
|---|---|---|
| 风温·肺热发疹证 | 風溫·肺熱發疹證 | wind-warm disease with syndrome of eruption due to lung heat |
| 风温·寒包火证 | 風溫·寒包火證 | wind-warm disease with syndrome of cold enveloping fire |
| 风温·内闭外脱证 | 風溫·內閉外脫證 | wind-warm disease with syndrome of internal blockade and external collapse |
| 风温·热炽阳明证 | 風溫·熱熾陽明證 | wind-warm disease with syndrome of blazing heat in Yangming Channel |
| 风温·热结肠腑证 | 風溫·熱結腸腑證 | wind-warm disease with syndrome of heat binding in intestine |
| 风温·热陷心包证 | 風溫·熱陷心包證 | wind-warm disease with syndrome of heat invading pericardium |
| 风温·神闭腑实证 | 風溫·神閉腑實證 | wind-warm disease with syndrome of spirit blockade and fu-viscera excess |
| 风温·痰热结胸证 | 風溫·痰熱結胸證 | wind-warm disease with syndrome of chest-binding by phlegm-heat |
| 风温·胃热伤阴证 | 風溫·胃熱傷陰證 | wind-warm disease with syndrome of stomach heat injuring yin |
| 风温·邪犯肺卫证 | 風溫·邪犯肺衛證 | wind-warm disease with syndrome of pathogen invading lung-defense phase |
| 风温·邪热壅肺证 | 風溫·邪熱壅肺證 | wind-warm disease with syndrome of pathogenic heat congesting lung |
| 风温·余邪伤阴证 | 風溫·餘邪傷陰證 | wind-warm disease with syndrome of yin injury by lingering pathogen |

| 大陆名 | 台湾名 | 英文名 |
|---|---|---|
| 风溪 | 風溪 | fēngxī,SF1、2i,wind stream |
| 风性开泄 | 風性開泄 | wind pathogen being characterized by opening-dispersing |
| 风疹·气营两燔证 | 風疹·氣營兩燔證 | rubella with syndrome of blazing heat in both qi and nutrient phases |
| 风疹·邪毒内盛证 | 風疹·邪毒内盛證 | rubella with syndrome of internal exuberance of pathogenic toxin |
| 风疹·邪犯肺卫证 | 風疹·邪犯肺衛證 | rubella with syndrome of pathogen invading lung-defense phase |
| 风证 | 風證 | wind syndrome |
| 风中经络证 | 風中經絡證 | syndrome of channel hit by wind |
| 封闭疗法 | 封閉療法 | block therapy |
| 锋针 | 鋒針 | lance needle |
| 蜂毒疗法 | 蜂毒療法 | bee-toxin therapy |
| 蜂蜡 | 蜂蠟 | beeswax |
| 敷脐疗法 | 敷臍療法 | umbilical compress therapy |
| 敷贴疗法 | 敷貼療法 | application therapy |
| 敷眼疗法 | 敷眼療法 | eye compress therapy |
| 敷药法 | 敷藥法 | application method |
| 佛手 | 佛手 | finger citron |
| 伏脉 | 伏脈 | deep-sited pulse |
| 伏气春温兼新感证 | 伏氣春溫兼新感證 | spring warmth caused by latent qi triggered by newly contracted cold pathogen |

| 大陆名 | 台湾名 | 英文名 |
|---|---|---|
| 伏暑·热陷心包证 | 伏暑·熱陷心包證 | latent summerheat with syndrome of heat invading pericardium |
| 伏暑·卫气同病证 | 伏暑·衛氣同病證 | latent summerheat with syndrome of involving both defense and qi phases |
| 伏暑·卫营同病证 | 伏暑·衛營同病證 | latent summerheat with syndrome of involving both defense and nutrient phases |
| 伏暑·邪结肠腑证 | 伏暑·邪結腸腑證 | latent summerheat with syndrome of pathogen bound in intestine |
| 伏暑·邪在少阳证 | 伏暑·邪在少陽證 | latent summerheat with syndrome of pathogen involving Shaoyang Channel |
| 伏暑·心热下移小肠证 | 伏暑·心熱下移小腸證 | latent summerheat with syndrome of heart heat descending into small intestine |
| 伏饮 | 伏飲 | latent fluid retention |
| 扶正解表 | 扶正解表 | strengthening body resistance for relieving superficies syndrome |
| 扶正解表剂 | 扶正解表劑 | formula for strengthening body resistance for relieving superficies |
| 浮脉 | 浮脈 | floating pulse |
| 府舍 | 府舍 | fǔshè,SP13 |
| 腐蚀疗法 | 腐蝕療法 | eroding therapy |
| 妇人癥瘕·毒热证 | 婦人癥瘕·毒熱證 | pelvic mass in woman with poison-heat syndrome |
| 妇人癥瘕·气滞证 | 婦人癥瘕·氣滯證 | pelvic mass in woman with qi stagnation syndrome |

| 大陆名 | 台湾名 | 英文名 |
|---|---|---|
| 妇人癥瘕·肾虚血瘀证 | 婦人癥瘕·腎虛血瘀證 | pelvic mass in woman with syndrome of kidney deficiency and blood stasis |
| 妇人癥瘕·湿热瘀阻证 | 婦人癥瘕·濕熱瘀阻證 | pelvic mass in woman with syndrome of blockade of damp-heat and static blood |
| 妇人癥瘕·痰湿瘀结证 | 婦人癥瘕·痰濕瘀結證 | pelvic mass in woman with syndrome of binding of phlegm-damp and static blood |
| 妇人癥瘕·血瘀证 | 婦人癥瘕·血瘀證 | pelvic mass in woman with blood stasis syndrome |
| 附骨疽·脓毒蚀骨证 | 附骨疽·膿毒蝕骨證 | bone-attaching abscess with pattern of purulent toxin eroding bone |
| 附骨疽·热毒炽盛证 | 附骨疽·熱毒熾盛證 | bone-attaching abscess with blazing heat-toxin pattern |
| 附骨疽·湿热阻滞证 | 附骨疽·濕熱阻滯證 | bone-attaching abscess with pattern of dampness-heat obstruction and stagnation |
| 附骨疽·正虚毒滞证 | 附骨疽·正虛毒滯證 | bone-attaching abscess with pattern of healthy qi deficiency and toxin stagnation |
| 复方 | 複方 | compound prescription |
| 复方草珊瑚含片 | 複方草珊瑚含片 | compound caoshanhu tablets,fufang caoshanhu hanpian |
| 复方丹参滴丸 | 複方丹參滴丸 | compound danshen dripping pills,fufang danshen diwan |
| 复方丹参片 | 複方丹參片 | compound danshen tablets,fufang danshen pian |

| 大陆名 | 台湾名 | 英文名 |
|---|---|---|
| 复方丹参注射液 | 複方丹参注射液 | compound danshen injections |
| 复方胆通片 | 複方膽通片 | compound dantong tablets |
| 复旧 | 復舊 | recovery method for arresting uterine hemorrhage |
| 复溜 | 複溜 | fùliū,K7,KI7 |
| 复位手法 | 複位手法 | reduction manipulation |
| 复元活血汤 | 複元活血湯 | fuyuan huoxue decoction,fuyuan huoxue tang |
| 腹通谷 | 腹通谷 | fùtōnggǔ,K20,KI20 |
| 腹痛·肝气郁结证 | 腹痛·肝氣鬱結證 | abdominal pain with syndrome of liver qi depression |
| 腹痛·寒实证 | 腹痛·寒實證 | abdominal pain with cold excess syndrome |
| 腹痛·酒积证 | 腹痛·酒積證 | abdominal pain with alcoholism syndrome |
| 腹痛·气虚证 | 腹痛·氣虚證 | abdominal pain with qi deficiency syndrome |
| 腹痛·热积证 | 腹痛·熱積證 | abdominal pain with heat accumulation syndrome |
| 腹痛·湿热蕴结证 | 腹痛·濕熱蘊結證 | abdominal pain with syndrome of accumulation and binding of damp-heat |
| 腹痛·实热证 | 腹痛·實熱證 | abdominal pain with excessive heat syndrome |
| 腹痛·食积证 | 腹痛·食積證 | abdominal pain with food retention syndrome |

| 大陆名 | 台湾名 | 英文名 |
|---|---|---|
| 腹痛·痰积证 | 腹痛·痰積證 | abdominal pain with syndrome of phlegm accumulation |
| 腹痛·瘀血证 | 腹痛·瘀血證 | abdominal pain with static blood syndrome |
| 腹痛·中脏虚寒证 | 腹痛·中髒虛寒證 | abdominal pain with syndrome of deficient cold in spleen and stomach |
| 腹胀·肺热证 | 腹脹·肺熱證 | abdominal distension with lung heat syndrome |
| 腹胀·肺虚证 | 腹脹·肺虛證 | abdominal distension with lung deficiency syndrome |
| 腹胀·肝火证 | 腹脹·肝火證 | abdominal distension with liver fire syndrome |
| 腹胀·肝肾两虚证 | 腹脹·肝腎兩虛證 | abdominal distension with syndrome of deficiency of both liver and kidney |
| 腹胀·脾实证 | 腹脹·脾實證 | abdominal distension with excessive spleen syndrome |
| 腹胀·脾虚证 | 腹脹·脾虛證 | abdominal distension with spleen deficiency syndrome |
| 腹胀·肾虚证 | 腹脹·腎虛證 | abdominal distension with kidney deficiency syndrome |
| 腹胀·湿热蕴结证 | 腹脹·濕熱蘊結證 | abdominal distension with syndrome of accumulation and binding of damp-heat |
| 腹胀·食积证 | 腹脹·食積證 | abdominal distension with food retention syndrome |

| 大陆名 | 台湾名 | 英文名 |
|--------|--------|--------|
| 腹胀·痰饮证 | 腹脹·痰飲證 | abdominal distension with phlegm-fluid retention syndrome |
| 腹胀·脏寒证 | 腹脹·髒寒證 | abdominal distension with cold zang-viscera syndrome |
| 腹诊推拿 | 腹診推拿 | massage for abdominal diagnosis |

# G

| 大陆名 | 台湾名 | 英文名 |
|--------|--------|--------|
| 甘草 | 甘草 | liquorice root |
| 甘松 | 甘松 | nardostachys root |
| 肝癌·肝气郁结证 | 肝癌·肝氣鬱結證 | liver cancer with syndrome of liver qi depression |
| 肝癌·肝肾阴虚证 | 肝癌·肝腎陰虛證 | liver cancer with syndrome of yin deficiency of liver and kidney |
| 肝癌·肝阴虚证 | 肝癌·肝陰虛證 | liver cancer with syndrome of liver yin deficiency |
| 肝癌·脾虚湿困证 | 肝癌·脾虛濕困證 | liver cancer with syndrome of damp retention due to spleen deficiency |
| 肝癌·气滞血瘀证 | 肝癌·氣滯血瘀證 | liver cancer with syndrome of qi stagnation and blood stasis |
| 肝癌·湿热蕴毒证 | 肝癌·濕熱蘊毒證 | liver cancer with syndrome of damp-heat and amassing poison |
| 肝胆辨证 | 肝膽辨證 | syndrome differentiation of liver and gallbladder |

| 大陆名 | 台湾名 | 英文名 |
|---|---|---|
| 肝胆湿热 | 肝膽濕熱 | dampness-heat of liver and gallbladder |
| 肝胆湿热证 | 肝膽濕熱證 | syndrome of dampness-heat of liver and gallbladder |
| 肝胆实热 | 肝膽實熱 | excessive heat of liver and gallbladder |
| 肝恶 | 肝惡 | critical condition of liver |
| 肝风内动证 | 肝風內動證 | syndrome of liver wind stirring up internally |
| 肝合胆 | 肝合膽 | liver being connected with gallbladder |
| 肝火炽盛证 | 肝火熾盛證 | syndrome of exuberance of liver fire |
| 肝火燔耳证 | 肝火燔耳證 | syndrome of liver fire invading ear |
| 肝火犯肺证 | 肝火犯肺證 | syndrome of liver fire invading lung |
| 肝火上炎证 | 肝火上炎證 | syndrome of liver fire flaring up |
| 肝经湿热 | 肝經濕熱 | dampness-heat of liver channel |
| 肝经湿热证 | 肝經濕熱證 | syndrome of dampness-heat of liver channel |
| 肝经郁热 | 肝經鬱熱 | stagnated heat of liver channel |
| 肝开窍于目 | 肝開竅於目 | liver opening into eye |
| 肝气虚证 | 肝氣虛證 | syndrome of deficiency of liver qi |
| 肝气郁结 | 肝氣鬱結 | stagnation of liver qi |

| 大陆名 | 台湾名 | 英文名 |
|---|---|---|
| 肝气郁结证 | 肝氣鬱結證 | syndrome of stagnation of liver qi |
| 肝肾阴虚证 | 肝腎陰虛證 | syndrome of yin deficiency of liver and kidney |
| 肝胃不和证 | 肝胃不和證 | syndrome of incoordination between liver and stomach |
| 肝恶风 | 肝惡風 | liver being averse to wind |
| 肝虚雀目·肝血虚证 | 肝虛雀目·肝血虛證 | liver-deficiency sparrow eye with liver blood deficiency pattern |
| 肝虚雀目·脾失健运证 | 肝虛雀目·脾失健運證 | liver-deficiency sparrow eye with pattern of spleen failing to transport |
| 肝血虚证 | 肝血虛證 | syndrome of deficiency of liver blood |
| 肝阳化风证 | 肝陽化風證 | syndrome of hyperactive liver yang causing wind |
| 肝阳上亢证 | 肝陽上亢證 | syndrome of upper hyperactivity of liver yang |
| 肝阳虚证 | 肝陽虛證 | syndrome of deficiency of liver yang |
| 肝阴虚阳亢证 | 肝陰虛陽亢證 | syndrome of deficiency of liver yin and hyperactivity of liver yang |
| 肝阴虚证 | 肝陰虛證 | syndrome of deficiency of liver yin |
| 肝郁脾虚 | 肝鬱脾虛 | stagnation of liver qi and spleen deficiency |
| 肝郁脾虚证 | 肝鬱脾虛證 | syndrome of stagnation of liver qi and spleen deficiency |

| 大陆名 | 台湾名 | 英文名 |
|---|---|---|
| 肝郁气滞聚证 | 肝鬱氣滯聚證 | accumulation disease with syndrome of liver depression and qi stagnation |
| 肝郁失音 | 肝鬱失音 | dysphonia due to liver depression |
| 肝郁血虚证 | 肝鬱血虛證 | syndrome of stagnation of liver qi and blood deficiency |
| 肝郁血瘀证 | 肝鬱血瘀證 | syndrome of stagnation of liver qi and blood stasis |
| 肝主升发 | 肝主升發 | liver governing ascending and dredging |
| 肝主疏泄 | 肝主疏泄 | liver controlling conveyance and dispersion |
| 疳积上目·脾肾阳虚证 | 疳積上目·脾腎陽虛證 | infantile malnutrition involving eye with spleen-kidney yang deficiency pattern |
| 疳积上目·脾虚虫积证 | 疳積上目·脾虛蟲積證 | infantile malnutrition involving eye with pattern of spleen deficiency and worm stagnation |
| 疳积上目·脾虚肝热证 | 疳積上目·脾虛肝熱證 | infantile malnutrition involving eye with pattern of spleen deficiency and liver heat |
| 疳积上目·湿热犯目证 | 疳積上目·濕熱犯目證 | infantile malnutrition involving eye with pattern of dampness-heat assailing eye |
| 疳证 | 疳證 | gan disease,infantile chronic malnutrition |
| 感冒·表寒里热证 | 感冒·表寒裏熱證 | common cold with syndrome of exterior cold and interior heat |

| 大陆名 | 台湾名 | 英文名 |
|---|---|---|
| 感冒·风寒证 | 感冒·風寒證 | common cold with wind-cold syndrome |
| 感冒·风热证 | 感冒·風熱證 | common cold with wind-heat syndrome |
| 感冒·气虚证 | 感冒·氣虛證 | common cold with qi deficiency syndrome |
| 感冒·暑湿证 | 感冒·暑濕證 | common cold with summerheat-damp syndrome |
| 感冒·血虚证 | 感冒·血虛證 | common cold with blood deficiency syndrome |
| 感冒·阳虚证 | 感冒·陽虛證 | common cold with yang deficiency syndrome |
| 感冒·阴虚证 | 感冒·陰虛證 | common cold with yin deficiency syndrome |
| 干疳 | 乾疳 | severe gan disease |
| 干咳 | 乾咳 | dry cough |
| 干姜 | 乾薑 | zingiber,dried ginger |
| 干脚气 | 乾腳氣 | weak foot due to dryness |
| 干呕 | 乾嘔 | retching |
| 干漆 | 乾漆 | dried lacquer |
| 干陷 | 乾陷 | dryness inward collapse |
| 干燥 | 乾燥 | drying |
| 干支 | 干支 | heavenly stems and earthly branches |

| 大陆名 | 台湾名 | 英文名 |
|---|---|---|
| 肛裂·气滞血瘀证 | 肛裂·氣滯血瘀證 | anal fissure with pattern of qi stagnation and blood stasis |
| 肛裂·血热肠燥证 | 肛裂·血熱腸燥證 | anal fissure with pattern of blood heat and intestine dryness |
| 肛裂·阴虚津亏证 | 肛裂·陰虛津虧證 | anal fissure with pattern of yin deficiency and fluid insufficiency |
| 肛漏·湿热下注证 | 肛漏·濕熱下注證 | anal fistula with pattern of dampness-heat diffusing downward |
| 肛漏·阴虚火旺证 | 肛漏·陰虛火旺證 | anal fistula with pattern of yin deficiency and fire effulgence |
| 肛漏·正虚邪恋证 | 肛漏·正虛邪戀證 | anal fistula with pattern of healthy qi deficiency and lingering pathogen |
| 肛门失禁·脾虚不固证 | 肛門失禁·脾虛不固證 | anal incontinence with pattern of unconsolidation due to spleen deficiency |
| 肛门失禁·肾虚不固证 | 肛門失禁·腎虛不固證 | anal incontinence with pattern of unconsolidation due to kidney qi deficiency |
| 肛门湿疮 | 肛門濕瘡 | anal eczema |
| 肛门湿疮·脾虚湿困证 | 肛門濕瘡·脾虛濕困證 | anal eczema with pattern of spleen deficiency and dampness retention |
| 肛门湿疮·热毒壅盛证 | 肛門濕瘡·熱毒壅盛證 | anal eczema with pattern of heat-toxin congestion and excessiveness |
| 肛门湿疮·湿热下注证 | 肛門濕瘡·濕熱下注證 | anal eczema with pattern of dampness-heat diffusing downward |

| 大陆名 | 台湾名 | 英文名 |
| --- | --- | --- |
| 肛门湿疮·血虚风燥证 | 肛門濕瘡·血虚風燥證 | anal eczema with pattern of wind-dryness due to blood deficiency |
| 肛门湿疡 | 肛門濕瘍 | eczema of anus |
| 肛门狭窄·大肠湿热证 | 肛門狹窄·大腸濕熱證 | anal stenosis with pattern of dampness-heat in large intestine |
| 肛门狭窄·气滞血瘀证 | 肛門狹窄·氣滯血瘀證 | anal stenosis with pattern of qi stagnation and blood stasis |
| 肛门狭窄·热结肠燥证 | 肛門狹窄·熱結腸燥證 | anal stenosis with pattern of intestine dryness due to heat accumulation |
| 肛痈·火毒炽盛证 | 肛癰·火毒熾盛證 | anorectal abscess with blazing fire-toxin pattern |
| 肛痈·热毒蕴结证 | 肛癰·熱毒蘊結證 | anorectal abscess with heat-toxin amassment pattern |
| 肛痈·阴虚毒恋证 | 肛癰·陰虚毒戀證 | anorectal abscess with pattern of yin deficiency and lingering toxin |
| 杠杆作用力 | 槓桿作用力 | leverage |
| 高风雀目·肝肾阴虚证 | 高風雀目·肝腎陰虚證 | high wind-sparrow eye with liver-kidney yin deficiency pattern |
| 高风雀目·脾气虚证 | 高風雀目·脾氣虚證 | high-wind sparrow eye with spleen qi deficiency pattern |
| 高风雀目·脾肾阳虚证 | 高風雀目·脾腎陽虚證 | high-wind sparrow eye with spleen-kidney yang deficiency pattern |
| 高风雀目·气滞血瘀证 | 高風雀目·氣滯血瘀證 | high-wind sparrow eye with pattern of qi stagnation and blood stasis |

| 大陆名 | 台湾名 | 英文名 |
|---|---|---|
| 高良姜 | 高良薑 | lesser galangal rhizome |
| 膏淋 | 膏淋 | stranguria due to chyluria |
| 膏淋·脾虚气陷证 | 膏淋·脾虚氣陷證 | unctuous strangury with syndrome of qi collapse and spleen deficiency |
| 膏淋·肾阳虚证 | 膏淋·腎陽虛證 | unctuous strangury with syndrome of kidney yang deficiency |
| 膏淋·肾阴虚证 | 膏淋·腎陰虛證 | unctuous strangury with syndrome of kidney yin deficiency |
| 膏淋·湿热下注证 | 膏淋·濕熱下注證 | unctuous strangury with syndrome of downward diffusion of damp-heat |
| 膏药疗法 | 膏藥療法 | plaster therapy |
| 割治法 | 割治法 | cutting method |
| 革脉 | 革脈 | tympanic pulse |
| 格致余论 | 格致餘論 | Gezhi Yu Lun,Further Discourses on the Properties of Things |
| 蛤蚧 | 蛤蚧 | tokay gecko |
| 蛤蚧定喘丸 | 蛤蚧定喘丸 | gejie dingchuan pills,gejie dingchuan wan |
| 蛤壳 | 蛤殼 | clam shell |
| 跟骨骨折 | 跟骨骨折 | fracture of calcaneus |
| 跟痛症 | 跟痛症 | heel pain |
| 跟痛症·风寒湿阻证 | 跟痛症·風寒濕阻證 | heel pain with wind-cold-dampness obstruction pattern |

| 大陆名 | 台湾名 | 英文名 |
| --- | --- | --- |
| 跟痛症·肝肾亏虚证 | 跟痛症·肝腎虧虛證 | heel pain with liver-kidney deficiency pattern |
| 跟痛症·血瘀气滞证 | 跟痛症·血瘀氣滯證 | heel pain with pattern of blood stasis and qi stagnation |
| 功劳叶 | 功勞葉 | mahonia leaf |
| 攻下法 | 攻下法 | purgation method |
| 肱骨大结节骨折 | 肱骨大結節骨折 | fracture of greater tuberosity of humerus |
| 肱骨干骨折 | 肱骨幹骨折 | fracture of shaft of humerus |
| 肱骨髁间骨折 | 肱骨髁間骨折 | intercondylar fracture of humerus |
| 肱骨髁上骨折 | 肱骨髁上骨折 | supracondylar fracture of humerus |
| 肱骨内上髁骨折 | 肱骨内上髁骨折 | fracture of medial epicondyle of humerus |
| 肱骨外科颈骨折 | 肱骨外科頸骨折 | fracture of surgical neck of humerus |
| 肱骨外髁骨折 | 肱骨外髁骨折 | humeral external condyle fracture |
| 肱骨外上髁骨折 | 肱骨外上髁骨折 | fracture of lateral epicondyle of humerus |
| 肱骨外上髁炎·风寒阻络证 | 肱骨外上髁炎·風寒阻絡證 | humeral external epicondylitis with pattern of wind-cold obstructing collateral |
| 肱骨外上髁炎·气血两虚证 | 肱骨外上髁炎·氣血兩虛證 | humeral external epicondylitis with qi-blood deficiency pattern |
| 肱骨外上髁炎·湿热蕴结证 | 肱骨外上髁炎·濕熱蘊結證 | humeral external epicondylitis with dampness-heat amassment pattern |

| 大陆名 | 台湾名 | 英文名 |
|---|---|---|
| 佝偻病·肺脾气虚证 | 佝僂病·肺脾氣虛證 | rickets with syndrome of qi deficiency of lung and spleen |
| 佝偻病·肝肾阴虚证 | 佝僂病·肝腎陰虛證 | rickets with syndrome of yin deficiency of liver and kidney |
| 佝偻病·脾肾气虚证 | 佝僂病·脾腎氣虛證 | rickets with syndrome of qi deficiency of spleen and kidney |
| 佝偻病·脾虚肝旺证 | 佝僂病·脾虛肝旺證 | rickets with syndrome of spleen deficiency and liver hyperactivity |
| 钩虫病 | 鉤蟲病 | ancylostomiasis |
| 钩割法 | 鉤割法 | hook-cutting therapy |
| 钩藤 | 鉤藤 | gambir plant nod |
| 钩吻中毒 | 鉤吻中毒 | gelsemism |
| 箍围疗法 | 箍圍療法 | therapy of encircling lesion with drugs |
| 谷疸 | 穀疸 | dietary jaundice |
| 谷精草 | 穀精草 | pipewort flower |
| 谷芽 | 穀芽 | millet sprout |
| 股骨粗隆间骨折 | 股骨粗隆間骨折 | intertrochanteric fracture of femur |
| 股骨干骨折 | 股骨幹骨折 | fracture of shaft of femur |
| 股骨颈骨折 | 股骨頸骨折 | fracture of neck of femur |
| 股骨髁骨折 | 股骨髁骨折 | fracture of femoral condyle |
| 股骨髁间骨折 | 股骨髁間骨折 | intercondylar fracture of femur |
| 股骨髁上骨折 | 股骨髁上骨折 | supracondylar fracture of femur |

| 大陆名 | 台湾名 | 英文名 |
|--------|--------|--------|
| 股骨头坏死 | 股骨頭壞死 | femoral head necrosis |
| 股骨头坏死·风寒湿阻证 | 股骨頭壞死·風寒濕阻證 | femoral head necrosis with wind-cold-dampness obstruction pattern |
| 股骨头坏死·肝肾亏虚证 | 股骨頭壞死·肝腎虧虛證 | femoral head necrosis with liver-kidney deficiency pattern |
| 股骨头坏死·气血两虚证 | 股骨頭壞死·氣血兩虛證 | femoral head necrosis with qi-blood deficiency pattern |
| 股骨头坏死·痰湿阻络证 | 股骨頭壞死·痰濕阻絡證 | femoral head necrosis with pattern of phlegm-dampness obstructing collateral |
| 股骨头坏死·血瘀气滞证 | 股骨頭壞死·血瘀氣滯證 | femoral head necrosis with pattern of blood stasis and qi stagnation |
| 股骨头缺血性坏死 | 股骨頭缺血性壞死 | ischemic necrosis of head of femur |
| 股骨转子间骨折 | 股骨轉子間骨折 | femoral intertrochanteric fracture |
| 股肿·气虚湿阻证 | 股腫·氣虛濕阻證 | thigh swelling with pattern of qi deficiency and dampness obstruction |
| 股肿·气虚血瘀证 | 股腫·氣虛血瘀證 | thigh swelling with pattern of qi deficiency and blood stasis |
| 股肿·气滞血瘀证 | 股腫·氣滯血瘀證 | thigh swelling with pattern of qi stagnation and blood stasis |
| 股肿·湿热下注证 | 股腫·濕熱下注證 | thigh swelling with pattern of dampness-heat diffusing downward |
| 骨痹·风寒湿阻证 | 骨痹·風寒濕阻證 | bone bi with syndrome of blockade of wind-cold-dampness |

| 大陆名 | 台湾名 | 英文名 |
|---|---|---|
| 骨痹·风湿热郁证 | 骨痹·風濕熱鬱證 | bone bi with syndrome of wind-damp-heat stagnation |
| 骨痹·肝肾阴虚证 | 骨痹·肝腎陰虚證 | bone bi with syndrome of yin deficiency of liver and kidney |
| 骨痹·气血两虚证 | 骨痹·氣血兩虚證 | bone bi with syndrome of deficiency of both qi and blood |
| 骨痹·肾虚髓亏证 | 骨痹·腎虚髓虧證 | bone bi with syndrome of marrow insufficiency and kidney deficiency |
| 骨痹·痰瘀互结证 | 骨痹·痰瘀互結證 | bone bi with syndrome of inter-mingling of phlegm and static blood |
| 骨痹·阳虚寒凝证 | 骨痹·陽虚寒凝證 | bone bi with syndrome of yang deficiency and cold congelation |
| 骨痹·瘀血闭阻证 | 骨痹·瘀血閉阻證 | bone bi with syndrome of blockade of static blood |
| 骨度折量定位法 | 骨度折量定位法 | proportional bone measurement |
| 骨骼折损 | 骨骼折損 | bone fracture and injury |
| 骨鲠 | 骨鲠 | bone sticking |
| 骨关节结核 | 骨關節結核 | tuberculous osteoarthropathy |
| 骨关节结核·气血两虚证 | 骨關節結核·氣血兩虚證 | osteoar-ticular tuberculosis with qi-blood deficiency pattern |
| 骨关节结核·阳虚痰凝证 | 骨關節結核·陽虚痰凝證 | osteoarticular tuberculosis with pattern of yang deficiency and phlegm coagulation |
| 骨关节结核·阴虚内热证 | 骨關節結核·陰虚内熱證 | osteoar-ticular tuberculosis with pattern of yin deficiency and internal heat |

| 大陆名 | 台湾名 | 英文名 |
|---|---|---|
| 骨—筋膜室综合征 | 骨—筋膜室綜合徵 | osteofascial compartment syndrome |
| 骨瘤·脾肾两虚证 | 骨瘤·脾腎兩虛證 | bone tumor with spleen-kidney deficiency pattern |
| 骨瘤·气血瘀阻证 | 骨瘤·氣血瘀阻證 | bone tumor with pattern of qi-blood stasis and obstruction |
| 骨瘤·热毒壅滞证 | 骨瘤·熱毒壅滯證 | bone tumor with pattern of heat-toxin congestion and stagnation |
| 骨瘤·肾虚痰凝证 | 骨瘤·腎虛痰凝證 | bone tumor with pattern of kidney deficiency and phlegm coagulation |
| 骨瘤·阴毒壅滞证 | 骨瘤·陰毒壅滯證 | bone tumor with pattern of yin toxin congestion and stagnation |
| 骨盆骨折 | 骨盆骨折 | pelvic fracture |
| 骨盆回旋试验 | 骨盆迴旋試驗 | pelvic rotation test |
| 骨性关节炎·风寒湿阻证 | 骨性關節炎·風寒濕阻證 | osteoarthritis with wind-cold-dampness obstruction pattern |
| 骨性关节炎·肝肾亏虚证 | 骨性關節炎·肝腎虧虛證 | osteoarthritis with liver-kidney deficiency pattern |
| 骨性关节炎·瘀血阻络证 | 骨性關節炎·瘀血阻絡證 | osteoarthritis with pattern of static blood obstructing collateral |
| 骨折 | 骨折 | fracture |
| 骨折·肝肾亏虚证 | 骨折·肝腎虧虛證 | fracture with liver-kidney deficiency pattern |
| 骨折·气血两虚证 | 骨折·氣血兩虛證 | fracture with qi-blood deficiency pattern |

| 大陆名 | 台湾名 | 英文名 |
|---|---|---|
| 骨折·血瘀气滞证 | 骨折·血瘀氣滯證 | fracture with pattern of blood stasis and qi stagnation |
| 骨折不愈合 | 骨折不愈合 | nonunion |
| 骨折后期疗法 | 骨折後期療法 | fracture treatment in later stage |
| 骨折畸形愈合 | 骨折畸形愈合 | malunion of fracture |
| 骨折三期论治法 | 骨折三期論治法 | treatment method of fracture in three stages |
| 骨折延迟愈合 | 骨折延遲愈合 | delayed union of fracture |
| 骨折愈合 | 骨折愈合 | union of fracture |
| 骨折早期疗法 | 骨折早期療法 | fracture treatment in early stage |
| 骨折中期疗法 | 骨折中期療法 | fracture treatment in middle stage |
| 骨质疏松症 | 骨質疏鬆症 | osteoporosis |
| 骨质疏松症·脾气虚证 | 骨質疏鬆症·脾氣虛證 | osteoporosis with spleen qi deficiency pattern |
| 骨质疏松症·肾阳虚证 | 骨質疏鬆症·腎陽虛證 | osteoporosis with kidney yang deficiency pattern |
| 骨质疏松症·肾阴虚证 | 骨質疏鬆症·腎陰虛證 | osteoporosis with kidney yin deficiency pattern |
| 骨质疏松症·血瘀气滞证 | 骨質疏鬆症·血瘀氣滯證 | osteoporosis with pattern of blood stasis and qi stagnation |
| 臌胀·肝脾血瘀证 | 臌脹·肝脾血瘀證 | tympanites with syndrome of blood stasis of liver and spleen |
| 臌胀·肝肾阴虚证 | 臌脹·肝腎陰虛證 | tympanites with syndrome of yin deficiency of liver and kidney |

| 大陆名 | 台湾名 | 英文名 |
|---|---|---|
| 臌胀·寒湿凝滞证 | 臌脹·寒濕凝滯證 | tympanites with syndrome of stagnation and congelation of cold-damp |
| 臌胀·脾肾阳虚证 | 臌脹·脾腎陽虚證 | tympanites with syndrome of yang deficiency of spleen and kidney |
| 臌胀·脾虚湿困证 | 臌脹·脾虛濕困證 | tympanites with syndrome of damp retention due to spleen deficiency |
| 臌胀·气滞湿阻证 | 臌脹·氣滯濕阻證 | tympanites with syndrome of qi stagnation and dampness retention |
| 臌胀·水热蕴结证 | 臌脹·水熱蘊結證 | tympanites with syndrome of accumulation and binding of water-heat |
| 臌胀·阴虚水停证 | 臌脹·陰虛水停證 | tympanites with syndrome of water retention due to yin deficiency |
| 臌胀·瘀结水留证 | 臌脹·瘀結水留證 | tympanites with syndrome of blood stasis binding and water retention |
| 臌胀·正虚邪恋证 | 臌脹·正虚邪戀證 | tympanites with syndrome of lingering pathogen due to vital qi deficiency |
| 固表止汗 | 固表止汗 | consolidating superficies for arresting sweating |
| 固表止汗剂 | 固表止汗劑 | formula for consolidating superficies for arresting sweating |
| 固冲止带 | 固衝止帶 | consolidating Chong Vessel for stopping leukorrhagia |
| 固定方法 | 固定方法 | fixation method |
| 固涩法 | 固澀法 | astringing method |

| 大陆名 | 台湾名 | 英文名 |
|---|---|---|
| 固涩剂 | 固澀劑 | astringent formula |
| 固涩敛乳 | 固澀斂乳 | astringing for arresting lactation |
| 瓜藤缠 | 瓜藤纏 | vine tangling,erythema nodosum |
| 瓜藤缠·寒湿瘀滞证 | 瓜藤纏·寒濕瘀滯證 | vine tangling with pattern of cold-dampness stasis and stagnation |
| 瓜藤缠·气滞血瘀证 | 瓜藤纏·氣滯血瘀證 | vine tangling with pattern of qi stagnation and blood stasis |
| 瓜藤缠·湿热下注证 | 瓜藤纏·濕熱下注證 | vine tangling with pattern of dampness-heat diffusing downward |
| 刮法 | 刮法 | needle-handle scraping |
| 刮痧疗法 | 刮痧療法 | scrapping therapy |
| 挂线法 | 掛線法 | seton cutting method |
| 挂线疗法 | 掛線療法 | therapy of cutting with thread ligation |
| 怪脉 | 怪脈 | paradox pulse |
| 关冲 | 關沖 | guānchōng,TE1,SJ1 |
| 关格·脾肾气虚湿热内蕴证 | 關格·脾腎氣虛濕熱內蘊證 | dysuria and frequent vomiting with syndrome of qi deficiency of spleen and kidney and internal retention of damp-heat |
| 关格·肾衰邪陷证 | 關格·腎衰邪陷證 | dysuria and frequent vomiting with syndrome of pathogen invasion due to kidney failure |

| 大陆名 | 台湾名 | 英文名 |
|---|---|---|
| 关格·虚风内动证 | 關格·虛風內動證 | dysuria and frequent vomiting with syndrome of internal stirring of deficient wind |
| 关格·阳虚寒湿内蕴证 | 關格·陽虛寒濕內蘊證 | dysuria and frequent vomiting with syndrome of internal retention of cold-damp due to yang deficiency |
| 关格·阳虚湿浊内蕴证 | 關格·陽虛濕濁內蘊證 | dysuria and frequent vomiting with syndrome of internal retention of damp-turbidity due to yang deficiency |
| 关格·浊邪侵犯上焦证 | 關格·濁邪侵犯上焦證 | dysuria and frequent vomiting with syndrome of turbid pathogen invading upper jiao |
| 关格·浊邪侵犯下焦证 | 關格·濁邪侵犯下焦證 | dysuria and frequent vomiting with syndrome of turbid pathogen invading lower jiao |
| 关格·浊邪侵犯中焦证 | 關格·濁邪侵犯中焦證 | dysuria and frequent vomiting with syndrome of turbid pathogen invading middle jiao |
| 关节穿刺术 | 關節穿刺術 | arthrocentesis |
| 关节僵硬 | 關節僵硬 | joint stiffness |
| 冠心苏合丸 | 冠心蘇合丸 | guanxin suhe pills,guanxin suhe wan |
| 灌肠疗法 | 灌腸療法 | enema therapy |
| 广金钱草 | 廣金錢草 | snowbellleaf tickclover herb |
| 归挤法 | 歸擠法 | total pressing manipulation |
| 龟背 | 龜背 | hunchback |

| 大陆名 | 台湾名 | 英文名 |
|---|---|---|
| 龟背痰 | 龜背痰 | chronic vertebral suppurative abscess |
| 滚法 | 滾法 | rolling manipulation |
| 果实 | 果實 | fruit |

## H

| 大陆名 | 台湾名 | 英文名 |
|---|---|---|
| 蛤蟆瘟 | 蛤蟆瘟 | toad-like pestilence |
| 海风藤 | 海風藤 | kadsura pepper stem |
| 海螵蛸棒摩擦法 | 海螵蛸棒摩擦法 | method of rubbing with cuttlebone |
| 海药本草 | 海藥本草 | Haiyao Bencao,Oversea Materia Medica |
| 含漱法 | 含漱法 | method of rinsing mouth |
| 寒凝胞宫证 | 寒凝胞宫證 | syndrome of coagulated cold in uterus,syndrome of coagulated cold in womb |
| 寒凝冲任 | 寒凝冲任 | cold congealing in thoroughfare and conception channels |
| 寒凝证 | 寒凝證 | coagulated cold syndrome |
| 寒热错杂证 | 寒熱錯雜證 | syndrome of intermingled heat and cold |
| 寒湿困脾 | 寒濕困脾 | cold-dampness disturbing spleen |
| 寒湿困脾证 | 寒濕困脾證 | syndrome of cold-dampness disturbing spleen |

| 大陆名 | 台湾名 | 英文名 |
| --- | --- | --- |
| 寒湿痢 | 寒濕痢 | cold-damp dysentery |
| 寒湿证 | 寒濕證 | cold-dampness syndrome |
| 寒湿阻络证 | 寒濕阻絡證 | syndrome of cold-dampness blocking collaterals |
| 寒实结胸证 | 寒實結胸證 | chest binding syndrome with cold fluid |
| 寒痰证 | 寒痰證 | cold-phlegm syndrome |
| 寒痰阻肺证 | 寒痰阻肺證 | syndrome of cold-phlegm obstructing lung |
| 寒邪犯胃证 | 寒邪犯胃證 | syndrome of cold pathogen attacking stomach |
| 寒饮停肺证 | 寒飲停肺證 | syndrome of cold fluid retained in lung |
| 寒证 | 寒證 | cold syndrome |
| 寒滞肝脉证 | 寒滯肝脈證 | syndrome of cold accumulated in liver channel |
| 寒滞经脉证 | 寒滯經脈證 | syndrome of cold accumulated in channels |
| 汗多亡阳证 | 汗多亡陽證 | yang depletion syndrome due to profuse sweating |
| 汗多胃燥证 | 汗多胃燥證 | stomach dryness syndrome due to profuse sweating |
| 汗法 | 汗法 | diaphoresis |
| 汗证 | 汗證 | sweating disease |
| 颃颡岩 | 頏顙岩 | carcinoma of nasopharynx |

| 大陆名 | 台湾名 | 英文名 |
| --- | --- | --- |
| 毫升 | 毫升 | milliliter |
| 毫针 | 毫針 | filiform needle |
| 毫针刺法 | 毫針刺法 | technique of filiform needle acupuncture |
| 合谷 | 合谷 | hégǔ,LI4 |
| 合谷疗 | 合谷疗 | Hegu ding |
| 合骨法 | 合骨法 | bone-rejoining manipulation |
| 合欢花 | 合歡花 | albizia flower |
| 合欢皮 | 合歡皮 | silktree albizia bark |
| 和法 | 和法 | harmonizing method |
| 和剂局 | 和劑局 | Bureau for Compounding |
| 和解表里 | 和解表裏 | reconciling superficies and interior |
| 和解法 | 和解法 | reconciliation method |
| 和解少阳剂 | 和解少陽劑 | reconciling shaoyang formula |
| 和胃降逆 | 和胃降逆 | harmonizing stomach for descending adverse qi |
| 和胃燥湿剂 | 和胃燥濕劑 | formula for harmonizing stomach and drying dampness |
| 和阵 | 和陣 | harmonizing array |
| 荷叶 | 荷葉 | lotus leaf |
| 核桃仁 | 核桃仁 | English walnut seed |
| 黑芝麻 | 黑芝麻 | black sesame |

| 大陆名 | 台湾名 | 英文名 |
|---|---|---|
| 横形骨折 | 横形骨折 | transverse fracture |
| 烘干 | 烘乾 | drying by baking |
| 红豆蔻 | 紅豆蔻 | galanga galangal fruit |
| 红蝴蝶疮·脾肾阳虚证 | 紅蝴蝶瘡·脾腎陽虚證 | lupus erythematosus with spleen-kidney yang deficiency pattern |
| 红蝴蝶疮·脾虚肝旺证 | 紅蝴蝶瘡·脾虚肝旺證 | lupus erythematosus with pattern of spleen deficiency and liver hyperactivity |
| 红蝴蝶疮·气滞血瘀证 | 紅蝴蝶瘡·氣滯血瘀證 | lupus erythematosus with pattern of qi stagnation and blood stasis |
| 红蝴蝶疮·热毒炽盛证 | 紅蝴蝶瘡·熱毒熾盛證 | lupus erythematosus with blazing heat-toxin pattern |
| 红蝴蝶疮·阴虚内热证 | 紅蝴蝶瘡·陰虚內熱證 | lupus erythematosus with pattern of yin deficiency and internal heat |
| 红色恶露 | 紅色惡露 | red lochia |
| 红丝疔·火毒入络证 | 紅絲疔·火毒入絡證 | red filament with pattern of fire-toxin entering collateral |
| 红丝疔·火毒入营证 | 紅絲疔·火毒入營證 | red filament with pattern of fire-toxin entering nutrient phase |
| 虹彩 | 虹彩 | iris |
| 洪脉 | 洪脈 | surging pulse |
| 喉痹·肺肾阴虚证 | 喉痹·肺腎陰虚證 | throat obstruction with lung-kidney yin deficiency pattern |
| 喉痹·肺胃热盛证 | 喉痹·肺胃熱盛證 | throat obstruction with pattern of heat exuberance in lung and stomach |

| 大陆名 | 台湾名 | 英文名 |
|---|---|---|
| 喉痹·风邪外袭证 | 喉痹·風邪外襲證 | throat obstruction with pattern of external assault by wind |
| 喉痹·脾肾阳虚证 | 喉痹·脾肾陽虛證 | throat obstruction with spleen-kidney yang deficiency pattern |
| 喉痹·脾胃气虚证 | 喉痹·脾胃氣虛證 | throat obstruction with spleen-stomach qi deficiency pattern |
| 喉痹·痰瘀互结证 | 喉痹·痰瘀互結證 | throat obstruction with pattern of intermingled phlegm and stasis |
| 喉核 | 喉核 | node of throat,palatine tonsil |
| 喉咳 | 喉咳 | throat coughing |
| 喉科擒拿疗法 | 喉科擒拿療法 | holding massage in laryngological department |
| 喉科十六绝症 | 喉科十六絕症 | sixteen fatal symptoms in pharyngolaryngology |
| 喉癣·肺肾阴虚证 | 喉癬·肺肾陰虛證 | lichenoid erosion of throat with lung-kidney yin deficiency pattern |
| 喉癣·气阴两虚证 | 喉癬·氣陰兩虛證 | lichenoid erosion of throat with qi-yin deficiency pattern |
| 喉瘖·肺脾气虚证 | 喉瘖·肺脾氣虛證 | hoarseness disease with spleen-lung qi deficiency pattern |
| 喉瘖·肺肾阴虚证 | 喉瘖·肺肾陰虛證 | hoarseness disease with lung-kidney yin deficiency pattern |
| 喉瘖·风寒袭肺证 | 喉瘖·風寒襲肺證 | hoarseness disease with pattern of wind-cold assaulting lung |
| 喉瘖·风热犯肺证 | 喉瘖·風熱犯肺證 | hoarseness disease with pattern of wind-heat assailing lung |

| 大陆名 | 台湾名 | 英文名 |
|---|---|---|
| 喉瘖·痰热壅肺证 | 喉瘖·痰熱壅肺證 | hoarseness disease with pattern of phlegm-heat congesting lung |
| 喉瘖·血瘀痰凝证 | 喉瘖·血瘀痰凝證 | hoarseness disease with pattern of blood stasis and phlegm coagulation |
| 喉痈·气阴耗损证 | 喉癰·氣陰耗損證 | throat abscess with qi-yin consumption pattern |
| 喉痈·热毒搏结证 | 喉癰·熱毒搏結證 | throat abscess with heat-toxin intermingling pattern |
| 喉痈·热腐成脓证 | 喉癰·熱腐成膿證 | throat abscess with pattern of suppuration due to heat exuberance |
| 后顶 | 後頂 | hòudǐng,GV19,DU19 |
| 后房 | 後房 | posterior chamber |
| 后天之精 | 後天之精 | acquired essence |
| 后溪 | 後溪 | hòuxī,SI3 |
| 后下 | 後下 | decocted later |
| 后囟 | 後囟 | posterior fontanel |
| 后阴 | 後陰 | anus |
| 厚朴 | 厚樸 | officinal magnolia bark |
| 厚朴花 | 厚樸花 | officinal magnolia flower |
| 厚朴温中汤 | 厚樸溫中湯 | houpu wenzhong decoction |
| 呼吸补泻 | 呼吸補瀉 | reinforcing-reducing method by respiration |

| 大陆名 | 台湾名 | 英文名 |
|---|---|---|
| 狐惑·肝脾湿热证 | 狐惑·肝脾濕熱證 | Behcet's syndrome with pattern of dampness-heat in liver and spleen |
| 狐惑·肝肾阴虚证 | 狐惑·肝腎陰虛證 | Behcet's syndrome with liver-kidney yin deficiency pattern |
| 狐惑·脾肾阳虚证 | 狐惑·脾腎陽虛證 | Behcet's syndrome with spleen-kidney yang deficiency pattern |
| 胡黄连 | 胡黃連 | figwortflower picrorhiza rhizome |
| 胡椒 | 胡椒 | pepper fruit |
| 胡芦巴 | 胡蘆巴 | fenugreek seed |
| 鹘眼凝睛·气郁化火证 | 鶻眼凝睛·氣鬱化火證 | staring falcon eye with pattern of stagnated qi transforming into fire |
| 鹘眼凝睛·气滞痰凝证 | 鶻眼凝睛·氣滯痰凝證 | staring falcon eye with pattern of qi stagnation and phlegm coagulation |
| 鹘眼凝睛·阴虚血瘀证 | 鶻眼凝睛·陰虛血瘀證 | staring falcon eye with pattern of yin deficiency and blood stasis |
| 糊剂 | 糊劑 | paste |
| 糊丸 | 糊丸 | flour and water paste pill |
| 虎须疔 | 虎须疔 | ding beside philtrum |
| 花柳毒淋 | 花柳毒淋 | gonorrhea |
| 花柳毒淋·膀胱湿热证 | 花柳毒淋·膀胱濕熱證 | gonorrhea with syndrome of damp-heat in bladder |
| 花柳毒淋·肾气不固证 | 花柳毒淋·腎氣不固證 | gonorrhea with syndrome of unconsolidated kidney qi |
| 花柳毒淋·湿热毒蕴证 | 花柳毒淋·濕熱毒蘊證 | gonorrhea with pattern of dampness-heat toxin amassment |

| 大陆名 | 台湾名 | 英文名 |
|---|---|---|
| 花柳毒淋·正虚毒恋证 | 花柳毒淋·正虚毒戀證 | gonorrhea with pattern of healthy qi deficiency and lingering toxin |
| 花蕊石 | 花蕊石 | ophicalcite |
| 花翳白陷·肺肝风热证 | 花翳白陷·肺肝風熱證 | petaloid nebula with a sunken center with pattern of wind-heat in lung and liver channel |
| 花翳白陷·肝胆湿热证 | 花翳白陷·肝膽濕熱證 | petaloid nebula with a sunken center with pattern of dampness-heat in liver and gallbladder |
| 花翳白陷·阳虚寒凝证 | 花翳白陷·陽虚寒凝證 | petaloid nebula with a sunken center with pattern of yang deficiency and cold congelation |
| 花翳白陷·阴虚火旺证 | 花翳白陷·陰虚火旺證 | petaloid nebula with a sunken center with pattern of yin deficiency and fire effulgence |
| 滑脉 | 滑脈 | slippery pulse |
| 滑胎·脾肾气虚证 | 滑胎·脾腎氣虚證 | habitual abortion with syndrome of qi deficiency of spleen and kidney |
| 滑胎·气血两虚证 | 滑胎·氣血兩虚證 | habitual abortion with syndrome of deficiency of both qi and blood |
| 滑胎·血瘀证 | 滑胎·血瘀證 | habitual abortion with blood stasis syndrome |
| 滑泄 | 滑泄 | lingering diarrhea |
| 化虫丸 | 化蟲丸 | huachong pill |
| 化湿和中 | 化濕和中 | removing dampness for regulating stomach |

| 大陆名 | 台湾名 | 英文名 |
|---|---|---|
| 化学性眼外伤·热邪侵目证 | 化學性眼外傷·熱邪侵目證 | chemical ophthalmic injury with pattern of heat invading eye |
| 化瘀明目法 | 化瘀明目法 | resolving stasis to brighten eye |
| 踝部骨折 | 踝部骨折 | fracture of malleolus |
| 踝管综合征 | 踝管綜合徵 | tarsal tunnel syndrome |
| 坏病 | 壞病 | mistreated disease |
| 环跳疽·气虚血瘀证 | 環跳疽·氣虛血瘀證 | Huantiao abscess with pattern of qi deficiency and blood stasis |
| 环跳疽·热毒炽盛证 | 環跳疽·熱毒熾盛證 | Huantiao abscess with blazing heat-toxin pattern |
| 环跳疽·湿热结证 | 環跳疽·濕熱蘊結證 | Huantiao abscess with dampness-heat amassment pattern |
| 环跳疽·阴寒凝滞证 | 環跳疽·陰寒凝滯證 | Huantiao abscess with pattern of yin cold congelation and stagnation |
| 环项发 | 環項發 | cervicle cellulitis |
| 缓脉 | 緩脈 | moderate pulse |
| 黄带·湿毒蕴结证 | 黃帶·濕毒蘊結證 | yellow vaginal discharge with syndrome of accumulation and binding of damp-poison |
| 黄带·湿热下注证 | 黃帶·濕熱下注證 | yellow vaginal discharge with syndrome of downward diffusion of damp-heat |
| 黄耳伤寒·热入营血证 | 黃耳傷寒·熱入營血證 | cold-attack due to purulent ear with pattern of heat entering nutrient-blood |

| 大陆名 | 台湾名 | 英文名 |
|---|---|---|
| 黄耳伤寒·热盛动风证 | 黃耳傷寒·熱盛動風證 | cold-attack due to purulent ear with pattern of heat exuberance stirring wind |
| 黄耳伤寒·热陷心包证 | 黃耳傷寒·熱陷心包證 | cold-attack due to purulent ear with pattern of heat sinking into pericardium |
| 黄家 | 黃家 | person suffering from jaundice |
| 黄水疮·脾虚湿困证 | 黃水瘡·脾虛濕困證 | impetigo with pattern of spleen deficiency and dampness retention |
| 黄水疮·暑湿热蕴证 | 黃水瘡·暑濕熱蘊證 | impetigo with pattern of summerheat-dampness heat amassment |
| 黄液上冲 | 黃液上沖 | upward rushing of yellow fluid, hypopyon |
| 黄液上冲·脾胃积热证 | 黃液上沖·脾胃積熱證 | upward rushing of yellow fluid with pattern of heat accumulation in spleen-stomach |
| 黄液上冲·阴虚火旺证 | 黃液上沖·陰虛火旺證 | upward rushing of yellow fluid with pattern of yin deficiency and fire effulgence |
| 回肠 | 回腸 | ileum |
| 回乳 | 回乳 | terminating lactation |
| 回旋灸 | 迴旋灸 | revolving moxibustion |
| 回阳救逆 | 回陽救逆 | restoring yang and rescuing patient from collapse |
| 回阳救逆剂 | 回陽救逆劑 | formula for restoring yang and rescuing patient from collapse |
| 回阳生肌 | 回陽生肌 | restoring yang and promoting granulation |

| 大陆名 | 台湾名 | 英文名 |
|---|---|---|
| 茴香橘核丸 | 茴香橘核丸 | huixiang juhe pills,huixiang juhe wan |
| 蛔虫病 | 蛔蟲病 | ascariasis |
| 蛔虫病·虫积肠道证 | 蛔蟲病·蟲積腸道證 | ascariasis with syndrome of accumulation of worms in intestine |
| 蛔虫病·脾胃气虚证 | 蛔蟲病·脾胃氣虛證 | ascariasis with syndrome of qi deficiency of spleen and stomach |
| 惠民局 | 惠民局 | Medical Institute of Benevolence |
| 混合喂养 | 混合餵養 | mixed feeding |
| 混睛障·肝胆热毒证 | 混睛障·肝膽熱毒證 | murky-eye nebula with pattern of heat-toxin in liver and gallbladder |
| 混睛障·脾气虚证 | 混睛障·脾氣虛證 | nebula with spleen qi deficiency pattern |
| 混睛障·湿热上攻证 | 混睛障·濕熱上攻證 | murky-eye nebula with pattern of dampness-heat attacking upward |
| 混睛障·阴虚火旺证 | 混睛障·陰虛火旺證 | nebula with pattern of yin deficiency and fire effulgence |
| 活血化瘀法 | 活血化瘀法 | activating blood and resolving stasis |
| 火毒证 | 火毒證 | fire-toxicity syndrome |
| 火疳·肺经郁火证 | 火疳·肺經鬱火證 | fire gan with pattern of fire stagnation in lung channel |
| 火疳·肺阴虚证 | 火疳·肺陰虛證 | fire gan with lung yin deficiency pattern |
| 火疳·风湿热邪证 | 火疳·風濕熱邪證 | fire gan with wind-dampness heat pattern |

| 大陆名 | 台湾名 | 英文名 |
| --- | --- | --- |
| 火疳·火毒蕴结证 | 火疳·火毒蘊結證 | fire gan with fire-toxin amassment pattern |
| 火罐法 | 火罐法 | fire cupping |
| 火克金 | 火克金 | fire restricting metal |
| 火烙疗法 | 火烙療法 | cauterization therapy |
| 火麻仁 | 火麻仁 | hemp seed |
| 火易扰心 | 火易擾心 | fire being likely to disturb heart |
| 火郁 | 火鬱 | fire stagnation |
| 火针烙法 | 火針烙法 | cauterization with heated needle |
| 火针疗法 | 火針療法 | fire needle therapy,puncturing point with hot-red needle |
| 火证 | 火證 | fire syndrome |
| 藿胆丸 | 藿膽丸 | huodan pills,huodan wan |

# J

| 大陆名 | 台湾名 | 英文名 |
| --- | --- | --- |
| 击打法 | 擊打法 | striking manipulation |
| 饥不欲食 | 饑不欲食 | hunger without desire to eat |
| 肌痹·肝肾阴虚证 | 肌痹·肝腎陰虛證 | dermatomyositis with liver-kidney yin deficiency pattern |
| 肌痹·寒湿闭阻证 | 肌痹·寒濕閉阻證 | dermatomyositis with cold-dampness blockage pattern |

| 大陆名 | 台湾名 | 英文名 |
|--------|--------|--------|
| 肌痹·脾气虚证 | 肌痹·脾氣虛證 | dermatomyositis with spleen qi deficiency pattern |
| 肌痹·脾肾阳虚证 | 肌痹·脾腎陽虛證 | dermatomyositis with spleen-kidney yang deficiency pattern |
| 肌痹·脾虚湿困证 | 肌痹·脾虛濕困證 | muscle bi with syndrome of damp retention due to spleen deficiency |
| 肌痹·热毒炽盛证 | 肌痹·熱毒熾盛證 | dermatomyositis with blazing heat-toxin pattern |
| 肌痹·湿热瘀阻证 | 肌痹·濕熱瘀阻證 | muscle bi with syndrome of blockade of damp-heat and static blood |
| 肌痹·湿热蕴结证 | 肌痹·濕熱蘊結證 | dermatomyositis with dampness-heat amassment pattern |
| 肌痹·阴虚内热证 | 肌痹·陰虛內熱證 | muscle bi with syndrome of internal heat due to yin deficiency |
| 肌肉强烈收缩力 | 肌肉強烈收縮力 | forced myotasis |
| 鸡骨草 | 雞骨草 | canton love-pea vine |
| 鸡冠花 | 雞冠花 | cockcomb inflorescence |
| 鸡冠蚬肉 | 雞冠蜆肉 | cockscomb-like ecphyma on eyelid |
| 鸡冠痔 | 雞冠痔 | anal skin tag |
| 鸡内金 | 雞內金 | inner membrane of chicken gizzard |
| 鸡胸 | 雞胸 | pigeon breast |
| 鸡血藤 | 雞血藤 | suberect spatholobus stem |
| 鸡眼 | 雞眼 | clavus |

| 大陆名 | 台湾名 | 英文名 |
| --- | --- | --- |
| 积聚·肝气郁结证 | 積聚·肝氣鬱結證 | amassment and accumulation with syndrome of liver qi depression |
| 积聚·食滞痰阻证 | 積聚·食滯痰阻證 | amassment and accumulation with syndrome of food stagnation and phlegm blockade |
| 积证 | 積證 | amassment disease |
| 积滞·脾虚夹积证 | 積滯·脾虛夾積證 | indigestion with syndrome of malnutrition due to spleen deficiency |
| 积滞·乳食积滞证 | 積滯·乳食積滯證 | indigestion with syndrome of milk and food stagnation |
| 基源鉴定 | 基源鑒定 | identification of origin |
| 激光疗法 | 激光療法 | laser therapy |
| 急喉风·风热外袭证 | 急喉風·風熱外襲證 | acute throat wind with pattern of external assault by wind-heat |
| 急喉风·热毒熏蒸证 | 急喉風·熱毒薰蒸證 | acute throat wind with heat-toxin fumigating pattern |
| 急喉风·痰浊凝聚证 | 急喉風·痰濁凝聚證 | acute throat wind with pattern of phlegm-turbidity coagulation and aggregation |
| 急黄·热毒炽盛证 | 急黃·熱毒熾盛證 | fulminant jaundice with syndrome of blazing heat-toxin |
| 急黄·热毒内陷证 | 急黃·熱毒内陷證 | fulminant jaundice with syndrome of interior invasion of heat-toxin |
| 急惊风·风热发搐证 | 急驚風·風熱發搐證 | acute infantile convulsion due to wind-heat |
| 急惊风·惊恐惊风证 | 急驚風·驚恐驚風證 | acute infantile convulsion due to fright |

| 大陆名 | 台湾名 | 英文名 |
|---|---|---|
| 急惊风·湿热疫毒证 | 急驚風·濕熱疫毒證 | acute infantile convulsion with syndrome of damp-heat and pestilent toxin |
| 急惊风·暑热发搐证 | 急驚風·暑熱發搐證 | acute infantile convulsion due to hot-summerheat |
| 急惊风·痰食惊风证 | 急驚風·痰食驚風證 | acute infantile convulsion due to phlegm-food |
| 急惊风·温热疫毒证 | 急驚風·溫熱疫毒證 | acute infantile convulsion with syndrome of warm-heat and pestilent toxin |
| 急脉 | 急脈 | jímài,Liv12,LR12 |
| 急性出血 | 急性出血 | acute bleeding |
| 急性化脓性骨髓炎·风温内扰证 | 急性化膿性骨髓炎·風溫內擾證 | acute suppurative osteomyelitis with pattern of wind-warm disturbing inward |
| 急性化脓性骨髓炎·三焦热盛证 | 急性化膿性骨髓炎·三焦熱盛證 | acute suppurative osteomyelitis with pattern of heat exuberance in sanjiao |
| 急性化脓性骨髓炎·营血两燔证 | 急性化膿性骨髓炎·營血兩燔證 | acute suppurative osteomyelitis with pattern of flaming of nutrient-blood phases |
| 急性盆腔炎·热毒壅盛证 | 急性盆腔炎·熱毒壅盛證 | acute pelvic inflammatory disease with exuberance of heat-toxin |
| 急性盆腔炎·湿热蕴结证 | 急性盆腔炎·濕熱蘊結證 | acute pelvic inflammatory disease with syndrome of accumulation and binding of damp-heat |
| 急性血吸虫病 | 急性血吸蟲病 | acute schistosomiasis |

| 大陆名 | 台湾名 | 英文名 |
| --- | --- | --- |
| 急性腰扭伤·气滞证 | 急性腰扭傷·氣滯證 | acute lumbar sprain with qi stagnation pattern |
| 急性腰扭伤·血瘀证 | 急性腰扭傷·血瘀證 | acute lumbar sprain with blood stasis pattern |
| 急支糖浆 | 急支糖漿 | jizhi syrup,jizhi tangjiang |
| 疾脉 | 疾脈 | swift pulse |
| 挤压综合征 | 擠壓綜合徵 | crush syndrome |
| 脊柱侧凸症 | 脊柱側凸症 | scoliosis |
| 脊柱结核 | 脊柱結核 | spinal tuberculosis |
| 继发不孕症 | 繼發不孕症 | secondary infertility |
| 继发性皮损 | 繼發性皮損 | secondary lesion |
| 加压包扎止血法 | 加壓包扎止血法 | compression bandage hemostatic method |
| 夹板固定疗法 | 夾板固定療法 | splint-fixing therapy |
| 夹挤分骨 | 夾擠分骨 | bone-separation by pinching-squeezing manipulation |
| 夹指试验 | 夾指試驗 | clipping paper test |
| 夹竹桃中毒 | 夾竹桃中毒 | oleander poisoning |
| 夹脊 | 夾脊 | jiájǐ,EX-B2 |
| 架火法 | 架火法 | fire throwing method,alcohol fire-separated cupping |
| 肩关节周围炎 | 肩關節周圍炎 | periarthritis of shoulder |
| 肩关节周围炎·风寒湿阻证 | 肩關節周圍炎·風寒濕阻證 | periarthritis of shoulder with wind-cold-dampness obstruction pattern |

| 大陆名 | 台湾名 | 英文名 |
|---|---|---|
| 肩关节周围炎·气血两虚证 | 肩關節周圍炎·氣血兩虛證 | periarthritis of shoulder with qi-blood deficiency pattern |
| 肩关节周围炎·血瘀气滞证 | 肩關節周圍炎·血瘀氣滯證 | periarthritis of shoulder with pattern of blood stasis and qi stagnation |
| 肩胛骨骨折 | 肩胛骨骨折 | fracture of scapula |
| 肩周炎 | 肩周炎 | periarthritis humeroscapularis |
| 茧唇 | 繭唇 | lip cancer |
| 茧唇·脾胃实热证 | 繭唇·脾胃實熱證 | lip cancer with pattern of excessive heat in spleen and stomach |
| 茧唇·心脾火毒证 | 繭唇·心脾火毒證 | lip cancer with pattern of fire-toxin in heart and spleen |
| 茧唇·阴虚火旺证 | 繭唇·陰虛火旺證 | lip cancer with pattern of yin deficiency and fire effulgence |
| 睑弦 | 瞼弦 | palpebral margin |
| 睑弦赤烂 | 瞼弦赤爛 | red ulcerated eyelid,blepharitis marginalis |
| 睑弦赤烂·风热袭表证 | 瞼弦赤爛·風熱襲表證 | ulcerous eyelid margin with pattern of wind-heat assaulting exterior |
| 睑弦赤烂·湿热壅盛证 | 瞼弦赤爛·濕熱壅盛證 | ulcerous eyelid margin with pattern of dampness-heat congestion and excessiveness |
| 睑弦赤烂·心火上炎证 | 瞼弦赤爛·心火上炎證 | ulcerous eyelid margin with pattern of heart-fire flaring upward |
| 建里 | 建裏 | jiànlǐ,CV11,RN11 |

| 大陆名 | 台湾名 | 英文名 |
|---|---|---|
| 健脾化湿 | 健脾化濕 | invigorating spleen for eliminating dampness |
| 健脾驱虫 | 健脾驅蟲 | invigorating spleen for expelling intestinal parasites |
| 健忘·肝气郁结证 | 健忘·肝氣鬱結證 | amnesia with syndrome of liver qi depression |
| 健忘·年老神衰证 | 健忘·年老神衰證 | amnesia with syndrome of senile neurasthenia |
| 健忘·肾精亏虚证 | 健忘·腎精虧虛證 | amnesia with syndrome of kidney essence insufficiency |
| 健忘·痰瘀闭阻证 | 健忘·痰瘀閉阻證 | amnesia with syndrome of blockade of phlegm and static blood |
| 健忘·痰浊上扰证 | 健忘·痰濁上擾證 | amnesia with syndrome of upward disturbance of phlegm-turbidity |
| 健忘·心脾两虚证 | 健忘·心脾兩虛證 | amnesia with syndrome of deficiency of both heart and spleen |
| 健忘·心肾不交证 | 健忘·心腎不交證 | amnesia with syndrome of incoordination between heart and kidney |
| 健忘·血瘀闭阻证 | 健忘·血瘀閉阻證 | amnesia with syndrome of blockade of blood stasis |
| 腱鞘炎·风寒证 | 腱鞘炎·風寒證 | tenosynovitis with wind-cold pattern |
| 腱鞘炎·血瘀证 | 腱鞘炎·血瘀證 | tenosynovitis with blood stasis pattern |
| 鉴真 | 鑒真 | Jianzhen |
| 姜半夏 | 薑半夏 | ginger processed pinellia tuber |

| 大陆名 | 台湾名 | 英文名 |
|--------|--------|--------|
| 姜黄 | 薑黃 | turmeric |
| 姜片虫病 | 薑片蟲病 | fasciolopsiasis |
| 姜汁制 | 薑汁制 | stir-frying with ginger juice |
| 浆液性恶露 | 漿液性惡露 | serous lochia |
| 僵蚕 | 僵蠶 | stiff silkworm |
| 交接出血 | 交接出血 | postcoital bleeding |
| 椒疮·风热客睑证 | 椒瘡·風熱客瞼證 | prickly-ash-like sore with pattern of wind-heat lodging in eyelid |
| 椒疮·脾胃湿热证 | 椒瘡·脾胃濕熱證 | prickly-ash-like sore with pattern of dampness-heat in spleen and stomach |
| 椒疮·血热瘀滞证 | 椒瘡·血熱瘀滯證 | prickly-ash-like sore with pattern of blood-heat stasis and stagnation |
| 角巩膜割烙术 | 角鞏膜割烙術 | cutting and cauterizing therapy for sclera and cornea |
| 脚气冲心 | 腳氣沖心 | disease of weak foot affecting heart |
| 脚湿气 | 腳濕氣 | tinea pedis |
| 脚湿气·湿热下注证 | 腳濕氣·濕熱下注證 | tinea pedis with pattern of dampness-heat diffusing downward |
| 脚湿气·血虚风燥证 | 腳濕氣·血虛風燥證 | tinea pedis with pattern of wind-dryness due to blood deficiency |
| 疖·热毒蕴结证 | 癤·熱毒蘊結證 | furuncle with heat-toxin amassment pattern |
| 疖·暑湿蕴结证 | 癤·暑濕蘊結證 | furuncle with summerheat-dampness amassment pattern |

| 大陆名 | 台湾名 | 英文名 |
|--------|--------|--------|
| 疖·正虚邪恋证 | 癤·正虛邪戀證 | furuncle with pattern of healthy qi deficiency and lingering pathogen |
| 疖病·湿热蕴结证 | 癤病·濕熱蘊結證 | furunculosis with dampness-heat amassment pattern |
| 疖病·正虚毒结证 | 癤病·正虛毒結證 | furunculosis with pattern of healthy qi deficiency and toxin accumulation |
| 结核 | 結核 | nodule |
| 结脉 | 結脈 | irregularly intermittent pulse |
| 结膜囊冲洗法 | 結膜囊沖洗法 | irrigation of conjunctival sac |
| 结胸变证 | 結胸變證 | deteriorated case of chest binding syndrome |
| 结胸证 | 結胸證 | chest binding syndrome |
| 结扎法 | 結扎法 | ligation method |
| 结扎疗法 | 結扎療法 | ligating therapy |
| 睫状动脉 | 睫狀動脈 | ciliary artery |
| 睫状前静脉 | 睫狀前靜脈 | anterior ciliary vein |
| 解表法 | 解表法 | relieving superficies method |
| 解表剂 | 解表劑 | superficies-relieving formula |
| 解表清里剂 | 解表清裏劑 | formula for relieving superficies and clearing interior |
| 解表通里剂 | 解表通裏劑 | formula for relieving superficies and catharsis |
| 解表温里剂 | 解表溫裏劑 | formula for relieving superficies and warming interior |

| 大陆名 | 台湾名 | 英文名 |
|---|---|---|
| 解颅·脾虚水泛证 | 解顱·脾虚水泛證 | metopism with syndrome of water overflowing due to spleen deficiency |
| 解颅·热毒壅滞证 | 解顱·熱毒壅滯證 | metopism with syndrome of congestion and stagnation of heat-toxin |
| 解颅·肾气虚证 | 解顱·腎氣虚證 | metopism with syndrome of kidney qi deficiency |
| 解颅·肾虚肝旺证 | 解顱·腎虚肝旺證 | metopism with syndrome of spleen deficiency and liver hyperactivity |
| 解溪 | 解溪 | jiěxī,S41,ST41 |
| 解郁安神 | 解鬱安神 | resolving stagnation for tranquilization |
| 金创痉 | 金創痙 | traumatic tetanus |
| 金沸草 | 金沸草 | inula herb |
| 金沸草散 | 金沸草散 | jinfeicao powder |
| 金疳·肺经燥热证 | 金疳·肺經燥熱證 | metal gan with pattern of dryness-heat in lung channel |
| 金疳·脾肺气虚证 | 金疳·脾肺氣虚證 | metal gan with spleen-lung qi deficiency pattern |
| 金克木 | 金克木 | metal restricting wood |
| 金钱草 | 金錢草 | christina loosestrife |
| 金实不鸣 | 金實不鳴 | muffled metal failing to sound |
| 金元四家 | 金元四家 | four scholastic sects of Jin-Yuan dynasties |
| 金针拨障疗法 | 金針撥障療法 | method of removing cataract with metal needle |

| 大陆名 | 台湾名 | 英文名 |
| --- | --- | --- |
| 津亏热结证 | 津虧熱結證 | syndrome of deficiency of fluid and accumulated heat |
| 津气亏虚证 | 津氣虧虛證 | syndrome of deficiency of fluid and qi |
| 津液亏虚证 | 津液虧虛證 | syndrome of deficiency of fluid |
| 筋骨并重 | 筋骨並重 | pay equal attention to bone and flesh |
| 筋瘤·寒湿凝聚证 | 筋瘤·寒濕凝聚證 | tendon tumor with pattern of cold-dampness congelation and aggregation |
| 筋瘤·劳倦伤气证 | 筋瘤·勞倦傷氣證 | tendon tumor with overstrain injuring qi pattern |
| 筋瘤·血瘀气滞证 | 筋瘤·血瘀氣滯證 | tendon tumor with pattern of blood stasis and qi stagnation |
| 筋膜间隔区综合征 | 筋膜間隔區綜合徵 | syndrome of aponeurotic space |
| 筋强 | 筋強 | muscular rigidity |
| 紧脉 | 緊脈 | tight pulse |
| 进针法 | 進針法 | method of needle insertion |
| 近视·肝肾两虚证 | 近視·肝腎兩虛證 | myopia with liver-kidney deficiency pattern |
| 近视·脾气虚证 | 近視·脾氣虛證 | myopia with spleen qi deficiency pattern |
| 近视·心阳虚证 | 近視·心陽虛證 | myopia with heart yang deficiency pattern |
| 浸洗疗法 | 浸洗療法 | immersion and wash therapy |

| 大陆名 | 台湾名 | 英文名 |
|---|---|---|
| 京万红 | 京萬紅 | jingwanhong soft plaster |
| 经断复来 | 經斷複來 | vaginal bleeding after menopause |
| 经断复来·脾虚肝郁证 | 經斷複來·脾虛肝鬱證 | vaginal bleeding after menopause with syndrome of spleen deficiency and liver depression |
| 经断复来·气虚证 | 經斷複來·氣虛證 | vaginal bleeding after menopause with qi deficiency syndrome |
| 经断复来·湿毒瘀结证 | 經斷複來·濕毒瘀結證 | vaginal bleeding after menopause with syndrome of intermingling of damp-poison-static blood |
| 经断复来·阴虚火旺证 | 經斷複來·陰虛火旺證 | vaginal bleeding after menopause with syndrome of exuberant fire due to yin deficiency |
| 经后期 | 經後期 | post menstrual period |
| 经间期出血 | 經間期出血 | intermenstrual bleeding |
| 经间期出血·脾气虚证 | 經間期出血·脾氣虛證 | intermenstrual bleeding with syndrome of spleen qi deficiency |
| 经间期出血·肾阴虚证 | 經間期出血·腎陰虛證 | intermenstrual bleeding with syndrome of kidney yin deficiency |
| 经间期出血·湿热蕴结证 | 經間期出血·濕熱蘊結證 | intermenstrual bleeding with syndrome of accumulation and binding of damp-heat |
| 经间期出血·血瘀证 | 經間期出血·血瘀證 | intermenstrual bleeding with blood stasis syndrome |
| 经尽 | 經盡 | disease of one channel without transmission |

| 大陆名 | 台湾名 | 英文名 |
|---|---|---|
| 经络辨证 | 經絡辨證 | syndrome differentiation of channel theory |
| 经脉 | 經脈 | channel |
| 经脉循行 | 經脈循行 | running course of channel,running course of meridian |
| 经期延长·气不摄血证 | 經期延長·氣不攝血證 | menostaxis with syndrome of failure of qi to keep blood |
| 经期延长·湿热蕴结证 | 經期延長·濕熱蘊結證 | menostaxis with syndrome of accumulation and binding of damp-heat |
| 经期延长·血瘀证 | 經期延長·血瘀證 | menostaxis with blood stasis syndrome |
| 经期延长·阴虚血热证 | 經期延長·陰虛血熱證 | menostaxis with syndrome of blood heat due to yin deficiency |
| 经史证类备急本草 | 經史證類備急本草 | Jing Shi Zheng Lei Beiji Bencao, Classified Materia Medica from Historical Classics for Emergency |
| 经行发热 | 經行發熱 | menstrual fever |
| 经行发热·肝肾阴虚证 | 經行發熱·肝腎陰虛證 | menstrual fever with syndrome of yin deficiency of liver and kidney |
| 经行发热·肝郁化火证 | 經行發熱·肝鬱化火證 | menstrual fever with syndrome of liver depression transforming into fire |
| 经行发热·气血两虚证 | 經行發熱·氣血兩虛證 | menstrual fever with syndrome of deficiency of both qi and blood |
| 经行发热·瘀热阻滞证 | 經行發熱·瘀熱阻滯證 | menstrual fever with syndrome of blockade of static blood and heat |

| 大陆名 | 台湾名 | 英文名 |
|--------|--------|--------|
| 经行风疹块·风热证 | 經行風疹塊·風熱證 | menstrual urticaria with wind-heat syndrome |
| 经行风疹块·血虚证 | 經行風疹塊·血虚證 | menstrual urticaria with blood deficiency syndrome |
| 经行浮肿·脾肾阳虚证 | 經行浮腫·脾腎陽虚證 | menstrual edema with syndrome of yang deficiency of spleen and kidney |
| 经行浮肿·气滞湿阻证 | 經行浮腫·氣滯濕阻證 | menstrual edema with syndrome of qi stagnation and damp retention |
| 经行浮肿·气滞血瘀证 | 經行浮腫·氣滯血瘀證 | menstrual edema with syndrome of qi stagnation and blood stasis |
| 经行口糜·胃火炽盛证 | 經行口糜·胃火熾盛證 | menstrual aphtha with syndrome of blazing stomach fire |
| 经行口糜·阴虚火旺证 | 經行口糜·陰虚火旺證 | menstrual aphtha with syndrome of exuberant fire due to yin deficiency |
| 经行情志异常 | 經行情志異常 | menstrual mental disorders |
| 经行情志异常·肝气郁结证 | 經行情志異常·肝氣鬱結證 | menstrual mental disorder with syndrome of liver qi depression |
| 经行情志异常·痰火扰神证 | 經行情志異常·痰火擾神證 | menstrual mental disorder with syndrome of phlegm-fire disturbing spirit |
| 经行情志异常·心血虚证 | 經行情志異常·心血虚證 | menstrual mental disorder with syndrome of heart blood deficiency |
| 经行乳房胀痛·肝气郁结证 | 經行乳房脹痛·肝氣鬱結證 | menstrual distending pain of breast with syndrome of liver qi depression |

| 大陆名 | 台湾名 | 英文名 |
|---|---|---|
| 经行乳房胀痛·肝肾阴虚证 | 經行乳房脹痛·肝腎陰虛證 | menstrual distending pain of breast with syndrome of yin deficiency of liver and kidney |
| 经行身痛·寒湿凝滞证 | 經行身痛·寒濕凝滯證 | menstrual body pain with syndrome of stagnation and congelation of cold-damp |
| 经行身痛·血虚证 | 經行身痛·血虛證 | menstrual body pain with blood deficiency syndrome |
| 经行身痛·血瘀证 | 經行身痛·血瘀證 | menstrual body pain with blood stasis syndrome |
| 经行头痛·肝火旺盛证 | 經行頭痛·肝火旺盛證 | menstrual headache with syndrome of liver fire exuberance |
| 经行头痛·痰湿阻滞证 | 經行頭痛·痰濕阻滯證 | menstrual headache with syndrome of stagnation and blockade of phlegm-damp |
| 经行头痛·血虚证 | 經行頭痛·血虛證 | menstrual headache with blood deficiency syndrome |
| 经行头痛·血瘀证 | 經行頭痛·血瘀證 | menstrual headache with blood stasis syndrome |
| 经行头痛·阴虚阳亢证 | 經行頭痛·陰虛陽亢證 | menstrual headache with syndrome of yang hyperactivity and yin deficiency |
| 经行吐衄·肺肾阴虚证 | 經行吐衄·肺腎陰虛證 | menstrual hematemesis and/or epistaxis with syndrome of yin deficiency of lung and kidney |
| 经行吐衄·肝经郁火证 | 經行吐衄·肝經鬱火證 | menstrual hematemesis and/or epistaxis with syndrome of fire stagnating in Liver Channel |

| 大陆名 | 台湾名 | 英文名 |
|---|---|---|
| 经行吐衄·胃火炽盛证 | 經行吐衄·胃火熾盛證 | menstrual hematemesis and/or epistaxis with syndrome of blazing stomach fire |
| 经行泄泻 | 經行泄瀉 | menstrual diarrhea |
| 经行泄泻·肝郁脾虚证 | 經行泄瀉·肝鬱脾虛證 | menstrual diarrhea with syndrome of liver qi depression and spleen deficiency |
| 经行泄泻·脾气虚证 | 經行泄瀉·脾氣虛證 | menstrual diarrhea with syndrome of spleen qi deficiency |
| 经行泄泻·肾阳虚证 | 經行泄瀉·腎陽虛證 | menstrual diarrhea with syndrome of kidney yang deficiency |
| 经行眩晕·气血两虚证 | 經行眩暈·氣血兩虛證 | menstrual vertigo with syndrome of deficiency of both qi and blood |
| 经行眩晕·痰浊上扰证 | 經行眩暈·痰濁上擾證 | menstrual vertigo with syndrome of upward disturbance of phlegm-turbidity |
| 经行眩晕·阴虚阳亢证 | 經行眩暈·陰虛陽亢證 | menstrual vertigo with syndrome of yang hyperactivity and yin deficiency |
| 惊震内障·毒邪侵袭证 | 驚震內障·毒邪侵襲證 | traumatic cataract with toxin invasion pattern |
| 惊震内障·血瘀气滞证 | 驚震內障·血瘀氣滯證 | traumatic cataract with pattern of blood stasis and qi stagnation |
| 精癃·气滞血瘀证 | 精癃·氣滯血瘀證 | prostatic hypertrophy with pattern of qi stagnation and blood stasis |
| 精癃·肾阳虚证 | 精癃·腎陽虛證 | prostatic hypertrophy with kidney yang deficiency pattern |

| 大陆名 | 台湾名 | 英文名 |
|---|---|---|
| 精癃·肾阴虚证 | 精癃·腎陰虛證 | prostatic hypertrophy with kidney yin deficiency pattern |
| 精癃·湿热下注证 | 精癃·濕熱下注證 | prostatic hypertrophy with pattern of dampness-heat diffusing downward |
| 精癃·中气下陷证 | 精癃·中氣下陷證 | prostatic hypertrophy with pattern of sinking of middle-qi |
| 精囊炎·脾肾两虚证 | 精囊炎·脾腎兩虛證 | cystospermitis with spleen-kidney deficiency pattern |
| 精囊炎·湿热下注证 | 精囊炎·濕熱下注證 | cystospermitis with pattern of dampness-heat diffusing downward |
| 精囊炎·阴虚火旺证 | 精囊炎·陰虛火旺證 | cystospermitis with pattern of yin deficiency and fire effulgence |
| 精囊炎·瘀血阻滞证 | 精囊炎·瘀血阻滯證 | cystospermitis with pattern of static blood obstruction and stagnation |
| 精气亏虚证 | 精氣虧虛證 | syndrome of deficiency of vital essence |
| 精神修养 | 精神修養 | spiritual health care |
| 精浊·气滞血瘀证 | 精濁·氣滯血瘀證 | turbid sperm with pattern of qi stagnation and blood stasis |
| 精浊·肾阳虚证 | 精濁·腎陽虛證 | turbid sperm with kidney yang deficiency pattern |
| 精浊·湿热蕴结证 | 精濁·濕熱蘊結證 | turbid sperm with dampness-heat amassment pattern |
| 精浊·阴虚火旺证 | 精濁·陰虛火旺證 | turbid sperm with pattern of yin deficiency and fire effulgence |

| 大陆名 | 台湾名 | 英文名 |
|---|---|---|
| 颈托 | 頸托 | neck support |
| 颈痈·风热痰毒证 | 頸癰·風熱痰毒證 | cervical abscess with pattern of wind-heat and phlegm-toxin |
| 颈痈·气虚邪恋证 | 頸癰·氣虛邪戀證 | cervical abscess with pattern of qi deficiency and lingering pathogen |
| 颈痈·气郁化火证 | 頸癰·氣鬱化火證 | cervical abscess with pattern of stagnated qi transforming into fire |
| 颈痈·胃热壅盛证 | 頸癰·胃熱壅盛證 | cervical abscess with pattern of stomach heat congestion and excessiveness |
| 颈椎病·风寒湿阻证 | 頸椎病·風寒濕阻證 | cervical spondylosis with wind-cold-dampness obstruction pattern |
| 颈椎病·肝肾亏虚证 | 頸椎病·肝腎虧虛證 | cervical spondy-losis with liver-kidney deficiency pattern |
| 颈椎病·气血两虚证 | 頸椎病·氣血兩虛證 | cervical spondy-losis with qi-blood deficiency pattern |
| 颈椎病·痰湿阻络证 | 頸椎病·痰濕阻絡證 | cervical spondylosis with pattern of phlegm-dampness obstructing collateral |
| 颈椎病·血瘀气滞证 | 頸椎病·血瘀氣滯證 | cervical spondylosis with pattern of blood stasis and qi stagnation |
| 颈椎骨折 | 頸椎骨折 | fracture of cervical vertebrae |
| 颈椎骨折与脱位 | 頸椎骨折與脫位 | cervical fracture and dislocation |
| 颈椎间盘突出症 | 頸椎間盤突出症 | herniation of cervical disc |
| 景岳全书 | 景岳全書 | Jingyue Quanshu, Jing-yue's Complete Works |

| 大陆名 | 台湾名 | 英文名 |
|---|---|---|
| 净制 | 淨制 | cleansing |
| 胫腓骨干双骨折 | 脛腓骨幹雙骨折 | fracture of shaft of tibia and fibula |
| 胫骨干骨折 | 脛骨幹骨折 | tibia shaft fracture |
| 胫骨髁骨折 | 脛骨髁骨折 | fracture of tibial malleolus |
| 痉病·肝经热盛证 | 痙病·肝經熱盛證 | convulsive disease with syndrome of exuberant heat in Liver Channel |
| 痉病·气血两虚证 | 痙病·氣血兩虛證 | convulsive disease with syndrome of deficiency of both qi and blood |
| 痉病·热甚发痉证 | 痙病·熱甚發痙證 | convulsive disease due to hyperpyrexia |
| 痉病·痰浊阻滞证 | 痙病·痰濁阻滯證 | convulsive disease with syndrome of blockade of phlegm-turbidity |
| 痉病·温热致痉证 | 痙病·溫熱致痙證 | convulsive disease due to warm-heat pathogens |
| 痉病·邪壅经络证 | 痙病·邪壅經絡證 | convulsive disease with syndrome of pathogen congesting channels and collaterals |
| 痉病·心营热盛证 | 痙病·心營熱盛證 | convulsive disease with syndrome of exuberant heat in heart-nutrient phase |
| 痉病·阳明热盛证 | 痙病·陽明熱盛證 | convulsive disease with syndrome of exuberant heat in Yangming |
| 痉病·阴虚动风证 | 痙病·陰虛動風證 | convulsive disease with syndrome of wind stirring due to yin deficiency |
| 痉病·阴血不足证 | 痙病·陰血不足證 | convulsive disease with syndrome of yin blood insufficiency |

| 大陆名 | 台湾名 | 英文名 |
|---|---|---|
| 痉病·瘀血内阻证 | 痙病·瘀血內阻證 | convulsive disease with syndrome of internal blockade of static blood |
| 镜面舌 | 鏡面舌 | mirror-like tongue |
| 炅则气泄 | 炅則氣泄 | overheat causing qi leakage |
| 九里香 | 九裏香 | murraya jasminorage |
| 九香虫 | 九香蟲 | stink-bug |
| 九针 | 九針 | nine classical needles |
| 久咳 | 久咳 | chronic cough |
| 久泻·脾虚证 | 久瀉·脾虛證 | chronic diarrhea with spleen deficiency syndrome |
| 久泻·肾虚证 | 久瀉·腎虛證 | chronic diarrhea with kidney deficiency syndrome |
| 久泻·阴虚证 | 久瀉·陰虛證 | chronic diarrhea with yin deficiency syndrome |
| 灸法 | 灸法 | moxibustion |
| 韭菜子 | 韭菜子 | tuber onion seed |
| 酒泄 | 酒泄 | alcoholic diarrhea |
| 酒渣鼻·肺胃热盛证 | 酒渣鼻·肺胃熱盛證 | brandy nose with pattern of heat exuberance in lung and stomach |
| 酒渣鼻·气滞血瘀证 | 酒渣鼻·氣滯血瘀證 | brandy nose with pattern of qi stagnation and blood stasis |
| 酒渣鼻·湿热毒蕴证 | 酒渣鼻·濕熱毒蘊證 | brandy nose with pattern of dampness-heat toxin amassment |
| 酒制 | 酒制 | processing with wine |

| 大陆名 | 台湾名 | 英文名 |
|---|---|---|
| 救荒本草 | 救荒本草 | Jiuhuang Bencao,Materia Medica for Famines |
| 救急稀涎散 | 救急稀涎散 | jiuji xixian powder |
| 局部叩击痛 | 局部叩擊痛 | local percussion pain |
| 局部取穴 | 局部取穴 | local point selection |
| 局方发挥 | 局方發揮 | Jufang Fahui,Elaboration of Bureau Prescription |
| 橘核 | 橘核 | tangerine seed |
| 橘核丸 | 橘核丸 | juhe pills |
| 举按寻 | 舉按尋 | touching,pressing and searching |
| 距骨骨折 | 距骨骨折 | fracture of talus |
| 聚星障·风热犯目证 | 聚星障·風熱犯目證 | clustered-star nebula with pattern of wind-heat assailing eye |
| 聚星障·肝胆实热证 | 聚星障·肝膽實熱證 | clustered-star nebula with pattern of liver-gallbladder excessive heat |
| 聚星障·湿热蕴蒸证 | 聚星障·濕熱蘊蒸證 | clustered-star nebula with pattern of dampness-heat amassing and steaming |
| 聚星障·正虚邪恋证 | 聚星障·正虚邪戀證 | clustered-star nebula with pattern of healthy qi deficiency and lingering pathogen |
| 聚证 | 聚證 | accumulation disease |
| 卷柏 | 卷柏 | spikemoss |
| 绝经妇女骨质疏松症 | 絕經婦女骨質疏鬆症 | postmenopausal osteoporosis |

| 大陆名 | 台湾名 | 英文名 |
|---|---|---|
| 绝经妇女骨质疏松症·脾肾气虚证 | 絕經婦女骨質疏鬆症·脾腎氣虛證 | postmenopausal osteoporosis with syndrome of qi deficiency of spleen and kidney |
| 绝经妇女骨质疏松症·肾精亏虚证 | 絕經婦女骨質疏鬆症·腎精虧虛證 | postmenopausal osteoporosis with syndrome of kidney essence insufficiency |
| 绝经妇女骨质疏松症·阴虚内热证 | 絕經婦女骨質疏鬆症·陰虛內熱證 | postmenopausal osteoporosis with syndrome of internal heat due to yin deficiency |
| 绝经妇女骨质疏松症·阴阳两虚证 | 絕經婦女骨質疏鬆症·陰陽兩虛證 | postmenopausal osteoporosis with syndrome of deficiency of both yin and yang |
| 绝经前后诸证 | 絕經前後諸證 | perimenopausal disorders |
| 绝经前后诸证·肾阳虚证 | 絕經前後諸證·腎陽虛證 | perimenopausal disorders with syndrome of kidney yang deficiency |
| 绝经前后诸证·肾阴虚证 | 絕經前後諸證·腎陰虛證 | perimenopausal disorders with syndrome of kidney yin deficiency |
| 绝经前后诸证·肾阴阳两虚证 | 絕經前後諸證·腎陰陽兩虛證 | perimenopausal disorders with syndrome of deficiency of both kidney yin and kidney yang |
| 绝经前后诸证·心脾两虚证 | 絕經前後諸證·心脾兩虛證 | perimenopausal disorders with syndrome of deficiency of both heart and spleen |
| 绝经前后诸证·心肾不交证 | 絕經前後諸證·心腎不交證 | perimenopausal disorders with syndrome of incoordination between heart and kidney |
| 厥热胜复 | 厥熱勝複 | alternate cold and heat |

| 大陆名 | 台湾名 | 英文名 |
|---|---|---|
| 厥阴病证 | 厥陰病證 | Jueyin disease |
| 厥阴寒厥证 | 厥陰寒厥證 | cold syncope syndrome of Jueyin |
| 厥阴寒证 | 厥陰寒證 | Jueyin disease with cold syndrome |
| 厥阴蛔厥证 | 厥陰蛔厥證 | syndrome of syncope due to ascariasis of Jueyin |
| 厥阴热厥证 | 厥陰熱厥證 | heat syncope syndrome of Jueyin |
| 厥阴热证 | 厥陰熱證 | Jueyin disease with heat syndrome |
| 厥证 | 厥證 | syncope |

## K

| 大陆名 | 台湾名 | 英文名 |
|---|---|---|
| 咯血·肝火犯肺证 | 咯血·肝火犯肺證 | hemoptysis with syndrome of liver fire invading lung |
| 咯血·气虚血瘀证 | 咯血·氣虛血瘀證 | hemoptysis with syndrome of qi deficiency and blood stasis |
| 咯血·痰热壅肺证 | 咯血·痰熱壅肺證 | hemoptysis with syndrome of phlegm-heat congesting lung |
| 咯血·阴虚肺热证 | 咯血·陰虛肺熱證 | hemoptysis with syndrome of yin deficiency and lung heat |
| 咯血·燥热伤肺证 | 咯血·燥熱傷肺證 | hemoptysis with syndrome of dryness-heat injuring lung |
| 开放性骨折 | 開放性骨折 | open fracture |
| 开窍法 | 開竅法 | inducing resuscitation method |

| 大陆名 | 台湾名 | 英文名 |
| --- | --- | --- |
| 康复 | 康復 | rehabilitation |
| 亢害承制 | 亢害承制 | restraining excessiveness to acquire harmony |
| 咳逆倚息 | 咳逆倚息 | coughing and dyspnea in semireclining position |
| 咳嗽 | 咳嗽 | cough |
| 咳嗽病 | 咳嗽病 | cough |
| 咳痰 | 咳痰 | coughing of phlegm,expectoration |
| 咳血 | 咳血 | hemoptysis |
| 咳血方 | 咳血方 | kexue formula |
| 渴不欲饮 | 渴不欲飲 | thirst without desire to drink |
| 克 | 克 | gram |
| 克山病 | 克山病 | Keshan disease |
| 孔最 | 孔最 | kǒngzuì,L6,LU6 |
| 芤脉 | 芤脈 | hollow pulse |
| 口臭·脾胃蕴热证 | 口臭·脾胃蘊熱證 | halitosis with pattern of spleen-stomach amassing heat |
| 口臭·食滞胃肠证 | 口臭·食滯胃腸證 | halitosis with pattern of food stagnation in stomach and intestine |
| 口臭·胃火炽盛证 | 口臭·胃火熾盛證 | halitosis with blazing stomach fire pattern |
| 口臭·虚火郁结证 | 口臭·虚火鬱結證 | halitosis with deficiency-fire stagnation pattern |
| 口疮·肝郁蕴热证 | 口瘡·肝鬱蘊熱證 | oral sore with pattern of liver depression and heat amassment |

| 大陆名 | 台湾名 | 英文名 |
| --- | --- | --- |
| 口疮·脾虚湿困证 | 口瘡·脾虚濕困證 | oral sore with pattern of spleen deficiency and dampness retention |
| 口疮·气血两虚证 | 口瘡·氣血兩虚證 | oral sore with qi-blood deficiency pattern |
| 口疮·心火上炎证 | 口瘡·心火上炎證 | oral sore with pattern of heart-fire flaring upward |
| 口疮·心脾积热证 | 口瘡·心脾積熱證 | oral sore with pattern of heart-spleen heat accumulation |
| 口疮·阴虚火旺证 | 口瘡·陰虚火旺證 | oral sore with pattern of yin deficiency and fire effulgence |
| 口唇颤动 | 口唇顫動 | tremor of lips |
| 口唇淡白 | 口唇淡白 | pale lips |
| 口唇红肿 | 口唇紅腫 | reddened and swollen lips |
| 口唇焦裂 | 口唇焦裂 | dry and withered lips |
| 口唇青紫 | 口唇青紫 | cyanotic lips |
| 口干 | 口乾 | dry mouth |
| 口麻 | 口麻 | numbness in mouth |
| 口糜·脾胃气虚证 | 口糜·脾胃氣虚證 | aphthous stomatitis with spleen-stomach qi deficiency pattern |
| 口糜·心脾积热证 | 口糜·心脾積熱證 | aphthous stomatitis with pattern of heart-spleen heat accumulation |
| 口糜·阴虚火旺证 | 口糜·陰虚火旺證 | aphthous stomatitis with pattern of yin deficiency and fire effulgence |
| 口腔吹药法 | 口腔吹藥法 | insufflation therapy for oral cavity disease |

| 大陆名 | 台湾名 | 英文名 |
| --- | --- | --- |
| 口腔刺割法 | 口腔刺割法 | puncture-cut method for oral cavity disease |
| 口腔敷贴法 | 口腔敷貼法 | plastering therapy for oral cavity disease |
| 口腔含漱法 | 口腔含漱法 | rinsing method for oral cavity disease |
| 口吻疮·脾胃湿热证 | 口吻瘡·脾胃濕熱證 | labial commissure sore with pattern of dampness-heat in spleen and stomach |
| 口吻疮·脾虚湿困证 | 口吻瘡·脾虛濕困證 | labial commissure sore with pattern of spleen deficiency and dampness retention |
| 口吻疮·燥邪外侵证 | 口吻瘡·燥邪外侵證 | labial commissure sore with pattern of external invasion by dryness |
| 口咸 | 口鹹 | salty taste in mouth |
| 口中和 | 口中和 | normal sensation in mouth |
| 叩打法 | 叩打法 | tapping manipulation |
| 枯痔法 | 枯痔法 | hemorrhoid sclerosing and necrotizing method |
| 苦温燥湿 | 苦温燥濕 | dispelling dampness with bitter and warm-natured drugs |
| 胯腹痈·湿热蕴结证 | 胯腹癰·濕熱蘊結證 | inguinal abscess with dampness-heat amassment pattern |
| 髋关节屈曲挛缩试验 | 髖關節屈曲攣縮試驗 | Thomas sign |
| 款冬花 | 款冬花 | common coltsfoot flower |

| 大陆名 | 台湾名 | 英文名 |
|---|---|---|
| 狂病·肝火发狂证 | 狂病·肝火發狂證 | manic psychosis due to liver fire |
| 狂病·火盛伤阴证 | 狂病·火盛傷陰證 | manic psychosis with syndrome of blazing fire injuring yin |
| 狂病·气血瘀滞证 | 狂病·氣血瘀滯證 | manic psychosis with syndrome of qi stagnation and blood stasis |
| 狂病·痰火扰神证 | 狂病·痰火擾神證 | manic psychosis with syndrome of phlegm-fire disturbing spirit |
| 狂病·痰热瘀结证 | 狂病·痰熱瘀結證 | manic psychosis with syndrome of binding of phlegm-heat and static blood |
| 狂病·心肾不交证 | 狂病·心肾不交證 | manic psychosis with syndrome of incoordination between heart and kidney |
| 狂病·阴虚火旺证 | 狂病·陰虛火旺證 | manic psychosis with syndrome of exuberant fire due to yin deficiency |
| 狂病·瘀血阻窍证 | 狂病·瘀血阻竅證 | manic psychosis with syndrome of static blood blocking orifices |
| 昆布 | 昆布 | tangle, kelp |
| 昆仑 | 昆崙 | kūnlún,B60,BL60 |
| 扩创引流 | 擴創引流 | debridement and drainage |
| 阔跖足 | 闊蹠足 | broad foot |

## L

| 大陆名 | 台湾名 | 英文名 |
|---|---|---|
| 蜡疗法 | 蠟療法 | wax therapy |

| 大陆名 | 台湾名 | 英文名 |
|---|---|---|
| 蜡目 | 蠟目 | waxy eye,eyelid myiasis |
| 蜡丸 | 蠟丸 | wax pill |
| 烂疔·毒入营血证 | 爛疔·毒入營血證 | gas gangrene with pattern of toxin entering nutrient-blood phases |
| 烂疔·湿火炽盛证 | 爛疔·濕火熾盛證 | gas gangrene with blazing dampness-fire pattern |
| 烂喉丹痧·毒燔气营证 | 爛喉丹痧·毒燔氣營證 | scarlet fever with syndrome of toxin pervading both qi and nutrient phases |
| 烂喉丹痧·毒侵肺卫证 | 爛喉丹痧·毒侵肺衛證 | scarlet fever with syndrome of toxin invading lung-defense phase |
| 烂喉丹痧·毒壅气分证 | 爛喉丹痧·毒壅氣分證 | scarlet fever with syndrome of toxin congesting qi phase |
| 烂喉丹痧·余邪伤阴证 | 爛喉丹痧·餘邪傷陰證 | scarlet fever with syndrome of yin injury by lingering pathogen |
| 劳复 | 勞複 | recurrence caused by overexertion |
| 劳淋 | 勞淋 | stranguria due to overstrain |
| 牢脉 | 牢脈 | firm pulse |
| 老鹳草 | 老鸛草 | common heron's bill herb,wilford granesbill herb |
| 落枕·风寒侵袭证 | 落枕·風寒侵襲證 | stiff neck with wind-cold invasion pattern |
| 落枕·血瘀气滞证 | 落枕·血瘀氣滯證 | stiff neck with pattern of blood stasis and qi stagnation |
| 雷公藤片 | 雷公藤片 | leigongteng tablets |

| 大陆名 | 台湾名 | 英文名 |
|---|---|---|
| 雷公藤中毒 | 雷公藤中毒 | Tripterygium wilfordii poisoning |
| 雷火神针 | 雷火神針 | thunder-fire miraculous moxa roll |
| 肋骨骨折 | 肋骨骨折 | costal fracture |
| 泪道冲洗法 | 淚道沖洗法 | irrigation of lacrimal passage |
| 类风湿性关节炎 | 類風濕性關節炎 | rheumatoid arthritis |
| 冷冻疗法 | 冷凍療法 | cryotherapy |
| 离魂症 | 離魂症 | dispersed soul,hallucination |
| 离经脉 | 離經脈 | middle finger pulsation during labor |
| 梨状肌紧张试验 | 梨狀肌緊張試驗 | piriformis tension test |
| 梨状肌综合征 | 梨狀肌綜合徵 | piriformis syndrome,pyriformis syndrome |
| 梨状肌综合征·风寒湿阻证 | 梨狀肌綜合徵·風寒濕阻證 | piriformis syndrome with wind-cold-dampness obstruction pattern |
| 梨状肌综合征·肝肾亏虚证 | 梨狀肌綜合徵·肝腎虧虛證 | piriformis syndrome with liver-kidney deficiency pattern |
| 梨状肌综合征·湿热阻络证 | 梨狀肌綜合徵·濕熱阻絡證 | piriformis syndrome with pattern of dampness-heat obstructing collateral |
| 梨状肌综合征·血瘀气滞证 | 梨狀肌綜合徵·血瘀氣滯證 | piriformis syndrome with pattern of blood stasis and qi stagnation |
| 鰲黑斑·肝气郁结证 | 鰲黑斑·肝氣鬱結證 | brownish black macula with liver qi stagnation pattern |
| 鰲黑斑·肝肾两虚证 | 鰲黑斑·肝腎兩虛證 | brownish black macula with liver-kidney deficiency pattern |

| 大陆名 | 台湾名 | 英文名 |
|--------|--------|--------|
| 鼧黑斑·脾虚湿困证 | 鼧黑斑·脾虚濕困證 | brownish black macula with pattern of spleen deficiency and dampness retention |
| 鼧黑斑·气滞血瘀证 | 鼧黑斑·氣滯血瘀證 | brownish black macula with pattern of qi stagnation and blood stasis |
| 里病出表 | 裏病出表 | interior disease involving superficies |
| 里寒 | 裏寒 | interior cold |
| 里寒证 | 裏寒證 | interior cold syndrome |
| 里喉痈 | 裏喉癰 | retropharyngeal abscess |
| 里急 | 裏急 | abdominal pain |
| 里急后重 | 裏急後重 | tenesmus |
| 里热 | 裏熱 | interior heat |
| 里热证 | 裏熱證 | interior heat syndrome |
| 里实 | 裏實 | interior excess |
| 里实证 | 裏實證 | interior excess syndrome |
| 里虚 | 裏虚 | interior deficiency |
| 里虚证 | 裏虚證 | interior deficiency syndrome |
| 里证 | 裏證 | interior syndrome |
| 理法方药 | 理法方藥 | principle-method-recipe-medicines |
| 理化鉴定 | 理化鑒定 | physical and chemical identification |
| 理筋手法 | 理筋手法 | therapeutic manipulation for injured soft tissue |
| 理气法 | 理氣法 | regulating qi-flowing method |

| 大陆名 | 台湾名 | 英文名 |
| --- | --- | --- |
| 理气和胃 | 理氣和胃 | regulating qi-flowing for harmonizing stomach |
| 理血法 | 理血法 | regulating blood method |
| 利胆排石片 | 利膽排石片 | lidan paishi tablets,lidan paishi pian |
| 利水祛湿法 | 利水祛濕法 | promoting urination and eliminating dampness |
| 利水渗湿剂 | 利水滲濕劑 | formula for diuresis and diffusing dampness |
| 利咽 | 利咽 | relieving throat disorder |
| 荔枝核 | 荔枝核 | lychee seed |
| 连钱草 | 連錢草 | longtube ground ivy herb |
| 帘珠喉痹 | 簾珠喉痹 | beaded throat obstruction,chronic hypertrophic pharyngitis |
| 莲须 | 蓮須 | lotus stamen |
| 劙洗法 | 劙洗法 | scraping-washing therapy |
| 臁疮·脾虚湿困证 | 臁瘡·脾虛濕困證 | chronic shank ulcer with pattern of spleen deficiency and dampness retention |
| 臁疮·气虚血瘀证 | 臁瘡·氣虛血瘀證 | chronic shank ulcer with pattern of qi deficiency and blood stasis |
| 臁疮·湿热下注证 | 臁瘡·濕熱下注證 | chronic shank ulcer with pattern of dampness-heat diffusing downward |
| 敛肺止咳 | 斂肺止咳 | astringing lung for relieving cough |

| 大陆名 | 台湾名 | 英文名 |
|---|---|---|
| 敛肺止咳剂 | 斂肺止咳劑 | formula for astringing lung for relieving cough |
| 敛阴固表 | 斂陰固表 | astringing yin and consolidation of superficies |
| 练功疗法 | 練功療法 | functional exercise |
| 炼丹术 | 煉丹術 | alchemy |
| 凉血明目法 | 涼血明目法 | cooling blood to brighten eye |
| 凉血止血法 | 涼血止血法 | cooling blood and arresting bleeding |
| 凉燥证 | 涼燥證 | cold-dryness syndrome |
| 梁丘 | 梁丘 | liángqiū,S34,ST34 |
| 两面针 | 兩面針 | shinyleaf pricklyash root |
| 裂缝骨折 | 裂縫骨折 | fissured fracture |
| 临证指南医案 | 臨證指南醫案 | Linzheng Zhinan Yi'an, Guide to Clinical Practice with Medical Records |
| 淋润 | 淋潤 | showering moistening |
| 淋证 | 淋證 | stranguria |
| 灵龟八法 | 靈龜八法 | eight methods of intelligent turtle |
| 灵台 | 靈臺 | língtái,GV10,DU10 |
| 苓桂术甘汤 | 苓桂術甘湯 | linggui zhugan decoction |
| 羚角钩藤汤 | 羚角鉤藤湯 | lingjiao gouteng decoction |
| 留饮 | 留飲 | prolonged fluid retention |

| 大陆名 | 台湾名 | 英文名 |
|---|---|---|
| 留针 | 留針 | retention of needle |
| 流火·火毒内陷证 | 流火·火毒内陷證 | shank erysipelas with pattern of fire-toxin sinking inward |
| 流火·湿热化火证 | 流火·濕熱化火證 | shank erysipelas with pattern of dampness-heat transforming into fire |
| 流泪·肺虚风袭证 | 流淚·肺虛風襲證 | lacrimation with pattern of lung deficiency and wind invasion |
| 流泪·肝肾两虚证 | 流淚·肝腎兩虛證 | lacrimation with liver-kidney deficiency pattern |
| 流泪·气血两虚证 | 流淚·氣血兩虛證 | lacrimation with qi-blood deficiency pattern |
| 流皮漏·气血两虚证 | 流皮漏·氣血兩虛證 | spreading skin ulcer with qi-blood deficiency pattern |
| 流皮漏·痰热瘀阻证 | 流皮漏·痰熱瘀阻證 | spreading skin ulcer with pattern of phlegm-heat stasis and obstruction |
| 流皮漏·阴虚内热证 | 流皮漏·陰虛內熱證 | spreading skin ulcer with pattern of yin deficiency and internal heat |
| 流痰·肝肾两虚证 | 流痰·肝腎兩虛證 | flowing phlegm with liver-kidney deficiency pattern |
| 流痰·气血两虚证 | 流痰·氣血兩虛證 | flowing phlegm with qi-blood deficiency pattern |
| 流痰·阳虚痰凝证 | 流痰·陽虛痰凝證 | flowing phlegm with pattern of yang deficiency and phlegm coagulation |
| 流痰·阴虚内热证 | 流痰·陰虛內熱證 | flowing phlegm with pattern of yin deficiency and internal heat |

| 大陆名 | 台湾名 | 英文名 |
|---|---|---|
| 流饮 | 流飲 | flowing fluid retention |
| 流注 | 流注 | gravitational abscess |
| 六腑咳 | 六腑咳 | six fu-viscera cough |
| 六经辨证 | 六經辨證 | syndrome differentiation of six channels theory |
| 六郁 | 六鬱 | six stagnation diseases |
| 龙胆 | 龍膽 | Chinese gentian |
| 龙须瘟 | 龍須瘟 | dragon beard pestilence |
| 癃闭·肺热壅盛证 | 癃閉·肺熱壅盛證 | dribbling and retention of urine with syndrome of exuberance of lung heat |
| 癃闭·肝气郁结证 | 癃閉·肝氣鬱結證 | dribbling and retention of urine with syndrome of liver qi depression |
| 癃闭·膀胱湿热证 | 癃閉·膀胱濕熱證 | dribbling and retention of urine with syndrome of damp-heat in bladder |
| 癃闭·肾气虚证 | 癃閉·腎氣虛證 | dribbling and retention of urine with syndrome of kidney qi deficiency |
| 癃闭·肾阳衰微证 | 癃閉·腎陽衰微證 | dribbling and retention of urine with syndrome of kidney yang exhaustion |
| 癃闭·肾阴虚证 | 癃閉·腎陰虛證 | dribbling and retention of urine with syndrome of kidney yin deficiency |

| 大陆名 | 台湾名 | 英文名 |
| --- | --- | --- |
| 癃闭·湿热下注证 | 癃閉·濕熱下注證 | dribbling and retention of urine with syndrome of downward diffusion of damp-heat |
| 癃闭·瘀浊阻塞证 | 癃閉·瘀濁阻塞證 | dribbling and retention of urine with syndrome of blockade of static blood and turbidity |
| 癃闭·中气下陷证 | 癃閉·中氣下陷證 | dribbling and retention of urine with syndrome of middle qi collapse |
| 蝼蛄疖·风热上攻证 | 螻蛄癤·風熱上攻證 | mole cricket furuncle with pattern of wind-heat attacking upward |
| 蝼蛄疖·暑湿蕴结证 | 螻蛄癤·暑濕蘊結證 | mole cricket furuncle with summerheat-dampness amassment pattern |
| 蝼蛄疖·正虚毒结证 | 螻蛄癤·正虚毒結證 | mole cricket furuncle with pattern of healthy qi deficiency and toxin accumulation |
| 漏谷 | 漏谷 | lòugǔ,SP7 |
| 漏睛·风热停留证 | 漏睛·風熱停留證 | leaking eye with wind-heat lingering pattern |
| 漏睛·心脾湿热证 | 漏睛·心脾濕熱證 | leaking eye with pattern of dampness-heat in heart and spleen |
| 漏睛·正虚邪恋证 | 漏睛·正虚邪戀證 | leaking eye with pattern of healthy qi deficiency and lingering pathogen |
| 漏睛疮·风热上攻证 | 漏睛瘡·風熱上攻證 | leaking eye sore with pattern of wind-heat attacking upward |
| 漏睛疮·热毒炽盛证 | 漏睛瘡·熱毒熾盛證 | leaking eye sore with blazing heat-toxin pattern |

| 大陆名 | 台湾名 | 英文名 |
| --- | --- | --- |
| 炉甘石 | 爐甘石 | calamine |
| 鹿衔草 | 鹿衘草 | pyrola herb |
| 卵子瘟·瘟毒下注证 | 卵子瘟·瘟毒下注證 | mumps orchitis with pattern of epidemic toxin diffusing downward |
| 捋顺法 | 捋順法 | back-and-forth pushing manipulation |
| 率谷 | 率谷 | shuàigǔ,G8,GB8 |
| 绿风内障·风火攻目证 | 綠風內障·風火攻目證 | green wind glaucoma with pattern of wind-fire attacking eye |
| 绿风内障·肝郁化火证 | 綠風內障·肝鬱化火證 | green wind glaucoma with pattern of liver depression transforming into fire |
| 绿风内障·痰火郁结证 | 綠風內障·痰火鬱結證 | green wind glaucoma with phlegm-fire stagnation pattern |
| 绿风内障·阴虚阳亢证 | 綠風內障·陰虛陽亢證 | green wind glaucoma with pattern of yin deficiency and yang hyperactivity |
| 罗布麻叶 | 羅布麻葉 | dogbane leaf |
| 螺旋形骨折 | 螺旋形骨折 | spiral fracture |
| 瘰疬·肺肾阴虚证 | 瘰癧·肺腎陰虛證 | cervical scrofula with lung-kidney yin deficiency pattern |
| 瘰疬·气血两虚证 | 瘰癧·氣血兩虛證 | cervical scrofula with qi-blood deficiency pattern |
| 瘰疬·气滞痰凝证 | 瘰癧·氣滯痰凝證 | cervical scrofula with pattern of qi stagnation and phlegm coagulation |

| 大陆名 | 台湾名 | 英文名 |
| --- | --- | --- |
| 瘰疬·阴虚火旺证 | 瘰癧·陰虛火旺證 | cervical scrofula with pattern of yin deficiency and fire effulgence |
| 络却 | 絡卻 | luòquè,B8,BL8 |
| 络伤出血证 | 絡傷出血證 | syndrome of bleeding due to collateral injury |
| 络石藤 | 絡石藤 | Chinese starjasmine stem |

## M

| 大陆名 | 台湾名 | 英文名 |
| --- | --- | --- |
| 麻毒 | 麻毒 | toxic pathogen causing measles |
| 麻沸散 | 麻沸散 | powder for anesthesia |
| 麻风 | 麻風 | leprosy |
| 麻黄 | 麻黃 | ephedra |
| 麻黄根 | 麻黃根 | ephedra root |
| 麻黄汤 | 麻黃湯 | mahuang decoction |
| 麻黄杏仁甘草石膏汤 | 麻黃杏仁甘草石膏湯 | mahuang xingren gancao shigao decoction |
| 麻木 | 麻木 | numbness |
| 麻油 | 麻油 | sesame oil |
| 麻疹 | 麻疹 | measles |
| 麻疹·毒陷心肝证 | 麻疹·毒陷心肝證 | measles with syndrome of toxin invading heart and liver |

| 大陆名 | 台湾名 | 英文名 |
| --- | --- | --- |
| 麻疹·肺胃热盛证 | 麻疹·肺胃熱盛證 | measles with syndrome of exuberant heat in lung and stomach |
| 麻疹·逆证 | 麻疹·逆證 | unfavorable case of measles |
| 麻疹·顺证 | 麻疹·順證 | case of measles with favorable prognosis |
| 麻疹·邪毒闭肺证 | 麻疹·邪毒閉肺證 | measles with syndrome of lung blocked by pathogenic toxin |
| 麻疹·邪毒攻喉证 | 麻疹·邪毒攻喉證 | measles with syndrome of pathogenic toxin attacking throat |
| 麻疹·邪犯肺卫证 | 麻疹·邪犯肺衞證 | measles with syndrome of pathogen invading lung-defense phase |
| 麻疹·邪退阴伤证 | 麻疹·邪退陰傷證 | measles with syndrome of yin injury after pathogen subsidence |
| 麻子仁丸 | 麻子仁丸 | maziren pills |
| 马鞭草 | 馬鞭草 | European verbena herb |
| 麦冬 | 麥冬 | dwarf lilyturf tuber |
| 脉 | 脈 | vessel |
| 脉痹 | 脈痹 | vessel bi-disease |
| 脉经 | 脈經 | Mai Jing,Pulse Classic |
| 脉静 | 脈靜 | tranquil pulse |
| 脉络膜 | 脈絡膜 | choroid |
| 脉逆四时 | 脈逆四時 | incongruence of pulse with four seasons |
| 脉象 | 脈象 | pulse manifestation |

| 大陆名 | 台湾名 | 英文名 |
|---|---|---|
| 脉应四时 | 脈應四時 | congruence of pulse with four seasons |
| 脉诊 | 脈診 | pulse taking |
| 脉症合参 | 脈症合參 | comprehensive analysis to both pulse manifestation and symptoms |
| 慢惊风·脾肾阳虚证 | 慢驚風·脾腎陽虛證 | chronic infantile convulsion with syndrome of yang deficiency of spleen and kidney |
| 慢惊风·脾虚肝旺证 | 慢驚風·脾虛肝旺證 | chronic infantile convulsion with syndrome of spleen deficiency and liver hyperactivity |
| 慢惊风·气血两虚证 | 慢驚風·氣血兩虛證 | chronic infantile convulsion with syndrome of deficiency of both qi and blood |
| 慢惊风·阴虚动风证 | 慢驚風·陰虛動風證 | chronic infantile convulsion with syndrome of wind stirring due to yin deficiency |
| 慢性骨髓炎·气血两虚证 | 慢性骨髓炎·氣血兩虛證 | chronic suppurative osteomyelitis with qi-blood deficiency pattern |
| 慢性骨髓炎·湿热邪滞证 | 慢性骨髓炎·濕熱邪滯證 | chronic suppurative osteomyelitis with dampness-heat stagnation pattern |
| 慢性淋巴细胞白血病 | 慢性淋巴細胞白血病 | chronic lymphocytic leukemia |
| 慢性盆腔炎·寒湿凝滞证 | 慢性盆腔炎·寒濕凝滯證 | chronic pelvic inflammatory disease with syndrome of stagnation and congelation of cold-damp |

| 大陆名 | 台湾名 | 英文名 |
|---|---|---|
| 慢性盆腔炎·气虚血瘀证 | 慢性盆腔炎·氣虛血瘀證 | chronic pelvic inflammatory disease with syndrome of qi deficiency and blood stasis |
| 慢性盆腔炎·气滞血瘀证 | 慢性盆腔炎·氣滯血瘀證 | chronic pelvic inflammatory disease with syndrome of qi stagnation and blood stasis |
| 慢性盆腔炎·湿热蕴结证 | 慢性盆腔炎·濕熱蘊結證 | chronic pelvic inflammatory disease with syndrome of accumulation and binding of damp-heat |
| 慢性血吸虫病 | 慢性血吸蟲病 | chronic schistosomiasis |
| 芒针疗法 | 芒針療法 | elongated needle therapy |
| 猫眼疮·寒湿阻络证 | 貓眼瘡·寒濕阻絡證 | cat eye's sore with pattern of cold-dampness obstructing collateral |
| 猫眼疮·火毒炽盛证 | 貓眼瘡·火毒熾盛證 | cat eye's sore with blazing fire-toxin pattern |
| 猫眼疮·湿热蕴结证 | 貓眼瘡·濕熱蘊結證 | cat eye's sore with dampness-heat amassment pattern |
| 猫爪草 | 貓爪草 | catclaw buttercup root |
| 毛悴色夭 | 毛悴色夭 | withered skin and hairs |
| 毛发脱落 | 毛髮脫落 | loss of hair |
| 玫瑰花 | 玫瑰花 | rose flower |
| 眉冲 | 眉沖 | méichōng,B3,BL3 |
| 眉棱骨痛 | 眉棱骨痛 | supra-orbital neuralgia |
| 眉棱骨痛·风热上扰证 | 眉棱骨痛·風熱上擾證 | pain in supraorbital bone with pattern of wind-heat disturbing upward |

| 大陆名 | 台湾名 | 英文名 |
|---|---|---|
| 眉棱骨痛·风痰上扰证 | 眉棱骨痛·風痰上擾證 | pain in sup-raorbital bone with pattern of wind-phlegm disturbing upward |
| 眉棱骨痛·肝火上炎证 | 眉棱骨痛·肝火上炎證 | pain in supraorbital bone with pattern of liver fire flaring upward |
| 眉棱骨痛·肝血虚证 | 眉棱骨痛·肝血虚證 | pain in supraorbital bone with liver blood deficiency pattern |
| 梅毒·毒结筋骨证 | 梅毒·毒結筋骨證 | syphilis with pattern of toxin accumulated in tendon and bone |
| 梅毒·肝经湿热证 | 梅毒·肝經濕熱證 | syphilis with pattern of dampness-heat in liver channel |
| 梅毒·肝肾两虚证 | 梅毒·肝腎兩虚證 | syphilis with liver-kidney deficiency pattern |
| 梅毒·心肾两虚证 | 梅毒·心腎兩虚證 | syphilis with heart-kidney deficiency pattern |
| 梅核气 | 梅核氣 | globus hystericus |
| 梅核气·肝气郁结证 | 梅核氣·肝氣鬱結證 | plum-stone qi with liver qi stagnation pattern |
| 梅核气·痰气互结证 | 梅核氣·痰氣互結證 | plum-stone qi with pattern of intermingled phlegm and qi |
| 梅花针 | 梅花針 | plum-blossom needle |
| 霉变 | 黴變 | mildew and rot |
| 霉疮秘录 | 黴瘡秘錄 | Meichuang Milu,Secret Record for Syphilis |
| 霉酱苔 | 黴醬苔 | berry-sauce fur |
| 萌发期 | 萌發期 | germination period |

| 大陆名 | 台湾名 | 英文名 |
|--------|--------|--------|
| 梦交·心脾两虚证 | 夢交·心脾兩虛證 | wet dream with syndrome of deficiency of both heart and spleen |
| 梦交·阴虚火旺证 | 夢交·陰虛火旺證 | wet dream with syndrome of exuberant fire due to yin deficiency |
| 梦游 | 夢遊 | somnambulism |
| 密蒙花 | 密蒙花 | pale butterflybush flower |
| 蜜制 | 蜜制 | stir-frying with honey |
| 面风 | 面風 | facial wind disease |
| 面垢 | 面垢 | dirty face |
| 面颊 | 面頰 | miànjiá,LO5、6i,cheek |
| 面色 | 面色 | complexion |
| 面色白 | 面色白 | pale complexion |
| 面色苍白 | 面色蒼白 | pale complexion |
| 面色淡白 | 面色淡白 | pale white complexion |
| 面色红 | 面色紅 | red complexion |
| 面色㿠白 | 面色㿠白 | pallid complexion |
| 面色晦暗 | 面色晦暗 | dim complexion |
| 面色黧黑 | 面色黧黑 | darkish complexion |
| 面色青 | 面色青 | greenish complexion |
| 面色萎黄 | 面色萎黄 | sallow complexion |
| 面游风 | 面遊風 | facial wandering wind,facial seborrheic dermatitis |

| 大陆名 | 台湾名 | 英文名 |
|---|---|---|
| 面游风·风热血燥证 | 面遊風·風熱血燥證 | facial wandering wind with pattern of wind-heat and blood dryness |
| 面游风·脾胃湿热证 | 面遊風·脾胃濕熱證 | facial wandering wind with pattern of dampness-heat in stomach and spleen |
| 命门火衰证 | 命門火衰證 | syndrome of decline of vital gate fire |
| 摩法 | 摩法 | rubbing manipulation |
| 母乳喂养 | 母乳餵養 | breast feeding |
| 牡荆叶 | 牡荊葉 | hempleaf negundo chastetree leaf |
| 拇趾外翻 | 拇趾外翻 | hallux valgus |
| 木克土 | 木克土 | wood restricting earth |
| 木曰曲直 | 木曰曲直 | wood characterized by bending and straightening |
| 目偏视·风痰阻络证 | 目偏視·風痰阻絡證 | squint with pattern of wind-phlegm obstructing collateral |
| 目偏视·风邪中络证 | 目偏視·風邪中絡證 | squint with pattern of wind striking collateral |
| 目偏视·脾气虚证 | 目偏視·脾氣虛證 | squint with spleen qi deficiency pattern |
| 目偏视·气滞血瘀证 | 目偏視·氣滯血瘀證 | squint with pattern of qi stagnation and blood stasis |
| 目涩 | 目澀 | dry and uncomfortable eye |
| 目系 | 目系 | eye connector |
| 目劄·肺阴虚证 | 目劄·肺陰虛證 | frequent blinking with lung yin deficiency pattern |

| 大陆名 | 台湾名 | 英文名 |
|--------|--------|--------|
| 目劄·脾虚肝旺证 | 目劄·脾虚肝旺證 | frequent blinking with pattern of spleen deficiency and liver hyperactivity |
| 沐浴疗法 | 沐浴療法 | loutrotherapy |

# N

| 大陆名 | 台湾名 | 英文名 |
|--------|--------|--------|
| 拿法 | 拿法 | grasping manipulation |
| 纳呆 | 納呆 | anorexia |
| 纳谷不香 | 納穀不香 | poor appetite |
| 纳甲法 | 納甲法 | heavenly stem-prescription of point selection |
| 纳子法 | 納子法 | earthly branch-prescription of point selection |
| 奶麻 | 奶麻 | roseola infantum |
| 奶麻·邪透肌肤证 | 奶麻·邪透肌膚證 | roseola infantum with syndrome of pathogen diffusing into muscles and skin |
| 奶麻·邪郁肺胃证 | 奶麻·邪鬱肺胃證 | roseola infantum with syndrome of pathogen stagnated in lung and stomach |
| 奶癣 | 奶癬 | infantile eczema |
| 奶癣·风热留恋证 | 奶癬·風熱留戀證 | infantile eczema with syndrome of lingering wind-heat |

| 大陆名 | 台湾名 | 英文名 |
| --- | --- | --- |
| 奶癣·湿热浸淫证 | 奶癬·濕熱浸淫證 | infantile eczema with syndrome of inundated damp-heat |
| 奶癣·血虚风燥证 | 奶癬·血虚風燥證 | infantile eczema with syndrome of blood deficiency and wind-dryness |
| 男性不育·肝气郁结证 | 男性不育·肝氣鬱結證 | male infertility with liver qi stagnation pattern |
| 男性不育·气血两虚证 | 男性不育·氣血兩虛證 | male infertility with qi-blood deficiency pattern |
| 男性不育·肾阳虚证 | 男性不育·腎陽虛證 | male infertility with kidney yang deficiency pattern |
| 男性不育·肾阴虚证 | 男性不育·腎陰虛證 | male infertility with kidney yin deficiency pattern |
| 男性不育·湿热下注证 | 男性不育·濕熱下注證 | male infertility with pattern of dampness-heat diffusing downward |
| 男性不育·痰热蕴结证 | 男性不育·痰熱蘊結證 | male infertility with phlegm-heat amassment pattern |
| 难产·气血两虚证 | 難產·氣血兩虛證 | difficult delivery with syndrome of deficiency of both qi and blood |
| 难产·气滞血瘀证 | 難產·氣滯血瘀證 | difficult delivery with syndrome of qi stagnation and blood stasis |
| 囊虫病 | 囊蟲病 | cysticercosis |
| 囊虫病·虫痰互结证 | 囊蟲病·蟲痰互結證 | cysticercosis with syndrome of entwining of worm and phlegm |
| 囊虫病·侵脑证 | 囊蟲病·侵腦證 | cysticercosis involving brain |
| 囊痈·肝肾阴虚证 | 囊癰·肝腎陰虛證 | scrotal abscess with liver-kidney yin deficiency pattern |

| 大陆名 | 台湾名 | 英文名 |
|---|---|---|
| 囊痈·湿热下注证 | 囊癰·濕熱下注證 | scrotal abscess with pattern of dampness-heat diffusing downward |
| 蛲虫病 | 蟯蟲病 | oxyuriasis,enterobiasis |
| 脑干 | 腦幹 | nǎogàn,AT3、4i,brain stem |
| 脑瘤·风毒上扰证 | 腦瘤·風毒上擾證 | cerebroma with syndrome of wind-poison disturbing upward |
| 脑瘤·痰瘀阻窍证 | 腦瘤·痰瘀阻竅證 | cerebroma with syndrome of phlegm and static blood blocking orifices |
| 脑瘤·阴虚动风证 | 腦瘤·陰虛動風證 | cerebroma with syndrome of wind stirring due to yin deficiency |
| 内发丹毒 | 內發丹毒 | endogenous erysipelas |
| 内踝骨折 | 內踝骨折 | fracture of medial malleolus |
| 内伤发热 | 內傷發熱 | fever due to internal injury |
| 内伤发热·肝气郁结证 | 內傷發熱·肝氣鬱結證 | endogenous fever with syndrome of liver qi depression |
| 内伤发热·气虚证 | 內傷發熱·氣虛證 | endogenous fever with qi deficiency syndrome |
| 内伤发热·伤酒证 | 內傷發熱·傷酒證 | endogenous fever with alcoholism syndrome |
| 内伤发热·湿阻证 | 內傷發熱·濕阻證 | endogenous fever with damp retention syndrome |
| 内伤发热·痰积证 | 內傷發熱·痰積證 | endogenous fever with syndrome of phlegm accumulation |
| 内伤发热·痰湿证 | 內傷發熱·痰濕證 | endogenous fever with phlegm-damp syndrome |

| 大陆名 | 台湾名 | 英文名 |
|---|---|---|
| 内伤发热·血虚证 | 內傷發熱·血虛證 | endogenous fever with blood deficiency syndrome |
| 内伤发热·血瘀证 | 內傷發熱·血瘀證 | endogenous fever with blood stasis syndrome |
| 内伤发热·阳虚证 | 內傷發熱·陽虛證 | endogenous fever with yang deficiency syndrome |
| 内伤发热·阴虚证 | 內傷發熱·陰虛證 | endogenous fever with yin deficiency syndrome |
| 内伤咳嗽 | 內傷咳嗽 | endogenous cough |
| 内伤咳嗽·肺热证 | 內傷咳嗽·肺熱證 | endogenous cough with lung heat syndrome |
| 内伤咳嗽·肝火犯肺证 | 內傷咳嗽·肝火犯肺證 | endogenous cough with syndrome of liver fire invading lung |
| 内伤咳嗽·气虚证 | 內傷咳嗽·氣虛證 | endogenous cough with qi deficiency syndrome |
| 内伤咳嗽·痰热证 | 內傷咳嗽·痰熱證 | endogenous cough with phlegm-heat syndrome |
| 内伤咳嗽·痰湿证 | 內傷咳嗽·痰濕證 | endogenous cough with phlegm-damp syndrome |
| 内伤咳嗽·阳虚证 | 內傷咳嗽·陽虛證 | endogenous cough with yang deficiency syndrome |
| 内伤咳嗽·阴虚证 | 內傷咳嗽·陰虛證 | endogenous cough with yin deficiency syndrome |
| 内伤痰饮眩晕 | 內傷痰飲眩暈 | vertigo with syndrome of endogenous phlegm-fluid |
| 内伤泄泻 | 內傷泄瀉 | endogenous diarrhea |

| 大陆名 | 台湾名 | 英文名 |
| --- | --- | --- |
| 内伤眩晕·气虚证 | 内傷眩暈·氣虛證 | endogenous vertigo with qi deficiency syndrome |
| 内伤眩晕·气血两虚证 | 内傷眩暈·氣血兩虛證 | endogenous vertigo with syndrome of deficiency of both qi and blood |
| 内伤眩晕·血虚证 | 内傷眩暈·血虛證 | endogenous vertigo with blood deficiency syndrome |
| 内湿 | 内濕 | endogenous dampness |
| 内陷·脾肾阳衰证 | 内陷·脾腎陽衰證 | organ failure with spleen-kidney yang declining pattern |
| 内陷·邪盛热极证 | 内陷·邪盛熱極證 | organ failure with pattern of pathogen excessiveness and heat extremity |
| 内陷·阴伤胃败证 | 内陷·陰傷胃敗證 | organ failure with pattern of yin injury and stomach declining |
| 内陷·正虚邪盛证 | 内陷·正虛邪盛證 | organ failure with pattern of healthy qi deficiency and pathogen excessiveness |
| 内燥证 | 内燥證 | syndrome of endogenous dryness |
| 内证 | 内證 | interior syndrome |
| 内治法 | 内治法 | internal treatment |
| 内痔·风伤肠络证 | 内痔·風傷腸絡證 | internal hemorrhoid with pattern of wind injuring intestine collateral |
| 内痔·脾虚气陷证 | 内痔·脾虛氣陷證 | internal hemorrhoid with pattern of spleen deficiency and qi sinking |
| 内痔·气滞血瘀证 | 内痔·氣滯血瘀證 | internal hemorrhoid with pattern of qi stagnation and blood stasis |

| 大陆名 | 台湾名 | 英文名 |
|--------|--------|--------|
| 内痔·湿热下注证 | 内痔·濕熱下注證 | internal hemorrhoid with pattern of dampness-heat diffusing downward |
| 泥疗法 | 泥療法 | mud therapy |
| 逆证 | 逆證 | deteriorative syndrome |
| 捻法 | 撚法 | holding-twisting manipulation |
| 尿后余沥 | 尿後餘瀝 | dribble of urine |
| 尿血·脾不统血证 | 尿血·脾不統血證 | hematuria with syndrome of failure of spleen to control blood |
| 尿血·肾气不固证 | 尿血·腎氣不固證 | hematuria with syndrome of unconsolidated kidney qi |
| 尿血·下焦热盛证 | 尿血·下焦熱盛證 | hematuria with syndrome of heat exuberant in lower jiao |
| 尿血·下焦湿热证 | 尿血·下焦濕熱證 | hematuria with syndrome of damp-heat in lower jiao |
| 尿血·阴虚火旺证 | 尿血·陰虛火旺證 | hematuria with syndrome of exuberant fire due to yin deficiency |
| 尿浊·脾虚气陷证 | 尿濁·脾虛氣陷證 | turbid urine with syndrome of qi collapse and spleen deficiency |
| 尿浊·肾阳衰微证 | 尿濁·腎陽衰微證 | turbid urine with syndrome of kidney yang exhaustion |
| 尿浊·肾阴虚证 | 尿濁·腎陰虛證 | turbid urine with syndrome of kidney yin deficiency |
| 尿浊·湿热下注证 | 尿濁·濕熱下注證 | turbid urine with syndrome of downward diffusion of damp-heat |

| 大陆名 | 台湾名 | 英文名 |
|---|---|---|
| 尿浊·湿热蕴结证 | 尿濁·濕熱蘊結證 | turbid urine with syndrome of accumulation and binding of damp-heat |
| 捏法 | 捏法 | pinching manipulation |
| 颞颌关节紊乱症 | 顳頜關節紊亂症 | disorders of temporomandibular joint |
| 颞后线 | 顳後線 | nièhòuxiàn,MS11,posterior temporal line |
| 宁心开窍 | 寧心開竅 | calming heart for resuscitation |
| 凝脂翳·肝经风热证 | 凝脂翳·肝經風熱證 | congealed-fat nebula with pattern of wind-heat in liver channel |
| 凝脂翳·气阴两虚证 | 凝脂翳·氣陰兩虚證 | congealed-fat nebula with qi-yin deficiency pattern |
| 凝脂翳·热盛腑实证 | 凝脂翳·熱盛腑實證 | congealed-fat nebula with pattern of heat exuberance in fu |
| 牛黄蛇胆川贝液 | 牛黃蛇膽川貝液 | niuhuang shedan chuanbei mixture |
| 牛皮癣·风湿蕴肤证 | 牛皮癬·風濕蘊膚證 | cattle-skin lichen with pattern of wind-dampness amassing in skin |
| 牛皮癣·肝郁化火证 | 牛皮癬·肝鬱化火證 | cattle-skin lichen with pattern of liver depression transforming into fire |
| 牛皮癣·血虚风燥证 | 牛皮癬·血虚風燥證 | cattle-skin lichen with pattern of wind-dryness due to blood deficiency |
| 钮扣状畸形 | 鈕扣狀畸形 | boutonniere deformity |
| 脓耳·风热外袭证 | 膿耳·風熱外襲證 | purulent ear with pattern of external assault by wind-heat |

| 大陆名 | 台湾名 | 英文名 |
|---|---|---|
| 脓耳·肝胆火盛证 | 膿耳·肝膽火盛證 | purulent ear with pattern of liver-gallbladder fire excessiveness |
| 脓耳·脾虚湿困证 | 膿耳·脾虚濕困證 | purulent ear with pattern of spleen deficiency and dampness retention |
| 脓耳·肾元亏损证 | 膿耳·腎元虧損證 | purulent ear with kidney origin depletion pattern |
| 脓耳变证 | 膿耳變證 | deteriorated case of purulent ear |
| 脓耳面瘫 | 膿耳面癱 | facial paralysis due to purulent ear |
| 脓耳面瘫·气虚毒滞证 | 膿耳面癱·氣虚毒滯證 | facial paralysis due to purulent ear with pattern of qi deficiency and toxin stagnation |
| 脓耳面瘫·热毒灼络证 | 膿耳面癱·熱毒灼絡證 | facial paralysis due to purulent ear with pattern of heat-toxin scorching collateral |
| 脓耳眩晕·肝胆湿热证 | 膿耳眩暈·肝膽濕熱證 | vertigo due to purulent ear with pattern of dampness-heat in liver and gallbladder |
| 脓耳眩晕·脾虚湿困证 | 膿耳眩暈·脾虚濕困證 | vertigo due to purulent ear with pattern of spleen deficiency and dampness retention |
| 脓耳眩晕·肾元亏损证 | 膿耳眩暈·腎元虧損證 | vertigo due to purulent ear with kidney origin depletion pattern |
| 脓漏眼·火毒炽盛证 | 膿漏眼·火毒熾盛證 | gonococcal conjunctivitis with blazing fire-toxin pattern |
| 脓漏眼·气血两燔证 | 膿漏眼·氣血兩燔證 | gonococcal conjunctivitis with pattern of flaming of qi-blood |
| 脓丘疱疹 | 膿丘皰疹 | papulopustule |

| 大陆名 | 台湾名 | 英文名 |
|---|---|---|
| 胬肉攀睛·脾胃积热证 | 胬肉攀睛·脾胃積熱證 | pterygium with pattern of heat accumulation in spleen-stomach |
| 胬肉攀睛·心肺风热证 | 胬肉攀睛·心肺風熱證 | pterygium with pattern of wind-heat in heart and lung |
| 胬肉攀睛·阴虚火旺证 | 胬肉攀睛·陰虚火旺證 | pterygium with pattern of yin deficiency and fire effulgence |
| 女阴湿疹 | 女陰濕疹 | pudendum eczema |
| 暖肝散寒 | 暖肝散寒 | warming liver for dispelling cold |
| 暖宫散寒 | 暖宮散寒 | warming uterus for dispelling cold,warming womb for dispelling cold |
| 疟疾·暑热内郁证 | 瘧疾·暑熱內鬱證 | malaria with syndrome of internal retention of hot-summerheat |
| 疟疾·暑湿内蕴证 | 瘧疾·暑濕內蘊證 | malaria with syndrome of internal retention of summerheat-damp |
| 疟疾·邪在少阳证 | 瘧疾·邪在少陽證 | malaria with syndrome of pathogen involving Shaoyang Channel |
| 疟疾·疫毒侵袭证 | 瘧疾·疫毒侵襲證 | malaria with syndrome of epidemic toxin invasion |
| 疟疾·正虚邪恋证 | 瘧疾·正虚邪戀證 | malaria with syndrome of lingering pathogen due to vital qi deficiency |

# P

| 大陆名 | 台湾名 | 英文名 |
|---|---|---|
| 拍打法 | 拍打法 | clapping manipulation |

| 大陆名 | 台湾名 | 英文名 |
|---|---|---|
| 拍击疗法 | 拍擊療法 | patting-striking manipulation |
| 膀胱 | 膀胱 | pángguāng,CO9,bladder |
| 膀胱癌 | 膀胱癌 | carcinoma of bladder |
| 膀胱癌·肝肾阴虚证 | 膀胱癌·肝腎陰虛證 | bladder cancer with syndrome of yin deficiency of liver and kidney |
| 膀胱癌·脾肾气虚证 | 膀胱癌·脾腎氣虛證 | bladder cancer with syndrome of qi deficiency of spleen and kidney |
| 膀胱癌·气阴两虚证 | 膀胱癌·氣陰兩虛證 | bladder cancer with syndrome of deficiency of both qi and yin |
| 膀胱气化 | 膀胱氣化 | functioning of bladder |
| 膀胱湿热 | 膀胱濕熱 | dampness-heat of bladder |
| 膀胱湿热证 | 膀胱濕熱證 | syndrome of dampness-heat of bladder |
| 膀胱俞 | 膀胱俞 | pángguāngshù,B28,BL28 |
| 膀胱虚寒 | 膀胱虛寒 | deficient cold of bladder |
| 膀胱虚寒证 | 膀胱虛寒證 | syndrome of deficient cold of bladder |
| 炮制 | 炮製 | processing |
| 炮炙 | 炮炙 | processing |
| 配穴法 | 配穴法 | points combination,points association |
| 喷雾疗法 | 噴霧療法 | spraying therapy |
| 盆底肌痉挛综合征 | 盆底肌痙攣綜合徵 | syndrome of pelvic floor muscle spasm |

| 大陆名 | 台湾名 | 英文名 |
|---|---|---|
| 盆底肌痉挛综合征·气滞血瘀证 | 盆底肌痙攣綜合徵·氣滯血瘀證 | spastic pelvic floor syndrome with pattern of qi stagnation and blood stasis |
| 盆底肌痉挛综合征·湿热下注证 | 盆底肌痙攣綜合徵·濕熱下注證 | spastic pelvic floor syndrome with pattern of dampness-heat diffusing downward |
| 盆底肌痉挛综合征·阴虚火旺证 | 盆底肌痙攣綜合徵·陰虛火旺證 | spastic pelvic floor syndrome with pattern of yin deficiency and fire effulgence |
| 盆腔子宫内膜异位症 | 盆腔子宮內膜異位症 | endometriosis in pelvis cavity |
| 盆腔子宫内膜异位症·寒凝血瘀证 | 盆腔子宮內膜異位症·寒凝血瘀證 | endometriosis with syndrome of cold congelation and blood stasis |
| 盆腔子宫内膜异位症·气虚血瘀证 | 盆腔子宮內膜異位症·氣虛血瘀證 | endometriosis with syndrome of qi deficiency and blood stasis |
| 盆腔子宫内膜异位症·气滞血瘀证 | 盆腔子宮內膜異位症·氣滯血瘀證 | endometriosis with syndrome of qi stagnation and blood stasis |
| 盆腔子宫内膜异位症·热灼血瘀证 | 盆腔子宮內膜異位症·熱灼血瘀證 | endometriosis with syndrome of blazing heat and blood stasis |
| 盆腔子宫内膜异位症·肾虚血瘀证 | 盆腔子宮內膜異位症·腎虛血瘀證 | endometriosis with syndrome of kidney deficiency and blood stasis |
| 盆腔子宫内膜异位症·痰瘀互结证 | 盆腔子宮內膜異位症·痰瘀互結證 | endometriosis with syndrome of intermingling of phlegm and static blood |
| 皮痹·风湿闭阻证 | 皮痹·風濕閉阻證 | dermatosclerosis with wind-dampness blockage pattern |
| 皮痹·脾肺气虚证 | 皮痹·脾肺氣虛證 | dermatosclerosis with spleen-lung qi deficiency pattern |

| 大陆名 | 台湾名 | 英文名 |
|---|---|---|
| 皮痹·脾肾阳虚证 | 皮痹·脾腎陽虛證 | dermatosclerosis with spleen-kidney yang deficiency pattern |
| 皮痹·气血闭阻证 | 皮痹·氣血閉阻證 | scleroderma with syndrome of qi and blood blockade |
| 皮痹·气滞血瘀证 | 皮痹·氣滯血瘀證 | dermatosclerosis with pattern of qi stagnation and blood stasis |
| 皮痹·肾阳衰微证 | 皮痹·腎陽衰微證 | scleroderma with syndrome of kidney yang exhaustion |
| 皮肤浅表脓肿 | 皮膚淺表膿腫 | cutaneous abscess |
| 皮肤针 | 皮膚針 | cutaneous needle,dermal needle |
| 皮肤针疗法 | 皮膚針療法 | cutaneous needle therapy |
| 皮内针疗法 | 皮内針療法 | intradermal needle therapy |
| 枇杷叶 | 枇杷葉 | loquat leaf |
| 铍针 | 鈹針 | stiletto needle |
| 脾不统血证 | 脾不統血證 | syndrome of spleen failing to manage blood |
| 脾恶 | 脾惡 | critical condition of spleen |
| 脾肺气虚证 | 脾肺氣虛證 | syndrome of qi deficiency of spleen and lung |
| 脾开窍于口 | 脾開竅於口 | spleen opening at mouth |
| 脾气虚证 | 脾氣虛證 | syndrome of deficiency of spleen qi |
| 脾肾阳虚证 | 脾腎陽虛證 | syndrome of yang deficiency of spleen and kidney |

| 大陆名 | 台湾名 | 英文名 |
|---|---|---|
| 脾水·脾胃气虚证 | 脾水·脾胃氣虛證 | spleen edema with syndrome of qi deficiency of spleen and stomach |
| 脾水·脾阳虚证 | 脾水·脾陽虛證 | spleen edema with syndrome of spleen yang insufficiency |
| 脾为后天之本 | 脾為後天之本 | spleen being acquired foundation |
| 脾胃辨证 | 脾胃辨證 | syndrome differentiation of spleen and stomach |
| 脾胃不和证 | 脾胃不和證 | syndrome of incoordination between spleen and stomach |
| 脾胃气虚证 | 脾胃氣虛證 | syndrome of deficiency of spleen qi and stomach qi |
| 脾胃湿热 | 脾胃濕熱 | dampness-heat of spleen and stomach |
| 脾胃湿热证 | 脾胃濕熱證 | syndrome of dampness-heat of spleen and stomach |
| 脾胃虚寒证 | 脾胃虛寒證 | syndrome of deficient cold of spleen and stomach |
| 脾胃阴虚证 | 脾胃陰虛證 | syndrome of yin deficiency of spleen and stomach |
| 脾喜燥恶湿 | 脾喜燥惡濕 | spleen liking dryness and disliking dampness |
| 脾虚不固证 | 脾虛不固證 | syndrome of loss of control due to spleen deficiency |
| 脾虚气陷证 | 脾虛氣陷證 | syndrome of sinking of qi due to spleen deficiency |
| 脾虚湿困 | 脾虛濕困 | dampness stagnancy due to spleen deficiency |

| 大陆名 | 台湾名 | 英文名 |
| --- | --- | --- |
| 脾虚湿困证 | 脾虚濕困證 | syndrome of dampness stagnancy due to spleen deficiency |
| 脾虚湿热证 | 脾虚濕熱證 | syndrome of dampness-heat due to spleen deficiency |
| 脾虚食积证 | 脾虚食積證 | syndrome of food retention due to spleen deficiency |
| 脾虚水泛证 | 脾虚水泛證 | syndrome of water diffusion due to spleen deficiency |
| 脾虚痰湿证 | 脾虚痰濕證 | syndrome of phlegm-dampness due to spleen deficiency |
| 脾虚证 | 脾虚證 | syndrome of spleen deficiency |
| 脾阳虚水泛证 | 脾陽虚水泛證 | syndrome of water diffusion due to deficiency of spleen yang |
| 脾阳虚证 | 脾陽虚證 | syndrome of deficiency of spleen yang |
| 脾阴虚证 | 脾陰虚證 | syndrome of deficiency of spleen yin |
| 脾主升清 | 脾主升清 | spleen governing ascending clear |
| 痞满·肝胃不和证 | 痞滿·肝胃不和證 | abdominal distention and fullness with syndrome of disharmony between liver and stomach |
| 痞满·脾胃气虚证 | 痞滿·脾胃氣虚證 | abdominal distention and fullness with syndrome of qi deficiency of spleen and stomach |
| 痞满·湿热中阻证 | 痞滿·濕熱中阻證 | abdominal distention and fullness with syndrome of damp-heat blocking middle jiao |

| 大陆名 | 台湾名 | 英文名 |
|---|---|---|
| 痞满·痰湿中阻证 | 痞滿·痰濕中阻證 | abdominal distention and fullness with syndrome of phlegm-damp blocking middle jiao |
| 痞满·胃阴虚证 | 痞滿·胃陰虛證 | abdominal distention and fullness with syndrome of stomach yin deficiency |
| 痞满·邪热内陷证 | 痞滿·邪熱內陷證 | abdominal distention and fullness with syndrome of inward invasion of pathogenic heat |
| 痞满·饮食停滞证 | 痞滿·飲食停滯證 | abdominal distention and fullness with food stagnation syndrome |
| 偏历 | 偏曆 | piānlì,LI6 |
| 平脉 | 平脈 | normal pulse |
| 平足症 | 平足症 | flat foot disease |
| 屏间后 | 屏間後 | píngjiānhòu,AT11,posterior intertragal notch |
| 破伤风·风毒入里证 | 破傷風·風毒入裏證 | tetanus with pattern of wind-toxin entering interior |
| 破伤风·风毒在表证 | 破傷風·風毒在表證 | tetanus with pattern of wind-toxin in exterior |
| 破伤风·阴虚邪留证 | 破傷風·陰虛邪留證 | tetanus with pattern of yin deficiency and lingering pathogen |
| 仆参 | 仆參 | púcān,B61,BL61 |
| 葡萄痔·血热瘀滞证 | 葡萄痔·血熱瘀滯證 | thrombosed external hemorrhoid with pattern of blood-heat stasis and stagnation |

# Q

| 大陆名 | 台湾名 | 英文名 |
|--------|--------|--------|
| 七恶 | 七惡 | seven critical conditions |
| 七星针 | 七星針 | seven-star needle |
| 七制香附丸 | 七制香附丸 | qizhi xiangfu pills |
| 漆疮·风热蕴肤证 | 漆瘡·風熱蘊膚證 | lacquer sore with pattern of wind-heat amassing in skin |
| 漆疮·湿热毒蕴证 | 漆瘡·濕熱毒蘊證 | lacquer sore with pattern of dampness-heat toxin amassment |
| 脐风·经络闭阻证 | 臍風·經絡閉阻證 | tetanus neonatorum with channel-collateral blockage syndrome |
| 脐风·邪毒中脏证 | 臍風·邪毒中髒證 | tetanus neonatorum with syndrome of pathogenic toxin attacking zang-viscera |
| 脐湿 | 臍濕 | umbilical dampness |
| 脐痈·脾气虚证 | 臍癰·脾氣虛證 | umbilical abscess with spleen qi deficiency pattern |
| 脐痈·湿热火毒证 | 臍癰·濕熱火毒證 | umbilical abscess with pattern of dampness-heat and fire-toxin |
| 气闭证 | 氣閉證 | syndrome of qi blockade |
| 气不摄血证 | 氣不攝血證 | syndrome of qi failing to control blood |
| 气冲 | 氣沖 | qìchōng,S30,ST30 |
| 气分湿热证 | 氣分濕熱證 | syndrome of dampness-heat in qifen |

| 大陆名 | 台湾名 | 英文名 |
|---|---|---|
| 气分证 | 氣分證 | qifen syndrome |
| 气结血瘀积证 | 氣結血瘀積證 | amassment disease with syndrome of qi congelation and blood stasis |
| 气厥·实证 | 氣厥·實證 | qi syncope with excess syndrome |
| 气厥·虚证 | 氣厥·虛證 | qi syncope with deficiency syndrome |
| 气淋 | 氣淋 | stranguria due to disturbance of qi |
| 气瘤·肺气失宣证 | 氣瘤·肺氣失宣證 | qi tumor with pattern of lung qi failing in dispersing |
| 气瘤·肝气郁结证 | 氣瘤·肝氣鬱結證 | qi tumor with liver qi stagnation pattern |
| 气瘤·脾虚痰凝证 | 氣瘤·脾虛痰凝證 | qi tumor with pattern of spleen deficiency and phlegm coagulation |
| 气瘤·气滞血瘀证 | 氣瘤·氣滯血瘀證 | qi tumor with pattern of qi stagnation and blood stasis |
| 气逆证 | 氣逆證 | syndrome of reversed flow of qi |
| 气上冲心 | 氣上沖心 | qi rushing upward to heart |
| 气舍 | 氣舍 | qìshè,S11,ST11 |
| 气脱证 | 氣脫證 | syndrome of qi desertion |
| 气陷证 | 氣陷證 | syndrome of qi sinking |
| 气虚发热证 | 氣虛發熱證 | syndrome of fever due to qi deficiency |
| 气虚外感证 | 氣虛外感證 | syndrome of exogenous disease due to qi deficiency |
| 气虚血瘀证 | 氣虛血瘀證 | syndrome of blood stasis due to qi deficiency |

| 大陆名 | 台湾名 | 英文名 |
|---|---|---|
| 气虚证 | 氣虛證 | syndrome of qi deficiency |
| 气血两燔证 | 氣血兩燔證 | syndrome of flaring heat in qifen and xuefen |
| 气血两虚证 | 氣血兩虛證 | syndrome of deficiency of both qi and blood |
| 气阴两虚证 | 氣陰兩虛證 | syndrome of deficiency of both qi and yin |
| 气营两燔证 | 氣營兩燔證 | syndrome of flaring heat in qifen and yingfen |
| 气瘿·肝气郁结证 | 氣癭·肝氣鬱結證 | qi goiter with liver qi stagnation pattern |
| 气瘿·肝郁肾虚证 | 氣癭·肝鬱腎虛證 | qi goiter with pattern of liver depression and kidney deficiency |
| 气郁 | 氣鬱 | qi stagnation |
| 气郁化火 | 氣鬱化火 | qi depression transforming into fire |
| 气郁化火证 | 氣鬱化火證 | syndrome of qi depression transforming into fire |
| 气滞耳窍证 | 氣滯耳竅證 | syndrome of qi stagnation in ear |
| 气滞湿阻证 | 氣滯濕阻證 | syndrome of blockade of dampness due to qi stagnation |
| 气滞痰凝咽喉证 | 氣滯痰凝咽喉證 | syndrome of qi stagnation and coagulated phlegm in throat |
| 气滞血瘀证 | 氣滯血瘀證 | syndrome of qi stagnation and blood stasis |

| 大陆名 | 台湾名 | 英文名 |
|--------|--------|--------|
| 气滞血阻积证 | 氣滯血阻積證 | amassment disease with syndrome of qi stagnation and blood blockade |
| 气滞证 | 氣滯證 | syndrome of qi stagnation |
| 髂窝流注 | 髂窝流注 | deep multiple abscess of iliac fossa |
| 髂窝流注·热毒炽盛证 | 髂窝流注·熱毒熾盛證 | deep multiple abscess of iliac fossa with blazing heat-toxin pattern |
| 髂窝流注·湿热蕴结证 | 髂窝流注·濕熱蘊結證 | deep multiple abscess of iliac fossa with dampness-heat amassment pattern |
| 千柏鼻炎片 | 千柏鼻炎片 | qianbai biyan tablets,qianbai biyan pian |
| 千金翼方 | 千金翼方 | Qianjin Yi Fang,A Supplement to Recipes Worth A Thousand Gold |
| 千金子 | 千金子 | caper euphorbia seed |
| 千年健 | 千年健 | obscured homalomena rhizome |
| 牵引疗法 | 牽引療法 | traction therapy |
| 前谷 | 前谷 | qiángǔ,SI2 |
| 前后配穴法 | 前後配穴法 | anterior-posterior points combination,anterior-posterior points association |
| 前胡 | 前胡 | hogfennel root |
| 芡实 | 芡實 | gordon euryale seed |
| 茜草 | 茜草 | India madder root |
| 嵌插骨折 | 嵌插骨折 | impacted fracture |

| 大陆名 | 台湾名 | 英文名 |
|--------|--------|--------|
| 枪刺刀畸形 | 槍刺刀畸形 | bayonet-like deformity |
| 蜣螂蛀 | 蜣螂蛀 | dung beetle erosion,tuberculosis of finger joint |
| 强间 | 強間 | qiángjiān,GV18,DU18 |
| 强筋壮骨 | 強筋壯骨 | strengthening tendon and bone |
| 强直性步态 | 強直性步態 | tetanic gait |
| 强直性脊柱炎 | 強直性脊柱炎 | ankylosing spondylitis |
| 强中病 | 強中病 | persistent erection |
| 切开复位术 | 切開複位術 | open reduction |
| 切开疗法 | 切開療法 | incising therapy |
| 切制 | 切制 | cutting |
| 噙化法 | 噙化法 | method of melt-in-mouth |
| 青风内障·肝气郁结证 | 青風内障·肝氣鬱結證 | blue wind glaucoma with liver qi stagnation pattern |
| 青风内障·肝肾两虚证 | 青風内障·肝腎兩虚證 | blue wind glaucoma with liver-kidney deficiency pattern |
| 青风内障·痰湿内停证 | 青風内障·痰濕内停證 | blue wind glaucoma with pattern of phlegm-dampness internal retention |
| 青风藤 | 青風藤 | orientvine vine |
| 青盲·风痰上扰证 | 青盲·風痰上擾證 | blue blindness with pattern of wind-phlegm disturbing upward |
| 青盲·肝气郁结证 | 青盲·肝氣鬱結證 | blue blindness with liver qi stagnation pattern |

| 大陆名 | 台湾名 | 英文名 |
|---|---|---|
| 青盲·肝肾两虚证 | 青盲·肝腎兩虛證 | blue blindness with liver-kidney deficiency pattern |
| 青盲·脾虚湿困证 | 青盲·脾虛濕困證 | blue blindness with pattern of spleen deficiency and dampness retention |
| 青盲·气血两虚证 | 青盲·氣血兩虛證 | blue blindness with qi-blood deficiency pattern |
| 青蛇毒·肝郁证 | 青蛇毒·肝鬱證 | superficial vein thrombus with liver depression pattern |
| 青蛇毒·湿热证 | 青蛇毒·濕熱證 | superficial vein thrombus with dampness-heat pattern |
| 青蛇毒·血热瘀滞证 | 青蛇毒·血熱瘀滯證 | superficial vein thrombus with pattern of blood-heat stasis and stagnation |
| 青蛇毒·瘀阻脉络证 | 青蛇毒·瘀阻脈絡證 | superficial vein thrombus with pattern of stasis obstructing vessels and collateral |
| 青叶胆 | 青葉膽 | mile swertia herb |
| 青枝骨折 | 青枝骨折 | greenstick fracture |
| 清创术 | 清創術 | debridement |
| 清法 | 清法 | clearing method |
| 清肝明目法 | 清肝明目法 | clearing liver to brighten eye |
| 清化暑湿 | 清化暑濕 | clearing summer-heat and dissipating dampness |
| 清解余毒 | 清解餘毒 | expelling remnant toxicity |
| 清开灵注射液 | 清開靈注射液 | qingkailing injections |

| 大陆名 | 台湾名 | 英文名 |
| --- | --- | --- |
| 清络饮 | 清絡飲 | qingluo drink |
| 清热法 | 清熱法 | clearing heat method |
| 清热利湿 | 清熱利濕 | clearing heat and promoting diuresis |
| 清热祛湿剂 | 清熱祛濕劑 | formula for clearing heat and eliminating dampness |
| 清热收涩药 | 清熱收澀藥 | heat-clearing and astringent medicine |
| 清热通淋 | 清熱通淋 | clearing heat and freeing strangury |
| 清泻肝胆 | 清瀉肝膽 | purging liver and gallbladder |
| 清泻里热 | 清瀉裏熱 | clearing interior heat |
| 清宣郁热 | 清宣鬱熱 | clearing stagnated heat |
| 清咽 | 清咽 | clearing heat from throat |
| 清咽丸 | 清咽丸 | qingyan pills |
| 清燥救肺汤 | 清燥救肺湯 | qingzao jiufei decoction |
| 丘疱疹 | 丘皰疹 | papulovesicle |
| 丘墟 | 丘墟 | qiūxū,G40,GB40 |
| 丘疹 | 丘疹 | papule |
| 秋燥 | 秋燥 | autumn-dryness disease |
| 秋燥·肺胃阴伤证 | 秋燥·肺胃陰傷證 | autumn dryness with syndrome of injury of lung and stomach yin |
| 秋燥·肺燥肠闭证 | 秋燥·肺燥腸閉證 | autumn dryness with syndrome of lung dryness and intestine blockade |

| 大陆名 | 台湾名 | 英文名 |
|---|---|---|
| 秋燥·肺燥肠热络伤证 | 秋燥·肺燥腸熱絡傷證 | autumn dryness with syndrome of collaterals injury due to lung dryness and intestine heat |
| 秋燥·邪犯肺卫证 | 秋燥·邪犯肺衛證 | autumn dryness with syndrome of pathogen invading lung-defense phase |
| 秋燥·燥干清窍证 | 秋燥·燥乾清竅證 | autumn dryness with syndrome involving clear orifices |
| 秋燥·燥热伤肺证 | 秋燥·燥熱傷肺證 | autumn dryness with syndrome of dryness-heat injuring lung |
| 球后 | 球後 | qiúhòu,EX-HN7 |
| 球结膜 | 球結膜 | bulbar conjunctiva |
| 曲鬓 | 曲鬢 | qūbìn,G7,GB7 |
| 曲差 | 曲差 | qūchā,B4,BL4 |
| 曲池 | 曲池 | qūchí,LI11 |
| 曲骨 | 曲骨 | qūgǔ,CV2,RN2 |
| 曲剂 | 麴劑 | fermented medicine |
| 曲泉 | 曲泉 | qūquán,Liv8,LR8 |
| 曲垣 | 曲垣 | qūyuán,SI13 |
| 曲泽 | 曲澤 | qūzé,P3,PC3 |
| 驱虫法 | 驅蟲法 | expelling intestinal parasites method |
| 驱虫攻下 | 驅蟲攻下 | expelling intestinal parasites by purgation |

| 大陆名 | 台湾名 | 英文名 |
|---|---|---|
| 驱虫剂 | 驅蟲劑 | anti-helminthic formula |
| 驱蛔杀虫 | 驅蛔殺蟲 | expelling and killing ascarid |
| 驱邪截疟 | 驅邪截瘧 | expulsing pathogen for preventing malaria |
| 屈法 | 屈法 | flexing manipulation |
| 祛风明目法 | 祛風明目法 | dispelling wind to brighten eye |
| 祛风清热法 | 祛風清熱法 | dispelling wind and clearing heat |
| 祛风燥湿 | 祛風燥濕 | dispelling pathogenic wind and removing dampness |
| 祛湿法 | 祛濕法 | eliminating dampness method |
| 祛湿剂 | 祛濕劑 | desiccating formula |
| 祛湿宣痹 | 祛濕宣痹 | removing dampness and dredging channel blockade |
| 祛暑解表 | 祛暑解表 | dispelling summer-heat to relieve superficies syndrome |
| 祛痰法 | 祛痰法 | expelling phlegm method |
| 取嚏疗法 | 取嚏療法 | sneezing therapy |
| 全草 | 全草 | whole herb |
| 缺乳·肝气郁结证 | 缺乳·肝氣鬱結證 | oligogalactia with syndrome of liver qi depression |
| 缺乳·气血两虚证 | 缺乳·氣血兩虚證 | oligogalactia with syndrome of deficiency of both qi and blood |
| 缺乳·痰浊阻滞证 | 缺乳·痰濁阻滯證 | oligogalactia with syndrome of blockade of phlegm-turbidity |

# R

| 大陆名 | 台湾名 | 英文名 |
|---|---|---|
| 然谷 | 然谷 | rángǔ,K2,KI2 |
| 桡侧伸腕肌腱周围炎 | 橈側伸腕肌腱周圍炎 | perimyotenositis of extensor of radial aspect |
| 桡骨干骨折 | 橈骨幹骨折 | fracture of shaft of radius |
| 桡骨头骨折 | 橈骨頭骨折 | fracture of head of radius |
| 桡骨下1/3骨折合并下桡尺骨关节脱位 | 橈骨下1/3骨折合併下橈尺骨關節脫位 | fracture of lower 1/3 of radius combined with dislocation of lower ulnaradius joint |
| 桡骨远端骨折 | 橈骨遠端骨折 | distal fracture of radius |
| 桡骨中下1/3骨折合并下尺桡关节脱位 | 橈骨中下1/3骨折合併下尺橈關節脫位 | fracture of lower end of radius complicated with distal radioulnar dislocation |
| 热疮·肺胃热盛证 | 熱瘡·肺胃熱盛證 | heat sore with pattern of heat exuberance in lung and stomach |
| 热疮·风热外袭证 | 熱瘡·風熱外襲證 | heat sore with pattern of external assault by wind-heat |
| 热疮·阴虚内热证 | 熱瘡·陰虛內熱證 | heat sore with pattern of yin deficiency and internal heat |
| 热毒闭肺证 | 熱毒閉肺證 | syndrome of heat-toxicity blocking lung |
| 热毒攻喉证 | 熱毒攻喉證 | syndrome of heat-toxicity invading throat |
| 热毒攻舌证 | 熱毒攻舌證 | syndrome of heat-toxicity invading tongue |

| 大陆名 | 台湾名 | 英文名 |
|---|---|---|
| 热毒内陷证 | 熱毒內陷證 | syndrome of interior invaded by heat-toxicity |
| 热毒伤阴证 | 熱毒傷陰證 | syndrome of yin injured by heat-toxicity |
| 热毒壅聚头面证 | 熱毒壅聚頭面證 | syndrome of heat-toxicity stagnated in head and face |
| 热毒蕴结冲任 | 熱毒蘊結沖任 | accumulation and binding of heat-poison in thoroughfare and conception channels |
| 热敷疗法 | 熱敷療法 | hot compress therapy |
| 热伏冲任 | 熱伏沖任 | heat hiding in thoroughfare and conception channels |
| 热烘疗法 | 熱烘療法 | baking after topical medication |
| 热结膀胱 | 熱結膀胱 | heat accumulation of bladder |
| 热淋 | 熱淋 | heat stranguria |
| 热淋·湿热下注证 | 熱淋·濕熱下注證 | heat strangury with syndrome of downward diffusion of damp-heat |
| 热淋·阴虚湿热证 | 熱淋·陰虛濕熱證 | heat strangury with syndrome of yin deficiency and damp-heat |
| 热扰心神证 | 熱擾心神證 | syndrome of heat disturbing heart-mind |
| 热扰胸膈证 | 熱擾胸膈證 | syndrome of chest and diaphragm disturbed by heat |
| 热入下焦证 | 熱入下焦證 | syndrome of heat invading lower jiao |

| 大陆名 | 台湾名 | 英文名 |
| --- | --- | --- |
| 热入血室证 | 熱入血室證 | syndrome of heat invading blood chamber |
| 热伤肺络证 | 熱傷肺絡證 | syndrome of lung collaterals injured by heat |
| 热盛动风证 | 熱盛動風證 | syndrome of stirring wind due to intense heat |
| 热盛动血证 | 熱盛動血證 | syndrome of stirring blood due to intense heat |
| 热盛伤津证 | 熱盛傷津證 | syndrome of consumption of fluid due to intense heat |
| 热痰证 | 熱痰證 | heat-phlegm syndrome |
| 热陷心包证 | 熱陷心包證 | syndrome of invasion of pericardium by heat |
| 热郁 | 熱鬱 | heat stagnation |
| 热熨法 | 熱熨法 | hot compress |
| 热证 | 熱證 | heat syndrome |
| 热重于湿证 | 熱重於濕證 | dampness-heat syndrome with predominant heat |
| 人痘接种术 | 人痘接種術 | variolation |
| 人工喂养 | 人工餵養 | artificial feeding |
| 人参叶 | 人參葉 | ginseng leaf |
| 忍冬藤 | 忍冬藤 | honeysuckle stem |
| 任脉 | 任脈 | conception channel,conception vessel |

| 大陆名 | 台湾名 | 英文名 |
|--------|--------|--------|
| 妊娠病脉 | 妊娠病脈 | morbid pulse in pregnancy |
| 妊娠常脉 | 妊娠常脈 | regular pulse in pregnancy |
| 妊娠大便不通·脾肺气虚证 | 妊娠大便不通·脾肺氣虛證 | gestational constipation with syndrome of qi deficiency of spleen and lung |
| 妊娠大便不通·胃肠气滞证 | 妊娠大便不通·胃腸氣滯證 | gestational constipation with syndrome of qi stagnating in stomach and intestine |
| 妊娠大便不通·血虚津亏证 | 妊娠大便不通·血虚津虧證 | gestational constipation with syndrome of blood deficiency and fluid depletion |
| 妊娠恶阻 | 妊娠惡阻 | hyperemesis gravidarum |
| 妊娠恶阻·肝胃不和证 | 妊娠惡阻·肝胃不和證 | hyperemesis gravidarum with syndrome of disharmony between liver and stomach |
| 妊娠恶阻·脾胃气虚证 | 妊娠惡阻·脾胃氣虛證 | hyperemesis gravidarum with syndrome of qi deficiency of spleen and stomach |
| 妊娠恶阻·气阴两虚证 | 妊娠惡阻·氣陰兩虛證 | hyperemesis gravidarum with syndrome of deficiency of both qi and yin |
| 妊娠恶阻·痰湿阻滞证 | 妊娠惡阻·痰濕阻滯證 | hyperemesis gravidarum with syndrome of stagnation and blockade of phlegm-damp |
| 妊娠腹痛·气滞证 | 妊娠腹痛·氣滯證 | abdominal pain during pregnancy with qi stagnation syndrome |
| 妊娠腹痛·虚寒证 | 妊娠腹痛·虛寒證 | abdominal pain during pregnancy with deficient cold syndrome |

| 大陆名 | 台湾名 | 英文名 |
|--------|--------|--------|
| 妊娠腹痛·血热证 | 妊娠腹痛·血熱證 | abdominal pain during pregnancy with blood heat syndrome |
| 妊娠腹痛·血虚证 | 妊娠腹痛·血虛證 | abdominal pain during pregnancy with blood deficiency syndrome |
| 妊娠腹痛·血瘀证 | 妊娠腹痛·血瘀證 | abdominal pain during pregnancy with blood stasis syndrome |
| 妊娠惊悸·心血虚证 | 妊娠驚悸·心血虛證 | gestational palpitation with syndrome of heart blood deficiency |
| 妊娠惊悸·阴虚火旺证 | 妊娠驚悸·陰虛火旺證 | gestational palpitation with syndrome of exuberant fire due to yin deficiency |
| 妊娠脉 | 妊娠脈 | pregnancy pulse |
| 妊娠贫血·肝肾两虚证 | 妊娠貧血·肝腎兩虛證 | gestational anemia with syndrome of deficiency of both liver and kidney |
| 妊娠贫血·气血两虚证 | 妊娠貧血·氣血兩虛證 | gestational anemia with syndrome of deficiency of both qi and blood |
| 妊娠贫血·心脾两虚证 | 妊娠貧血·心脾兩虛證 | gestational anemia with syndrome of deficiency of both heart and spleen |
| 妊娠瘙痒症 | 妊娠瘙癢症 | gestational pruritus |
| 妊娠瘙痒症·风热证 | 妊娠瘙癢症·風熱證 | gestational pruritus with wind-heat syndrome |
| 妊娠瘙痒症·血虚证 | 妊娠瘙癢症·血虛證 | gestational pruritus with blood deficiency syndrome |
| 妊娠下肢抽筋·肝血虚证 | 妊娠下肢抽筋·肝血虛證 | lower limb spasm during pregnancy with syndrome of liver blood deficiency |

| 大陆名 | 台湾名 | 英文名 |
|---|---|---|
| 妊娠下肢抽筋·感寒证 | 妊娠下肢抽筋·感寒證 | lower limbs spasm during pregnancy with cold syndrome |
| 妊娠小便不通·气虚证 | 妊娠小便不通·氣虛證 | urine retention during pregnancy with qi deficiency syndrome |
| 妊娠小便不通·肾虚证 | 妊娠小便不通·腎虛證 | urine retention during pregnancy with kidney deficiency syndrome |
| 妊娠泄泻 | 妊娠泄瀉 | gestational diarrhea |
| 妊娠泄泻·肝气犯脾证 | 妊娠泄瀉·肝氣犯脾證 | gestational diarrhea with syndrome of liver qi invading spleen |
| 妊娠泄泻·脾肾阳虚证 | 妊娠泄瀉·脾腎陽虛證 | gestational diarrhea with syndrome of yang deficiency of spleen and kidney |
| 妊娠泄泻·湿热蕴结证 | 妊娠泄瀉·濕熱蘊結證 | gestational diarrhea with syndrome of accumulation and binding of damp-heat |
| 妊娠泄泻·食积证 | 妊娠泄瀉·食積證 | gestational diarrhea with food retention syndrome |
| 妊娠腰痛·风寒证 | 妊娠腰痛·風寒證 | gestational lumbago with wind-cold syndrome |
| 妊娠腰痛·肾虚证 | 妊娠腰痛·腎虛證 | gestational lumbago with kidney deficiency syndrome |
| 妊娠遗尿·脾肺气虚证 | 妊娠遺尿·脾肺氣虛證 | gestational enuresis with syndrome of qi deficiency of spleen and lung |
| 妊娠遗尿·肾气虚证 | 妊娠遺尿·腎氣虛證 | gestational enuresis with syndrome of kidney qi deficiency |
| 妊娠诊法 | 妊娠診法 | pregnancy diagnostics |

| 大陆名 | 台湾名 | 英文名 |
|--------|--------|--------|
| 日晒疮·风燥血瘀证 | 日曬瘡·風燥血瘀證 | solar dermatitis with pattern of wind-dryness and blood stasis |
| 日晒疮·热毒外袭证 | 日曬瘡·熱毒外襲證 | solar dermatitis with pattern of external assault by heat-toxin |
| 日晒疮·湿热毒蕴证 | 日曬瘡·濕熱毒蘊證 | solar dermatitis with pattern of dampness-heat toxin amassment |
| 揉法 | 揉法 | kneading manipulation |
| 揉捻法 | 揉撚法 | massaging and twisting manipulation |
| 肉豆蔻 | 肉豆蔻 | nutmeg |
| 肉瘤·肝郁痰凝证 | 肉瘤·肝鬱痰凝證 | flesh tumor with pattern of liver depression and phlegm coagulation |
| 肉瘤·脾虚痰凝证 | 肉瘤·脾虛痰凝證 | flesh tumor with pattern of spleen deficiency and phlegm coagulation |
| 肉瘿·气阴两虚证 | 肉癭·氣陰兩虛證 | flesh goiter with qi-yin deficiency pattern |
| 肉瘿·气滞痰凝证 | 肉癭·氣滯痰凝證 | flesh goiter with pattern of qi stagnation and phlegm coagulation |
| 濡脉 | 濡脈 | soft pulse |
| 乳蛾·肺肾阴虚证 | 乳蛾·肺腎陰虛證 | tonsillitis with lung-kidney yin deficiency pattern |
| 乳蛾·肺胃热盛证 | 乳蛾·肺胃熱盛證 | tonsillitis with pattern of heat exuberance in lung and stomach |
| 乳蛾·风热外袭证 | 乳蛾·風熱外襲證 | tonsillitis with pattern of external assault by wind-heat |

| 大陆名 | 台湾名 | 英文名 |
|---|---|---|
| 乳蛾·脾胃虚弱证 | 乳蛾·脾胃虚弱證 | tonsillitis with spleen-stomach weakness pattern |
| 乳蛾·痰瘀互结证 | 乳蛾·痰瘀互結證 | tonsillitis with pattern of intermingled phlegm and stasis |
| 乳发 | 乳發 | suppurative mastitis |
| 乳发·火毒炽盛证 | 乳發·火毒熾盛證 | mammary cellulites with blazing fire-toxin pattern |
| 乳发·正虚邪恋证 | 乳發·正虚邪戀證 | mammary cellulites with pattern of healthy qi deficiency and lingering pathogen |
| 乳核 | 乳核 | nodule in breast |
| 乳核·肝郁痰凝证 | 乳核·肝鬱痰凝證 | mammary nodule with pattern of liver depression and phlegm coagulation |
| 乳核·血瘀痰凝证 | 乳核·血瘀痰凝證 | mammary nodule with pattern of blood stasis and phlegm coagulation |
| 乳疽·肝郁胃热证 | 乳疽·肝鬱胃熱證 | mammary deep abscess with pattern of liver depression and stomach heat |
| 乳疽·气血两虚证 | 乳疽·氣血兩虚證 | mammary deep abscess with qi-blood deficiency pattern |
| 乳疽·热毒炽盛证 | 乳疽·熱毒熾盛證 | mammary deep abscess with blazing heat-toxin pattern |
| 乳痨·气滞痰凝证 | 乳痨·氣滯痰凝證 | mammary tuberculosis with pattern of qi stagnation and phlegm coagulation |

| 大陆名 | 台湾名 | 英文名 |
| --- | --- | --- |
| 乳痨·阴虚痰热证 | 乳癆·陰虛痰熱證 | mammary tuberculosis with pattern of yin deficiency and phlegm-heat |
| 乳痨·正虚邪恋证 | 乳癆·正虛邪戀證 | mammary tuberculosis with pattern of healthy qi deficiency and lingering pathogen |
| 乳疬·肝气郁结证 | 乳癧·肝氣鬱結證 | gynecomastia with liver qi stagnation pattern |
| 乳疬·肾虚证 | 乳癧·腎虛證 | gynecomastia with kidney deficiency pattern |
| 乳漏·阴虚痰热证 | 乳漏·陰虛痰熱證 | mammary fistula with pattern of yin deficiency and phlegm-heat |
| 乳漏·余毒未清证 | 乳漏·餘毒未清證 | mammary fistula with uncleared remnant toxin pattern |
| 乳漏·正虚毒恋证 | 乳漏·正虛毒戀證 | mammary fistula with pattern of healthy qi deficiency and lingering toxin |
| 乳衄·肝郁火旺证 | 乳衄·肝鬱火旺證 | nipple bleeding with pattern of liver depression and fire effulgence |
| 乳衄·脾不统血证 | 乳衄·脾不統血證 | nipple bleeding with pattern of spleen failing to control blood |
| 乳癖·冲任失调证 | 乳癖·沖任失調證 | breast lump with pattern of thoroughfare-controlling vessels disharmony |
| 乳癖·肝郁痰凝证 | 乳癖·肝鬱痰凝證 | breast lump with pattern of liver depression and phlegm coagulation |
| 乳头风·肝经湿热证 | 乳頭風·肝經濕熱證 | nipple wind with pattern of dampness-heat in liver channel |

| 大陆名 | 台湾名 | 英文名 |
|---|---|---|
| 乳岩 | 乳岩 | breast cancer |
| 乳岩·冲任失调证 | 乳岩·沖任失調證 | breast cancer with pattern of thoroughfare-controlling vessels disharmony |
| 乳岩·肝郁痰凝证 | 乳岩·肝鬱痰凝證 | breast cancer with pattern of liver depression and phlegm coagulation |
| 乳岩·脾胃虚弱证 | 乳岩·脾胃虚弱證 | breast cancer with spleen-stomach weakness pattern |
| 乳岩·气血两虚证 | 乳岩·氣血兩虚證 | breast cancer with qi-blood deficiency pattern |
| 乳岩·正虚毒炽证 | 乳岩·正虚毒熾證 | breast cancer with pattern of healthy qi deficiency and blazing toxin |
| 乳痈·气滞热壅证 | 乳癰·氣滞熱壅證 | acute mastitis with pattern of qi stagnation and heat congestion |
| 乳痈·热毒炽盛证 | 乳癰·熱毒熾盛證 | acute mastitis with blazing heat-toxin pattern |
| 乳痈·正虚毒恋证 | 乳癰·正虚毒戀證 | acute mastitis with pattern of healthy qi deficiency and lingering toxin |
| 乳汁自出 | 乳汁自出 | galactorrhea |
| 乳汁自出·肝经郁热证 | 乳汁自出·肝經鬱熱證 | galactorrhea with syndrome of heat stagnation in Liver Channel |
| 乳汁自出·气虚证 | 乳汁自出·氣虚證 | galactorrhea with qi deficiency syndrome |
| 褥疮·气血两虚证 | 褥瘡·氣血兩虚證 | bedsore with qi-blood deficiency pattern |

| 大陆名 | 台湾名 | 英文名 |
|---|---|---|
| 褥疮·气滞血瘀证 | 褥瘡·氣滯血瘀證 | bedsore with pattern of qi stagnation and blood stasis |
| 褥疮·蕴毒腐溃证 | 褥瘡·蘊毒腐潰證 | bedsore with pattern of ulceration due to amassed toxin |
| 软腭 | 軟齶 | soft palate |
| 软骨发育不全 | 軟骨發育不全 | achondroplasia |
| 软坚散结法 | 軟堅散結法 | softening hardness and dispersing mass |
| 锐疽·气阴两虚证 | 銳疽·氣陰兩虛證 | pilonidal disease with qi-yin deficiency pattern |
| 锐疽·湿热蕴结证 | 銳疽·濕熱蘊結證 | pilonidal disease with dampness-heat amassment pattern |
| 锐疽·痰湿凝聚证 | 銳疽·痰濕凝聚證 | pilonidal disease with pattern of phlegm-dampness coagulation and aggregation |
| 润肺止咳 | 潤肺止咳 | moistening lung for arresting cough |
| 润燥法 | 潤燥法 | moistening dryness method |
| 弱脉 | 弱脈 | weak pulse |
| 弱视·禀赋不足证 | 弱視·稟賦不足證 | amblyopia with constitutional insufficiency pattern |
| 弱视·脾胃虚弱证 | 弱視·脾胃虛弱證 | amblyopia with spleen-stomach weakness pattern |

# S

| 大陆名 | 台湾名 | 英文名 |
| --- | --- | --- |
| 腮岩 | 腮岩 | carcinoma of cheek |
| 塞鼻法 | 塞鼻法 | nasal plugging therapy |
| 塞鼻疗法 | 塞鼻療法 | nose-plugging therapy |
| 塞耳疗法 | 塞耳療法 | ear-plugging therapy |
| 塞药法 | 塞藥法 | suppository method |
| 三踝骨折 | 三踝骨折 | trimalleolar fracture |
| 三焦辨证 | 三焦辨證 | syndrome differentiation of sanjiao theory |
| 三棱 | 三棱 | common buried rubber |
| 三棱针 | 三棱針 | three-edged needle |
| 三棱针疗法 | 三棱針療法 | three-edged needle therapy |
| 三里发 | 三裏發 | Zusanli cellulitis |
| 三阳并病 | 三陽並病 | exogenous cold disease involving three yang channels |
| 三因极一病证方论 | 三因極一病證方論 | Sanyin Ji Yi Bingzheng Fang Lun, Treatise on Three Categories of Pathogenic Factors |
| 散脉 | 散脈 | scattered pulse |
| 散法 | 散法 | dispersing manipulation |
| 散寒除湿 | 散寒除濕 | dispelling cold and removing dampness |

| 大陆名 | 台湾名 | 英文名 |
|---|---|---|
| 散寒化饮 | 散寒化飲 | dispelling cold and resolving fluid retention |
| 桑菊饮 | 桑菊飲 | sangju drink |
| 桑叶 | 桑葉 | mulberry leaf |
| 臊瘊·肝经湿热证 | 臊瘊·肝經濕熱證 | condyloma with pattern of dampness-heat in liver channel |
| 臊瘊·脾虚湿困证 | 臊瘊·脾虚濕困證 | condyloma with pattern of spleen deficiency and dampness retention |
| 臊瘊·气滞血瘀证 | 臊瘊·氣滯血瘀證 | condyloma with pattern of qi stagnation and blood stasis |
| 色觉检查法 | 色覺檢查法 | chromometry |
| 色脉合参 | 色脈合參 | comprehensive consideration of both complexion and pulse manifestation |
| 涩 | 澀 | astringent |
| 涩肠固脱剂 | 澀腸固脫劑 | formula for astringing intestine and arresting proptosis |
| 涩肠止泻 | 澀腸止瀉 | relieving diarrhea with astringents |
| 涩剂 | 澀劑 | astringent formula |
| 涩精止遗剂 | 澀精止遺劑 | formula for astringing spermatorrhea |
| 涩脉 | 澀脈 | hesitant pulse |
| 杀虫消疳 | 殺蟲消疳 | destroying parasites for curing malnutrition |
| 痧证 | 痧證 | sha disease |

| 大陆名 | 台湾名 | 英文名 |
|---|---|---|
| 晒干 | 曬乾 | drying in sunshine |
| 山豆根 | 山豆根 | vietnamese sophora root |
| 山麦冬 | 山麥冬 | liriope root tuber |
| 闪火法 | 閃火法 | fire twinkling method,flash-fire cupping |
| 鳝血疗法 | 鱔血療法 | eel-blood therapy |
| 伤风鼻塞·外感风寒证 | 傷風鼻塞·外感風寒證 | nasal obstruction due to mild cold with pattern of external contraction of wind-cold |
| 伤风鼻塞·外感风热证 | 傷風鼻塞·外感風熱證 | nasal obstruction due to mild cold with pattern of external contraction of wind-heat |
| 伤寒发瘢 | 傷寒發瘢 | exogenous cold disease with ecchymoses |
| 伤寒发狂 | 傷寒發狂 | exogenous cold syndrome with mania |
| 伤寒劳复 | 傷寒勞複 | recurrent exogenous cold disease caused by overstrain |
| 伤寒食复 | 傷寒食複 | recurrent exogenous cold disease caused by improper diet |
| 伤寒阳盛格阴证 | 傷寒陽盛格陰證 | exogenous cold disease with syndrome of yin repelled by exuberant yang |
| 伤寒阴盛格阳证 | 傷寒陰盛格陽證 | exogenous cold disease with syndrome of yang repelled by exuberant yin |
| 伤酒恶寒 | 傷酒惡寒 | alcoholism with aversion to cold |

| 大陆名 | 台湾名 | 英文名 |
|---|---|---|
| 伤湿止痛膏 | 傷濕止痛膏 | shangshi zhitong plaster,shangshi zhitong gao |
| 商丘 | 商丘 | shāngqiū,SP5 |
| 商曲 | 商曲 | shāngqū,K17,KI17 |
| 上胞下垂·禀赋不足证 | 上胞下垂·稟賦不足證 | drooping of upper eyelid with constitutional insufficiency pattern |
| 上胞下垂·风痰阻络证 | 上胞下垂·風痰阻絡證 | drooping of upper eyelid with pattern of wind-phlegm obstructing collateral |
| 上胞下垂·风中经络证 | 上胞下垂·風中經絡證 | drooping of upper eyelid with pattern of wind striking channel and collateral |
| 上胞下垂·脾气虚证 | 上胞下垂·脾氣虛證 | drooping of upper eyelid with spleen qi deficiency pattern |
| 上腭痈 | 上齶癰 | abscess of upper palate |
| 上寒下热证 | 上寒下熱證 | syndrome of upper cold and lower heat |
| 上焦湿热 | 上焦濕熱 | dampness-heat in upper jiao |
| 上焦湿热证 | 上焦濕熱證 | syndrome of dampness-heat in upper jiao |
| 上热下寒证 | 上熱下寒證 | syndrome of upper heat and lower cold |
| 上盛下虚证 | 上盛下虛證 | syndrome of upper excess and lower deficiency |
| 上下配穴法 | 上下配穴法 | superior-inferior points combination,superior-inferior points association |

| 大陆名 | 台湾名 | 英文名 |
|---|---|---|
| 上消·肺热津伤证 | 上消·肺熱津傷證 | upper consumption with syndrome of fluid consumption due to lung heat |
| 上消·燥热伤肺证 | 上消·燥熱傷肺證 | upper consumption with syndrome of dryness-heat injuring lung |
| 上虚下实 | 上虛下實 | upper deficiency and lower excess |
| 尚药局 | 尚藥局 | Bureau of Administration of Royal Medicinal Affairs |
| 烧伤·火毒内陷证 | 燒傷·火毒內陷證 | burn with pattern of fire-toxin sinking inward |
| 烧伤·火毒伤津证 | 燒傷·火毒傷津證 | burn with pattern of fire-toxin injuring fluid |
| 烧伤·脾虚阴伤证 | 燒傷·脾虛陰傷證 | burn with pattern of spleen deficiency and yin injury |
| 烧伤·气血两虚证 | 燒傷·氣血兩虛證 | burn with qi-blood deficiency pattern |
| 烧伤·阴伤阳脱证 | 燒傷·陰傷陽脫證 | burn with pattern of yin injury and yang collapse |
| 烧蚀疗法 | 燒蝕療法 | burning-eroding therapy |
| 少冲 | 少沖 | shàochōng,H9,HT9 |
| 少阳病证 | 少陽病證 | Shaoyang disease |
| 少阳坏病 | 少陽壞病 | deteriorated case of Shaoyang disease |
| 少阴便脓血证 | 少陰便膿血證 | Shaoyin disease with purulent bloody stool syndrome |
| 少阴病证 | 少陰病證 | Shaoyin disease |

| 大陆名 | 台湾名 | 英文名 |
|---|---|---|
| 少阴寒化证 | 少陰寒化證 | Shaoyin disease with cold transformation syndrome |
| 少阴热化证 | 少陰熱化證 | Shaoyin disease with heat transformation syndrome |
| 少阴三急下证 | 少陰三急下證 | Shaoyin disease with indications for three drastic catharsis |
| 少阴下利证 | 少陰下利證 | Shaoyin disease with diarrhea syndrome |
| 少阴咽痛证 | 少陰咽痛證 | Shaoyin disease with sore throat syndrome |
| 舌干 | 舌乾 | dry tongue |
| 舌强 | 舌強 | stiff tongue |
| 舌卷 | 舌卷 | curly tongue |
| 舌裂·肝肾阴虚证 | 舌裂·肝腎陰虛證 | fissured tongue with liver-kidney yin deficiency pattern |
| 舌裂·胃阴不足证 | 舌裂·胃陰不足證 | fissured tongue with stomach-yin deficiency pattern |
| 舌裂·心火上炎证 | 舌裂·心火上炎證 | fissured tongue with pattern of heart-fire flaring upward |
| 舌裂·心脾两虚证 | 舌裂·心脾兩虛證 | fissured tongue with heart-spleen deficiency pattern |
| 舌麻 | 舌麻 | numbness of tongue |
| 舌衄·心经积热证 | 舌衄·心經積熱證 | tongue bleeding with syndrome of accumulated heat in Heart Channel |
| 舌衄·阴虚火旺证 | 舌衄·陰虛火旺證 | tongue bleeding with syndrome of exuberant fire due to yin deficiency |

| 大陆名 | 台湾名 | 英文名 |
|---|---|---|
| 舌系 | 舌系 | tongue connector,sublingual vessel and ligament |
| 舌下络脉 | 舌下絡脈 | sublingual vessel |
| 舌岩 | 舌岩 | lingual carcinoma |
| 舌岩·气阴两虚证 | 舌岩·氣陰兩虛證 | lingual carcinoma with qi-yin deficiency pattern |
| 舌岩·湿毒蕴结证 | 舌岩·濕毒蘊結證 | lingual carcinoma with dampness-toxin amassment pattern |
| 舌岩·心火炽盛证 | 舌岩·心火熾盛證 | lingual carcinoma with blazing heart fire pattern |
| 舌岩·阴虚火旺证 | 舌岩·陰虛火旺證 | lingual carcinoma with pattern of yin deficiency and fire effulgence |
| 蛇背疔 | 蛇背疔 | snake-back ding |
| 蛇串疮·肝经郁热证 | 蛇串瘡·肝經鬱熱證 | snake-like sore with pattern of heat stagnation in liver channel |
| 蛇串疮·脾虚湿困证 | 蛇串瘡·脾虛濕困證 | snake-like sore with pattern of spleen deficiency and dampness retention |
| 蛇串疮·气滞血瘀证 | 蛇串瘡·氣滯血瘀證 | snake-like sore with pattern of qi stagnation and blood stasis |
| 蛇皮癣·血虚风燥证 | 蛇皮癬·血虛風燥證 | ichthyosis with pattern of wind-dryness due to blood deficiency |
| 蛇皮癣·血瘀燥热证 | 蛇皮癬·血瘀燥熱證 | ichthyosis with pattern of blood stasis and dryness-heat |
| 舍脉从症 | 舍脈從症 | precedence of symptoms over pulse manifestation |

| 大陆名 | 台湾名 | 英文名 |
|---|---|---|
| 舍症从脉 | 舍症從脈 | precedence of pulse manifestation over symptoms |
| 射干 | 射干 | blackberry lily rhizome |
| 摄法 | 攝法 | pressing-kneading around inserted needle |
| 申脉 | 申脈 | shēnmài,B62,BL62 |
| 伸筋草 | 伸筋草 | common clubmoss herb |
| 伸屈法 | 伸屈法 | stretching and flexing manipulation |
| 身热不扬 | 身熱不揚 | hiding fever |
| 身振摇 | 身振搖 | body shaking |
| 神灯照疗法 | 神燈照療法 | lamp lighting up therapy |
| 神农本草经 | 神農本草經 | Shennong Bencao Jing,Shennong's Classic of Materia Medica |
| 神农本草经集注 | 神農本草經集注 | Shennong Bencao Jing Jizhu, Variorum of Shennong's Classic of Materia Medica |
| 神曲 | 神麯 | medicated leaven |
| 神水将枯·肺阴虚证 | 神水將枯·肺陰虛證 | exhaustion of spirit water with lung yin deficiency pattern |
| 神水将枯·肝肾阴虚证 | 神水將枯·肝腎陰虛證 | exhaustion of spirit water with liver-kidney yin deficiency pattern |
| 神水将枯·气阴两虚证 | 神水將枯·氣陰兩虛證 | exhaustion of spirit water with qi-yin deficiency pattern |
| 审症求因 | 審症求因 | differentiation of symptoms and signs to identify etiology |

| 大陆名 | 台湾名 | 英文名 |
|---|---|---|
| 肾癌·脾肾气虚证 | 腎癌·脾腎氣虛證 | kidney cancer with syndrome of qi deficiency of spleen and kidney |
| 肾癌·湿热蕴毒证 | 腎癌·濕熱蘊毒證 | kidney cancer with syndrome of damp-heat and amassing poison |
| 肾癌·阴虚内热证 | 腎癌·陰虛內熱證 | kidney cancer with syndrome of internal heat due to yin deficiency |
| 肾癌·瘀血内阻证 | 腎癌·瘀血內阻證 | kidney cancer with syndrome of internal blockade of static blood |
| 肾藏志 | 腎藏志 | kidney storing will |
| 肾恶 | 腎惡 | critical condition of kidney |
| 肾合膀胱 | 腎合膀胱 | kidney being connected with bladder |
| 肾及膀胱辨证 | 腎及膀胱辨證 | syndrome differentiation of kidney and bladder |
| 肾精亏虚证 | 腎精虧虛證 | syndrome of deficiency of kidney essence |
| 肾开窍于耳 | 腎開竅於耳 | kidney opening at ear |
| 肾囊风·湿热下注证 | 腎囊風·濕熱下注證 | scrotum eczema with pattern of dampness-heat diffusing downward |
| 肾气不固证 | 腎氣不固證 | syndrome of non-consolidation of kidney qi |
| 肾气虚证 | 腎氣虛證 | syndrome of deficiency of kidney qi |
| 肾水·膀胱停水证 | 腎水·膀胱停水證 | kidney edema with syndrome of water retention in bladder |

| 大陆名 | 台湾名 | 英文名 |
|---|---|---|
| 肾水·气滞水停证 | 腎水·氣滯水停證 | kidney edema with syndrome of qi stagnation and water retention |
| 肾水·肾阳虚证 | 腎水·腎陽虛證 | kidney edema with syndrome of kidney yang deficiency |
| 肾水·下焦湿热证 | 腎水·下焦濕熱證 | kidney edema with syndrome of damp-heat in lower jiao |
| 肾水·浊邪上逆证 | 腎水·濁邪上逆證 | kidney edema with syndrome of upward counterflowing of turbidity pathogen |
| 肾恶燥 | 腎惡燥 | kidney being averse to dryness |
| 肾虚寒湿证 | 腎虛寒濕證 | syndrome of cold-dampness due to kidney deficiency |
| 肾虚水泛 | 腎虛水泛 | water diffusion due to kidney deficiency |
| 肾虚髓亏证 | 腎虛髓虧證 | syndrome of marrow depletion due to kidney deficiency |
| 肾岩 | 腎岩 | carcinoma of penis |
| 肾岩·火毒炽盛证 | 腎岩·火毒熾盛證 | penis carcinoma with blazing fire-toxin pattern |
| 肾岩·湿浊瘀结证 | 腎岩·濕濁瘀結證 | penis carcinoma with pattern of intermingled dampness-turbidity and stasis |
| 肾岩·阴虚火旺证 | 腎岩·陰虛火旺證 | penis carcinoma with pattern of yin deficiency and fire effulgence |
| 肾阳虚水泛证 | 腎陽虛水泛證 | syndrome of water diffusion due to deficiency of kidney yang |

| 大陆名 | 台湾名 | 英文名 |
| --- | --- | --- |
| 肾阳虚证 | 腎陽虛證 | syndrome of deficiency of kidney yang |
| 肾阴虚火旺证 | 腎陰虛火旺證 | syndrome of hyperactivity of fire due to deficiency of kidney yin |
| 肾阴虚证 | 腎陰虛證 | syndrome of deficiency of kidney yin |
| 肾阴阳两虚证 | 腎陰陽兩虛證 | syndrome of deficiency of both yin and yang of kidney |
| 肾俞虚痰·肾阳虚证 | 腎俞虛痰·腎陽虛證 | spinal tuberculosis in Shenshu with kidney yang deficiency pattern |
| 肾俞虚痰·肾阴虚证 | 腎俞虛痰·腎陰虛證 | spinal tuberculosis in Shenshu with kidney yin deficiency pattern |
| 渗湿化痰 | 滲濕化痰 | eliminating dampness and resolving phlegm |
| 渗湿利水 | 滲濕利水 | eliminating dampness and diuresis |
| 升 | 升 | sheng |
| 升降出入 | 陞降出入 | ascending,descending,exiting and entering |
| 升降浮沉 | 陞降浮沉 | ascending and descending,floating and sinking |
| 升麻 | 升麻 | largetrifoliolious bugbane rhizome |
| 升麻葛根汤 | 升麻葛根湯 | shengma gegen decoction |
| 生姜 | 生薑 | fresh ginger |
| 生脉注射液 | 生脈注射液 | shengmai injections |
| 声嘶失音按摩法 | 聲嘶失音按摩法 | trachyphonia and aphonia massage |

| 大陆名 | 台湾名 | 英文名 |
|---|---|---|
| 圣济经 | 聖濟經 | Sheng Ji Jing, Classic of Holy Benevolence |
| 圣济总录 | 聖濟總錄 | Sheng Ji Zonglu, General Records of Holy Universal Relief |
| 失精家 | 失精家 | person suffering from seminal loss |
| 失荣·气血两虚证 | 失榮·氣血兩虛證 | cervical malignancy with cachexia with pattern of qi-blood deficiency |
| 失荣·痰毒瘀结证 | 失榮·痰毒瘀結證 | cervical malignancy with cachexia with phlegm-toxin-stasis intermingling pattern |
| 失荣·痰气互结证 | 失榮·痰氣互結證 | cervical malignancy with cachexia with pattern of intermingled phlegm and qi |
| 失荣·瘀毒化热证 | 失榮·瘀毒化熱證 | cervical malignancy with cachexia with pattern of stasis-toxin transforming into heat |
| 湿疮 | 濕瘡 | eczema |
| 湿疮·风热蕴肤证 | 濕瘡·風熱蘊膚證 | eczema with pattern of wind-heat amassing in skin |
| 湿疮·脾虚湿困证 | 濕瘡·脾虛濕困證 | eczema with pattern of spleen deficiency and dampness retention |
| 湿疮·湿热浸淫证 | 濕瘡·濕熱浸淫證 | eczema with dampness-heat inundation pattern |
| 湿疮·血虚风燥证 | 濕瘡·血虛風燥證 | eczema with pattern of wind-dryness due to blood deficiency |
| 湿毒蕴结证 | 濕毒蘊結證 | syndrome of accumulated dampness-toxicity |

| 大陆名 | 台湾名 | 英文名 |
|---|---|---|
| 湿敷疗法 | 濕敷療法 | moisten compress therapy |
| 湿剂 | 濕劑 | moist formula |
| 湿家 | 濕家 | person suffering from dampness |
| 湿脚气 | 濕腳氣 | weak foot due to dampness |
| 湿疟 | 濕瘧 | damp malaria |
| 湿热犯耳证 | 濕熱犯耳證 | syndrome of dampness-heat invading ear |
| 湿热浸淫证 | 濕熱浸淫證 | syndrome of excessive dampness-heat |
| 湿热痢 | 濕熱痢 | damp-heat dysentery |
| 湿热弥漫三焦证 | 濕熱彌漫三焦證 | syndrome of diffusive dampness-heat in sanjiao |
| 湿热下注证 | 濕熱下注證 | syndrome of dampness-heat diffusing downward |
| 湿热壅滞证 | 濕熱壅滯證 | syndrome of stagnant and jamming dampness-heat |
| 湿热瘀阻证 | 濕熱瘀阻證 | syndrome of stagnant dampness-heat |
| 湿热蕴结证 | 濕熱蘊結證 | syndrome of accumulated damp-ness-heat |
| 湿热蕴脾 | 濕熱蘊脾 | dampness-heat stagnating in spleen |
| 湿热蕴脾证 | 濕熱蘊脾證 | syndrome of dampness-heat stag-nating in spleen |
| 湿热蒸舌证 | 濕熱蒸舌證 | syndrome of dampness-heat steam-ing tongue |

| 大陆名 | 台湾名 | 英文名 |
|---|---|---|
| 湿热阻络证 | 濕熱阻絡證 | syndrome of dampness-heat blocking collaterals |
| 湿胜阳微 | 濕勝陽微 | predominant dampness causing weak yang |
| 湿胜则濡泻 | 濕勝則濡瀉 | predominant dampness causing diarrhea |
| 湿痰证 | 濕痰證 | dampness-phlegm syndrome |
| 湿痛 | 濕痛 | dampness pain |
| 湿温 | 濕溫 | damp warm |
| 湿温·湿遏卫气证 | 濕溫·濕遏衛氣證 | damp-warm disease with syndrome of dampness inhibiting defense qi |
| 湿温·湿困中焦证 | 濕溫·濕困中焦證 | damp-warm disease with syndrome of dampness retaining in middle jiao |
| 湿温·湿热弥漫三焦证 | 濕溫·濕熱彌漫三焦證 | damp-warm disease with syndrome of damp-heat diffusing in sanjiao |
| 湿温·湿热蕴毒证 | 濕溫·濕熱蘊毒證 | damp-warm disease with syndrome of damp-heat and amassing poison |
| 湿温·痰蔽心包证 | 濕溫·痰蔽心包證 | damp-warm disease with syndrome of phlegm invading pericardium |
| 湿温·邪阻膜原证 | 濕溫·邪阻膜原證 | damp-warm disease with syndrome of pathogen blocking pleuro-diaphragmatic interspace |

| 大陆名 | 台湾名 | 英文名 |
| --- | --- | --- |
| 湿温·阳湿伤表证 | 濕溫·陽濕傷表證 | damp-warm disease with syndrome of yang dampness injuring superficies |
| 湿温·阴湿伤表证 | 濕溫·陰濕傷表證 | damp-warm disease with syndrome of yin dampness injuring superficies |
| 湿温·余邪未净证 | 濕溫·餘邪未淨證 | damp-warm disease with syndrome of lingering remnant pathogen |
| 湿温病 | 濕溫病 | damp-warm disease |
| 湿温伤寒 | 濕溫傷寒 | damp-warm disease with cold damage |
| 湿邪 | 濕邪 | dampness pathogen |
| 湿泻 | 濕瀉 | damp diarrhea |
| 湿性黏滞 | 濕性黏滯 | characteristic of dampness being sticky and stagnant |
| 湿性趋下 | 濕性趨下 | characteristic of dampness being descending |
| 湿性重浊 | 濕性重濁 | characteristic of dampness being heavy and turbid |
| 湿痒 | 濕癢 | dampness itching |
| 湿疫 | 濕疫 | damp pestilence |
| 湿翳 | 濕翳 | wet nebula,fungal keratitis |
| 湿翳·热重于湿证 | 濕翳·熱重於濕證 | wet nebula with pattern of heat predominating over dampness |

| 大陆名 | 台湾名 | 英文名 |
|---|---|---|
| 湿翳·湿重于热证 | 濕翳·濕重於熱證 | wet nebula with pattern of dampness predominating over heat |
| 湿壅鼻窍证 | 濕壅鼻竅證 | syndrome of dampness invading nose |
| 湿郁 | 濕鬱 | damp stagnation |
| 湿肿 | 濕腫 | dampness swelling |
| 湿中 | 濕中 | damp parapoplexy |
| 湿重于热证 | 濕重於熱證 | dampness-heat syndrome with predominant dampness |
| 湿阻 | 濕阻 | damp obstruction |
| 湿阻·脾虚湿困证 | 濕阻·脾虛濕困證 | damp obstruction disease with syndrome of damp retention due to spleen deficiency |
| 湿阻·湿困脾胃证 | 濕阻·濕困脾胃證 | damp obstruction disease with syndrome of dampness retaining in spleen and stomach |
| 湿阻·湿热中阻证 | 濕阻·濕熱中阻證 | damp obstruction disease with syndrome of obstruction of middle jiao by damp-heat |
| 湿阻病 | 濕阻病 | damp obstruction disease |
| 湿阻气机 | 濕阻氣機 | dampness hampering qi movement |
| 湿阻证 | 濕阻證 | dampness retention syndrome |
| 十二经脉 | 十二經脈 | twelve regular channels,twelve regular meridians |
| 十四经发挥 | 十四經發揮 | Shisijing Fahui,Elucidation of Fourteen Channels |

| 大陆名 | 台湾名 | 英文名 |
|---|---|---|
| 石骨症 | 石骨症 | osteopetrosis |
| 石淋 | 石淋 | urolithic stranguria |
| 石淋·肾气虚证 | 石淋·腎氣虛證 | stony strangury with syndrome of kidney qi deficiency |
| 石淋·肾阴虚证 | 石淋·腎陰虛證 | stony strangury with syndrome of kidney yin deficiency |
| 石淋·下焦湿热证 | 石淋·下焦濕熱證 | stony strangury with syndrome of damp-heat in lower jiao |
| 石淋·下焦瘀滞证 | 石淋·下焦瘀滯證 | stony strangury with syndrome of qi stagnation and blood stasis in lower jiao |
| 石瘿·痰毒瘀结证 | 石瘿·痰毒瘀結證 | stony goiter with phlegm-toxin-stasis intermingling pattern |
| 石瘿·瘀热伤阴证 | 石瘿·瘀熱傷陰證 | stony goiter with pattern of stasis-heat injuring yin |
| 时复目痒 | 時複目癢 | constant eye itching |
| 时复目痒·湿热夹风证 | 時複目癢·濕熱夾風證 | seasonal eye itching with pattern of dampness-heat complicated by wind |
| 时复目痒·外感风热证 | 時複目癢·外感風熱證 | seasonal eye itching with pattern of external contraction of wind-heat |
| 时复目痒·血虚生风证 | 時複目癢·血虛生風證 | seasonal eye itching with pattern of blood deficiency generating wind |
| 时复症 | 時複症 | seasonal eye disease |
| 时行感冒虚脱证 | 時行感冒虛脫證 | influenza with collapse syndrome |
| 实 | 實 | excess |

| 大陆名 | 台湾名 | 英文名 |
|---|---|---|
| 实按灸 | 實按灸 | pressing moxibustion,paper or cloth-separated moxibustion |
| 实喘 | 實喘 | dyspnea of excess type |
| 实喘·风寒袭肺证 | 實喘·風寒襲肺證 | excessive dyspnea with syndrome of wind-cold invading lung |
| 实喘·风热犯肺证 | 實喘·風熱犯肺證 | excessive dyspnea with syndrome of wind-heat invading lung |
| 实喘·痰热壅肺证 | 實喘·痰熱壅肺證 | excessive dyspnea with syndrome of phlegm-heat congesting lung |
| 实喘·痰湿蕴肺证 | 實喘·痰濕蘊肺證 | excessive dyspnea with syndrome of phlegm-damp amassing in lung |
| 实喘·外寒内热证 | 實喘·外寒內熱證 | excessive dyspnea with syndrome of external cold and internal heat |
| 实喘·外寒内饮证 | 實喘·外寒內飲證 | excessive dyspnea with syndrome of external cold and internal fluid |
| 实喘·燥热伤肺证 | 實喘·燥熱傷肺證 | excessive dyspnea with syndrome of dryness-heat injuring lung |
| 实寒证 | 實寒證 | excessive cold syndrome |
| 实脉 | 實脈 | excess pulse |
| 实秘 | 實秘 | excessive constipation |
| 实呕 | 實嘔 | excessive vomiting |
| 实呕·肝气犯胃证 | 實嘔·肝氣犯胃證 | excessive vomiting with syndrome of liver qi invading stomach |
| 实呕·寒邪犯胃证 | 實嘔·寒邪犯胃證 | excessive vomiting with syndrome of cold pathogen invading stomach |

| 大陆名 | 台湾名 | 英文名 |
|---|---|---|
| 实呕·食积证 | 實嘔·食積證 | excessive vomiting with food retention syndrome |
| 实呕·暑湿证 | 實嘔·暑濕證 | excessive vomiting with summerheat-damp syndrome |
| 实呕·痰饮停胃证 | 實嘔·痰飲停胃證 | excessive vomiting with syndrome of phlegm-fluid stagnated in stomach |
| 实呕·外邪犯胃证 | 實嘔·外邪犯胃證 | excessive vomiting with syndrome of exogenous pathogen invading stomach |
| 实呕·胃热证 | 實嘔·胃熱證 | excessive vomiting with stomach heat syndrome |
| 实脾散 | 實脾散 | shipi powder |
| 实热证 | 實熱證 | excessive heat syndrome |
| 实邪 | 實邪 | excessive pathogen |
| 实验针灸学 | 實驗針灸學 | subject of experimental acupuncture and moxibustion |
| 实则阳明 | 實則陽明 | excessive disease located in Yangming |
| 实者泻其子 | 實者瀉其子 | purging child viscera for treating excess of mother viscera |
| 实者泻之 | 實者瀉之 | treating excess syndrome with purgative methods |
| 实中夹虚 | 實中夾虛 | excess complicated with deficiency |
| 实肿 | 實腫 | excess swelling |

| 大陆名 | 台湾名 | 英文名 |
|--------|--------|--------|
| 食复 | 食複 | recurrence caused by dietary irregularity |
| 食疗本草 | 食療本草 | Shiliao Bencao,Materia Medica for Dietotherapy |
| 食医心鉴 | 食醫心鑒 | Shiyi Xin Jian,Heart Mirror of Dietotherapy |
| 食郁 | 食鬱 | food stagnation |
| 食郁肉中毒 | 食鬱肉中毒 | decayed flesh poisoning |
| 食滞胃肠证 | 食滯胃腸證 | syndrome of retention of food in stomach |
| 食浊阻滞聚证 | 食濁阻滯聚證 | accumulation disease with syndrome of food turbidity blockade |
| 世医得效方 | 世醫得效方 | Shi Yi De Xiao Fang,Effective Formulae Handed Down for Generations |
| 视力检查法 | 視力檢查法 | examination of visual acuity |
| 视疲劳·肝气郁结证 | 視疲勞·肝氣鬱結證 | asthenopia with liver qi stagnation pattern |
| 视疲劳·肝肾两虚证 | 視疲勞·肝腎兩虛證 | asthenopia with liver-kidney deficiency pattern |
| 视疲劳·气血两虚证 | 視疲勞·氣血兩虛證 | asthenopia with qi-blood deficiency pattern |
| 视网膜 | 視網膜 | retina |
| 视网膜脱离 | 視網膜脫離 | retina detachment |
| 视网膜脱离·肝肾阴虚证 | 視網膜脫離·肝腎陰虛證 | retina detachment with liver-kidney yin deficiency pattern |

| 大陆名 | 台湾名 | 英文名 |
|--------|--------|--------|
| 视网膜脱离·脉络瘀阻证 | 視網膜脫離·脈絡瘀阻證 | retina detachment with pattern of stasis and obstruction of vessel and collateral |
| 视网膜脱离·脾虚湿困证 | 視網膜脫離·脾虛濕困證 | retina detachment with pattern of spleen deficiency and dampness retention |
| 视网膜中央动脉 | 視網膜中央動脈 | central retinal artery |
| 视网膜中央静脉 | 視網膜中央靜脈 | central retinal vein |
| 视物易色·脾气虚证 | 視物易色·脾氣虛證 | color confusion with spleen qi deficiency pattern |
| 视物易色·肾精亏虚证 | 視物易色·腎精虧虛證 | color confusion with kidney essence deficiency pattern |
| 视野 | 視野 | visual field |
| 视野检查法 | 視野檢查法 | perimetry |
| 视瞻昏渺·肝气郁结证 | 視瞻昏渺·肝氣鬱結證 | obscured vision with liver qi stagnation pattern |
| 视瞻昏渺·肝肾阴虚证 | 視瞻昏渺·肝腎陰虛證 | obscured vision with liver-kidney yin deficiency pattern |
| 视瞻昏渺·气血两虚证 | 視瞻昏渺·氣血兩虛證 | obscured vision with qi-blood deficiency pattern |
| 视瞻昏渺·痰湿蕴结证 | 視瞻昏渺·痰濕蘊結證 | obscured vision with phlegm-dampness amassment pattern |
| 视瞻昏渺·瘀血阻络证 | 視瞻昏渺·瘀血阻絡證 | obscured vision with pattern of static blood obstructing collateral |
| 视瞻有色·肝气郁结证 | 視瞻有色·肝氣鬱結證 | colored shade before eye with liver qi stagnation pattern |

| 大陆名 | 台湾名 | 英文名 |
|---|---|---|
| 视瞻有色·肝肾两虚证 | 視瞻有色·肝腎兩虛證 | colored shade before eye with liver-kidney deficiency pattern |
| 视瞻有色·痰湿化热证 | 視瞻有色·痰濕化熱證 | colored shade before eye with pattern of phlegm-dampness transforming into heat |
| 视瞻有色·痰湿郁滞证 | 視瞻有色·痰濕鬱滯證 | colored shade before eye with phlegm-dampness stagnation pattern |
| 视瞻有色·阴虚火旺证 | 視瞻有色·陰虛火旺證 | colored shade before eye with pattern of yin deficiency and fire effulgence |
| 视直如曲 | 視直如曲 | straight things seen as crooked, metamorphopsia |
| 手背热 | 手背熱 | feverishness on dorsum of hand |
| 手发背 | 手發背 | pyogenic carbuncle of back of hand |
| 手发背·风热证 | 手發背·風熱證 | cellulitis of hand dorsum with wind-heat pattern |
| 手发背·火毒蕴结证 | 手發背·火毒蘊結證 | cellulitis of hand dorsum with fire-toxin amassment pattern |
| 手发背·气血两虚证 | 手發背·氣血兩虛證 | cellulitis of hand dorsum with qi-blood deficiency pattern |
| 手发背·湿热壅滞证 | 手發背·濕熱壅滯證 | cellulitis of hand dorsum with pattern of dampness-heat congestion and stagnation |
| 手法 | 手法 | manipulation |
| 手三里 | 手三裏 | shǒusānlǐ,LI10 |
| 手术疗法 | 手術療法 | surgical therapy |

| 大陆名 | 台湾名 | 英文名 |
|---|---|---|
| 手五里 | 手五裏 | shǒuwǔlǐ,LI13 |
| 手足疔疮·火毒蕴结证 | 手足疔瘡·火毒蘊結證 | ding of hand and foot with fire-toxin amassment pattern |
| 手足疔疮·热盛酿脓证 | 手足疔瘡·熱盛釀膿證 | ding of hand and foot with pattern of suppuration due to heat exuberance |
| 手足疔疮·湿热下注证 | 手足疔瘡·濕熱下注證 | ding of hand and foot with pattern of dampness-heat diffusing downward |
| 手足汗出 | 手足汗出 | sweating of hands and feet |
| 首乌藤 | 首烏藤 | tuber fleeceflower stem |
| 俞募配穴法 | 俞募配穴法 | back-shu points and front-mu points combination,back-shu points and front-mu points association |
| 舒筋和络 | 舒筋和絡 | relieving rigidity of muscle and activating collateral |
| 舒张进针法 | 舒張進針法 | skin stretching needle inserting |
| 疏肝和胃 | 疏肝和胃 | dispersing stagnated liver qi for regulating stomach |
| 疏肝解郁 | 疏肝解鬱 | dispersing stagnated liver qi for relieving qi stagnation |
| 疏肝理气法 | 疏肝理氣法 | dispersing liver and regulating qi |
| 疏肝利胆 | 疏肝利膽 | dispersing stagnated liver qi for promoting bile flow |
| 暑咳 | 暑咳 | summerheat cough |

| 大陆名 | 台湾名 | 英文名 |
|---|---|---|
| 暑淋 | 暑淋 | summerheat strangury |
| 暑热动风证 | 暑熱動風證 | syndrome of stirring wind due to summer-heat |
| 暑热证 | 暑熱證 | summer-heat-heat syndrome |
| 暑伤肺络证 | 暑傷肺絡證 | syndrome of lung collaterals injured by summer-heat |
| 暑伤津气证 | 暑傷津氣證 | syndrome of summer-heat injuring fluid and qi |
| 暑湿·暑湿困阻中焦证 | 暑濕·暑濕困阻中焦證 | summerheat dampness with syndrome of summerheat-damp retaining in middle jiao |
| 暑湿·暑湿弥漫三焦证 | 暑濕·暑濕彌漫三焦證 | summerheat dampness with syndrome of summerheat-damp diffusing in sanjiao |
| 暑湿·暑湿伤气证 | 暑濕·暑濕傷氣證 | summerheat dampness with syndrome of summerheat-damp injuring qi |
| 暑湿·暑湿在卫证 | 暑濕·暑濕在衛證 | summerheat dampness with syndrome of summerheat-damp in defensive phase |
| 暑湿·余热夹痰瘀证 | 暑濕·餘熱夾痰瘀證 | summerheat dampness with syndrome of lingering heat complicated with phlegm and static blood |
| 暑湿痹 | 暑濕痹 | summerheat dampness with impediment |
| 暑湿病 | 暑濕病 | summerheat dampness |

| 大陆名 | 台湾名 | 英文名 |
|---|---|---|
| 暑湿喘逆 | 暑濕喘逆 | summerheat dampness with panting |
| 暑湿腹痛 | 暑濕腹痛 | summerheat dampness with abdominal pain |
| 暑湿流注 | 暑濕流注 | deep multiple abscess due to summer dampness |
| 暑湿流注·气阴两虚证 | 暑濕流注·氣陰兩虛證 | deep multiple abscess due to summer dampness with qi-yin deficiency pattern |
| 暑湿流注·暑湿交阻证 | 暑濕流注·暑濕交阻證 | deep multiple abscess due to summerheat-dampness with pattern of summerheat-dampness collaborative obstruction |
| 暑湿内蕴证 | 暑濕內蘊證 | syndrome of summer-heat-dampness accumulated in interior |
| 暑湿伤寒 | 暑濕傷寒 | summerheat dampness with cold damage |
| 暑湿袭表证 | 暑濕襲表證 | syndrome of superficies attacked by summer-heat-dampness |
| 暑湿眩晕 | 暑濕眩暈 | summerheat dampness with dizziness |
| 暑温·津气欲脱证 | 暑溫·津氣欲脫證 | summerheat warmth with syndrome of verging depletion of qi and fluid |
| 暑温·暑热动风证 | 暑溫·暑熱動風證 | summerheat warmth with syndrome of wind stirring by hot-summerheat |

| 大陆名 | 台湾名 | 英文名 |
|---|---|---|
| 暑温·暑入心营证 | 暑溫·暑入心營證 | summerheat warmth with syndrome of summerheat invading heart nutrient phase |
| 暑温·暑入血分证 | 暑溫·暑入血分證 | summerheat warmth with syndrome of summerheat invading blood phase |
| 暑温·暑入阳明证 | 暑溫·暑入陽明證 | summerheat warmth with syndrome of summerheat invading Yangming |
| 暑温·暑伤肺络证 | 暑溫·暑傷肺絡證 | summerheat warmth with syndrome of summerheat injuring lung collaterals |
| 暑温·暑伤津气证 | 暑溫·暑傷津氣證 | summerheat warmth with syndrome of summerheat injuring fluid and qi |
| 暑温·暑伤心肾证 | 暑溫·暑傷心腎證 | summerheat warmth with syndrome of summerheat injuring heart and kidney |
| 暑温后遗症 | 暑溫後遺症 | sequelae of summerheat warmth |
| 暑性升散 | 暑性升散 | characteristic of summer-heat being ascending and dispersive |
| 暑易夹湿 | 暑易夾濕 | summer-heat being likely to be mixed with dampness |
| 暑易扰心 | 暑易擾心 | summer-heat being likely to disturb heart |
| 腧穴定位法 | 腧穴定位法 | method of point location |
| 腧穴注射疗法 | 腧穴注射療法 | point-injection therapy |

| 大陆名 | 台湾名 | 英文名 |
| --- | --- | --- |
| 双侧擒拿法 | 雙側擒拿法 | bilateral grasping massage for throat disease |
| 双踝骨折 | 雙踝骨折 | bimalleolar fracture |
| 双手进针法 | 雙手進針法 | needle-inserting with both hands |
| 数脉 | 數脈 | rapid pulse |
| 水痘·热毒炽盛证 | 水痘·熱毒熾盛證 | varicella with syndrome of blazing heat-toxin |
| 水痘·邪郁肺卫证 | 水痘·邪鬱肺衛證 | varicella with syndrome of pathogen stagnated in lung-defense phase |
| 水谷之海 | 水穀之海 | reservoir of food and drink |
| 水结胸证 | 水結胸證 | water chest binding syndrome |
| 水克火 | 水克火 | water restricting fire |
| 水气凌心证 | 水氣凌心證 | syndrome of water pathogen attacking heart |
| 水湿内停证 | 水濕內停證 | syndrome of internal stagnation of fluid-dampness |
| 水恣泄 | 水恣泄 | running watery diarrhea |
| 顺证 | 順證 | favorable syndrome |
| 丝虫病 | 絲蟲病 | filariasis |
| 丝虫病·湿热下注证 | 絲蟲病·濕熱下注證 | filariasis with syndrome of downward diffusion of damp-heat |
| 四肢强直 | 四肢強直 | rigidity of limbs |
| 松花粉 | 松花粉 | pine pollen |
| 松毛虫伤 | 松毛蟲傷 | pine caterpillar sting |

| 大陆名 | 台湾名 | 英文名 |
| --- | --- | --- |
| 松皮癣 | 松皮癬 | pine bark plaque,skin amyloidosis |
| 苏合香 | 蘇合香 | storax |
| 苏木 | 蘇木 | sappan wood |
| 速效救心丸 | 速效救心丸 | suxiao jiuxin pills |
| 粟疮·脾虚湿困证 | 粟瘡·脾虛濕困證 | millet sore with pattern of spleen deficiency and dampness retention |
| 粟疮·湿热夹风证 | 粟瘡·濕熱夾風證 | millet sore with pattern of dampness-heat complicated by wind |
| 髓亏证 | 髓虧證 | syndrome of marrow deficiency |
| 损伤内证 | 損傷內證 | inner disorder due to injury |
| 缩阴·寒证 | 縮陰·寒證 | genital retraction with cold syndrome |
| 缩阴·热证 | 縮陰·熱證 | genital retraction with heat syndrome |
| 锁肛痔·脾肾两虚证 | 鎖肛痔·脾腎兩虛證 | anorectal cancer with spleen-kidney deficiency pattern |
| 锁肛痔·气阴两虚证 | 鎖肛痔·氣陰兩虛證 | anorectal cancer with qi-yin deficiency pattern |
| 锁肛痔·气滞血瘀证 | 鎖肛痔·氣滯血瘀證 | anorectal cancer with pattern of qi stagnation and blood stasis |
| 锁肛痔·湿热蕴结证 | 鎖肛痔·濕熱蘊結證 | anorectal cancer with dampness-heat amassment pattern |
| 锁骨骨折 | 鎖骨骨折 | fracture of clavicle |
| 锁喉痈·热伤胃阴证 | 鎖喉癰·熱傷胃陰證 | throat-lockingcellulitis with pattern of heat injuring stomach yin |

| 大陆名 | 台湾名 | 英文名 |
|--------|--------|--------|
| 锁喉痈·肉腐成脓证 | 鎖喉癰·肉腐成膿證 | throat-locking cellulitis with pattern of decayed flesh becoming pus |
| 锁喉痈·痰热蕴结证 | 鎖喉癰·痰熱蘊結證 | throat-locking cellulitis with phlegm-heat amassment pattern |

## T

| 大陆名 | 台湾名 | 英文名 |
|--------|--------|--------|
| 渍渍法 | 渍渍法 | external medicinal liquid application |
| 胎动不安·气血两虚证 | 胎動不安·氣血兩虛證 | threatened abortion with syndrome of deficiency of both qi and blood |
| 胎动不安·肾虚证 | 胎動不安·腎虛證 | threatened abortion with kidney deficiency syndrome |
| 胎动不安·外伤证 | 胎動不安·外傷證 | threatened abortion with traumatic syndrome |
| 胎动不安·血热证 | 胎動不安·血熱證 | threatened abortion with blood heat syndrome |
| 胎动不安·癥瘕伤胎证 | 胎動不安·癥瘕傷胎證 | threatened abortion with syndrome of abdominal mass injuring fetus |
| 胎毒蕴热证 | 胎毒蘊熱證 | syndrome of accumulated heat due to fetal toxicity |
| 胎儿 | 胎兒 | fetus |
| 胎儿期 | 胎兒期 | fetal stage |
| 胎患内障·胎毒上攻证 | 胎患内障·胎毒上攻證 | congenital cataract with pattern of fetal toxin attacking upward |

| 大陆名 | 台湾名 | 英文名 |
|---|---|---|
| 胎患内障·先天不足证 | 胎患内障·先天不足證 | congenital cataract with congenital insufficiency pattern |
| 胎黄·寒湿凝滞证 | 胎黃·寒濕凝滯證 | fetal jaundice with syndrome of stagnation and congelation of cold-damp |
| 胎黄·湿热郁蒸证 | 胎黃·濕熱鬱蒸證 | fetal jaundice with syndrome of stagnation and steaming of damp-heat |
| 胎黄·瘀积发黄证 | 胎黃·瘀積發黃證 | fetal jaundice with syndrome of blood stasis and amassment |
| 胎黄动风证 | 胎黃動風證 | fetal jaundice with syndrome of wind stirring |
| 胎黄虚脱证 | 胎黃虛脫證 | fetal jaundice with collapse syndrome |
| 胎瘢疮·脾虚湿困证 | 胎瘢瘡·脾虛濕困證 | infantile eczema with pattern of spleen deficiency and dampness retention |
| 胎瘢疮·胎火湿热证 | 胎瘢瘡·胎火濕熱證 | infantile eczema with pattern of fetal fire and dampness-heat |
| 胎漏·跌扑损伤证 | 胎漏·跌撲損傷證 | vaginal bleeding during pregnancy with syndrome of injury due to falling |
| 胎漏·气血两虚证 | 胎漏·氣血兩虛證 | vaginal bleeding during pregnancy with syndrome of deficiency of both qi and blood |
| 胎漏·肾虚证 | 胎漏·腎虛證 | vaginal bleeding during pregnancy with kidney deficiency syndrome |
| 胎漏·虚寒证 | 胎漏·虛寒證 | vaginal bleeding during pregnancy with deficient cold syndrome |

| 大陆名 | 台湾名 | 英文名 |
|---|---|---|
| 胎漏·虚热证 | 胎漏·虚熱證 | vaginal bleeding during pregnancy with deficient heat syndrome |
| 胎漏·血热证 | 胎漏·血熱證 | vaginal bleeding during pregnancy with blood heat syndrome |
| 胎漏·瘀血证 | 胎漏·瘀血證 | vaginal bleeding during pregnancy with static blood syndrome |
| 胎怯·脾肾气虚证 | 胎怯·脾腎氣虛證 | fetal debility with syndrome of qi deficiency of spleen and kidney |
| 胎怯·肾精薄弱证 | 胎怯·腎精薄弱證 | fetal debility with syndrome of feeble kidney essence |
| 胎死不下·气血两虚证 | 胎死不下·氣血兩虛證 | missed abortion or retention of dead fetus with syndrome of deficiency of both qi and blood |
| 胎死不下·气滞血瘀证 | 胎死不下·氣滯血瘀證 | missed abortion or retention of dead fetus with syndrome of qi stagnation and blood stasis |
| 胎萎不长·脾肾阳虚证 | 胎萎不長·脾腎陽虛證 | retarded growth of fetus with syndrome of yang deficiency of spleen and kidney |
| 胎萎不长·气血两虚证 | 胎萎不長·氣血兩虛證 | retarded growth of fetus with syndrome of deficiency of both qi and blood |
| 胎萎不长·阴虚血热证 | 胎萎不長·陰虛血熱證 | retarded growth of fetus with syndrome of blood heat due to yin deficiency |
| 太冲 | 太冲 | tàichōng,Liv3,LR3 |
| 太平惠民和剂局方 | 太平惠民和劑局方 | Taiping Huimin Heji Ju Fang,Prescriptions of the Bureau of Taiping People's Welfare Pharmacy |

| 大陆名 | 台湾名 | 英文名 |
| --- | --- | --- |
| 太平圣惠方 | 太平聖惠方 | Taiping Shenghui Fang, Taiping Holy Prescriptions for Universal Relief |
| 太溪 | 太溪 | tàixī, K3, KI3 |
| 太阳病误治证 | 太陽病誤治證 | Taiyang disease due to improper treatment |
| 太阳病证 | 太陽病證 | Taiyang disease |
| 太阳坏病 | 太陽壞病 | deteriorated case of Taiyang disease |
| 太阳痞证 | 太陽痞證 | Taiyang disease with abdominal distension |
| 太阳伤寒证 | 太陽傷寒證 | Taiyang disease with cold damage |
| 太阳少阳并病 | 太陽少陽並病 | Taiyang disease involving Shaoyang Channel |
| 太阳蓄血证 | 太陽蓄血證 | Taiyang disease with stagnated blood syndrome |
| 太阳阳明并病 | 太陽陽明並病 | Taiyang disease involving Yangming Channel |
| 太阳中风证 | 太陽中風證 | Taiyang disease with wind affection |
| 太医局 | 太醫局 | Imperial Medical Service |
| 太乙神针 | 太乙神針 | taiyi miraculous moxa roll |
| 太阴病证 | 太陰病證 | Taiyin disease |
| 太阴发黄 | 太陰發黃 | Taiyin disease with jaundice |
| 太阴寒湿 | 太陰寒濕 | Taiyin cold-dampness |

| 大陆名 | 台湾名 | 英文名 |
|--------|--------|--------|
| 弹拨法 | 彈撥法 | poking channels manipulation |
| 弹法 | 彈法 | needle-handle flicking |
| 弹筋法 | 彈筋法 | sinew-flicking manipulation |
| 痰毒·风热痰火证 | 痰毒·風熱痰火證 | phlegmatic toxin with pattern of wind-heat and phlegm-fire |
| 痰毒·肝郁痰火证 | 痰毒·肝鬱痰火證 | phlegmatic toxin with pattern of liver depression and phlegm-fire |
| 痰毒·热盛酿脓证 | 痰毒·熱盛釀膿證 | phlegmatic toxin with pattern of suppuration due to heat exuberance |
| 痰毒·湿热蕴结证 | 痰毒·濕熱蘊結證 | phlegmatic toxin with dampness-heat amassment pattern |
| 痰毒·余毒凝滞证 | 痰毒·餘毒凝滯證 | phlegmatic toxin with pattern of remnant toxin coagulation and stagnation |
| 痰火闭窍证 | 痰火閉竅證 | syndrome of phlegm-fire blocking orifices |
| 痰火扰神证 | 痰火擾神證 | syndrome of phlegm-fire disturbing mind |
| 痰火扰心 | 痰火擾心 | phlegm-fire disturbing heart |
| 痰蒙清窍证 | 痰矇清竅證 | syndrome of orifices confused by phlegm |
| 痰蒙心窍 | 痰矇心竅 | heart spirit confused by phlegm |
| 痰蒙心窍证 | 痰矇心竅證 | syndrome of heart spirit confused by phlegm |

| 大陆名 | 台湾名 | 英文名 |
|---|---|---|
| 痰凝胞宫证 | 痰凝胞宫證 | syndrome of coagulated phlegm in uterus,syndrome of coagulated phlegm in womb |
| 痰气互结证 | 痰氣互結證 | syndrome of intermin-gled phlegm and qi |
| 痰热动风证 | 痰熱動風證 | syndrome of stirring wind due to phlegma-heat |
| 痰热犯鼻证 | 痰熱犯鼻證 | syndrome of phlegm-heat invading nose |
| 痰热结胸证 | 痰熱結胸證 | syndrome of phlegm-heat accumulated in chest |
| 痰热内闭证 | 痰熱內閉證 | syndrome of phlegm-heat blocking internally |
| 痰热内扰证 | 痰熱內擾證 | syndrome of phlegm-heat attacking internally |
| 痰热壅肺证 | 痰熱壅肺證 | syndrome of phlegm-heat obstructing lung |
| 痰湿泛耳证 | 痰濕泛耳證 | syndrome of phlegm-dampness invading ear |
| 痰湿阻络证 | 痰濕阻絡證 | syndrome of phlegm-dampness blocking collaterals |
| 痰食互结证 | 痰食互結證 | syndrome of dyspeptic food inter-mingled with phlegm blockade |
| 痰饮 | 痰飲 | phlegm and fluid retention |
| 痰饮·脾阳虚证 | 痰飲·脾陽虛證 | phlegm-fluid retention with syndrome of spleen yang deficiency |

| 大陆名 | 台湾名 | 英文名 |
|---|---|---|
| 痰饮·饮留胃肠证 | 痰飲·飲留胃腸證 | phlegm-fluid retention with syndrome of fluid retention in stomach and intestines |
| 痰饮·饮邪化热证 | 痰飲·飲邪化熱證 | phlegm-fluid retention with syndrome of pathogenic fluid transforming into heat |
| 痰饮病 | 痰飲病 | phlegm and fluid retention |
| 痰瘀互结证 | 痰瘀互結證 | syndrome of intermin-gled phlegm and blood stasis |
| 痰瘀阻肺证 | 痰瘀阻肺證 | syndrome of phlegm and blood stasis obstructing lung |
| 痰郁 | 痰鬱 | phlegm stagnation |
| 痰证 | 痰證 | phlegm syndrome |
| 痰浊阻肺证 | 痰濁阻肺證 | syndrome of turbid phlegm obstructing lung |
| 痰阻心脉证 | 痰阻心脈證 | syndrome of phlegm blocking heart vessel |
| 探吐法 | 探吐法 | inducing vomiting method |
| 汤头歌诀 | 湯頭歌訣 | Tangtou Gejue,Recipes in Rhymes |
| 汤液本草 | 湯液本草 | Tangye Bencao,Materia Medica for Decoctions |
| 糖浆剂 | 糖漿劑 | syrup |
| 糖尿病视网膜病变 | 糖尿病視網膜病變 | diabetic retinopathy |
| 糖尿病视网膜病变·肝肾两虚证 | 糖尿病視網膜病變·肝腎兩虛證 | diabetic retinopathy with liver-kidney deficiency pattern |

| 大陆名 | 台湾名 | 英文名 |
|---|---|---|
| 糖尿病视网膜病变·气阴两虚证 | 糖尿病視網膜病變·氣陰兩虛證 | diabetic retinopathy with qi-yin deficiency pattern |
| 糖尿病视网膜病变·阴阳两虚证 | 糖尿病視網膜病變·陰陽兩虛證 | diabetic retinopathy with yin-yang deficiency pattern |
| 烫制 | 燙制 | scalding |
| 绦虫病 | 條蟲病 | taeniasis |
| 绦虫病·虫积肠道证 | 條蟲病·蟲積腸道證 | taeniasis with syndrome of accumulation of worms in intestine |
| 绦虫病·脾胃气虚证 | 條蟲病·脾胃氣虛證 | taeniasis with syndrome of qi deficiency of spleen and stomach |
| 陶针疗法 | 陶針療法 | pottery needle therapy |
| 提法 | 提法 | lifting manipulation |
| 提捏进针法 | 提捏進針法 | skin-pinching up needle inserting |
| 体表解剖标志定位法 | 體表解剖標誌定位法 | method of anatomical landmark |
| 天冲 | 天沖 | tiānchōng,G9,GB9 |
| 天冬 | 天冬 | cochinchinese asparagus root |
| 天麻 | 天麻 | tall gastrodia tuber |
| 天麻钩藤饮 | 天麻鉤藤飲 | tianma gouteng drink |
| 天麻丸 | 天麻丸 | tianma pills,tianma wan |
| 天疱疮·脾虚湿困证 | 天皰瘡·脾虛濕困證 | pemphigus and pemphigoid with pattern of spleen deficiency and dampness retention |
| 天疱疮·气阴两虚证 | 天皰瘡·氣陰兩虛證 | pemphigus and pemphigoid with qi-yin deficiency pattern |

| 大陆名 | 台湾名 | 英文名 |
| --- | --- | --- |
| 天疱疮·热毒炽盛证 | 天皰瘡·熱毒熾盛證 | pemphigus and pemphigoid with blazing heat-toxin pattern |
| 天疱疮·心火脾湿证 | 天皰瘡·心火脾濕證 | pemphigus and pemphigoid with pattern of heart fire and spleen dampness |
| 天台乌药散 | 天臺烏藥散 | tiantai wuyao powder |
| 天溪 | 天溪 | tiānxī,SP18 |
| 天仙藤 | 天仙藤 | dutchmanspipe vine |
| 天仙子 | 天仙子 | henbane seed |
| 天行赤眼·初感疠气证 | 天行赤眼·初感癘氣證 | epidemic red eye with pattern of new contraction of epidemic qi |
| 天行赤眼·热毒炽盛证 | 天行赤眼·熱毒熾盛證 | epidemic red eye with blazing heat-toxin pattern |
| 天行赤眼·疫热伤络证 | 天行赤眼·疫熱傷絡證 | epidemic red eye with pattern of epidemic heat injuring collateral |
| 天行赤眼暴翳·肺热壅盛证 | 天行赤眼暴翳·肺熱壅盛證 | epidemic red eye with acute nebula with pattern of lung-heat congestion and excessiveness |
| 天行赤眼暴翳·肝火偏盛证 | 天行赤眼暴翳·肝火偏盛證 | epidemic red eye with acute nebula with pattern of liver fire excessiveness |
| 天行赤眼暴翳·余毒未清证 | 天行赤眼暴翳·餘毒未清證 | epidemic red eye with acute nebula with uncleared remnant toxin pattern |
| 调补冲任 | 調補沖任 | strengthening thoroughfare and conception channels |

| 大陆名 | 台湾名 | 英文名 |
|---|---|---|
| 调和肝脾 | 調和肝脾 | harmonizing liver and spleen |
| 调和气血 | 調和氣血 | harmonizing qi and blood |
| 调和药 | 調和藥 | harmonizing drug |
| 调和营卫 | 調和營衛 | harmonizing yingfen and weifen |
| 调理冲任 | 調理沖任 | coordinating Chong and Conception Vessels |
| 挑刺法 | 挑刺法 | pricking blood therapy |
| 挑治疗法 | 挑治療法 | pricking method |
| 贴棉法 | 貼棉法 | burning cotton method,cotton fire cupping |
| 听宫 | 聽宮 | tīnggōng,SI19 |
| 听会 | 聽會 | tīnghuì,G2,GB2 |
| 听声音 | 聽聲音 | listening |
| 停饮 | 停飲 | stagnant fluid retention |
| 通草 | 通草 | ricepaperplant pith |
| 通睛·禀赋不足证 | 通睛·稟賦不足證 | crosseye with constitutional insufficiency pattern |
| 通睛·经络挛滞证 | 通睛·經絡攣滯證 | crosseye with pattern of channel-collateral spasm and stagnation |
| 通里 | 通裏 | tōnglǐ,H5,HT5 |
| 同名经配穴法 | 同名經配穴法 | combination of points of namesake channels,combination of points of namesake meridians |

| 大陆名 | 台湾名 | 英文名 |
|---|---|---|
| 瞳神干缺 | 瞳神乾缺 | dry defective pupil, papillary metamorphosis |
| 瞳神干缺·肝胆实热证 | 瞳神乾缺·肝膽實熱證 | dry defective pupil with pattern of liver-gallbladder excessive heat |
| 瞳神干缺·肝肾阴虚证 | 瞳神乾缺·肝腎陰虛證 | dry defective pupil with liver-kidney yin deficiency pattern |
| 瞳神干缺·脾肾阳虚证 | 瞳神乾缺·脾腎陽虛證 | dry defective pupil with spleen-kidney yang deficiency pattern |
| 瞳神紧小·风湿夹热证 | 瞳神緊小·風濕夾熱證 | contracted pupil with pattern of wind-dampness complicated by heat |
| 瞳神紧小·肝胆实热证 | 瞳神緊小·肝膽實熱證 | contracted pupil with pattern of liver-gallbladder excessive heat |
| 瞳神紧小·肝经风热证 | 瞳神緊小·肝經風熱證 | contracted pupil with pattern of wind-heat in liver channel |
| 瞳神紧小·阴虚火旺证 | 瞳神緊小·陰虛火旺證 | contracted pupil with pattern of yin deficiency and fire effulgence |
| 痛风·肝肾阴虚证 | 痛風·肝腎陰虛證 | gout with syndrome of yin deficiency of liver and kidney |
| 痛风·湿热蕴结证 | 痛風·濕熱蘊結證 | gout with syndrome of accumulation and binding of damp-heat |
| 痛风·痰浊阻滞证 | 痛風·痰濁阻滯證 | gout with syndrome of blockade of phlegm-turbidity |
| 痛风·瘀热阻滞证 | 痛風·瘀熱阻滯證 | gout with syndrome of blockade of static blood and heat |
| 痛经·肝肾两虚证 | 痛經·肝腎兩虛證 | dysmenorrhea with syndrome of deficiency of both liver and kidney |

| 大陆名 | 台湾名 | 英文名 |
|--------|--------|--------|
| 痛经·寒湿凝滞证 | 痛經·寒濕凝滯證 | dysmenorrhea with syndrome of stagnation and congelation of cold-damp |
| 痛经·气血两虚证 | 痛經·氣血兩虛證 | dysmenorrhea with syndrome of deficiency of both qi and blood |
| 痛经·气滞血瘀证 | 痛經·氣滯血瘀證 | dysmenorrhea with syndrome of qi stagnation and blood stasis |
| 痛经·湿热瘀阻证 | 痛經·濕熱瘀阻證 | dysmenorrhea with syndrome of blockade of damp-heat and static blood |
| 痛经·阳虚内寒证 | 痛經·陽虛內寒證 | dysmenorrhea with syndrome of yang deficiency and internal cold |
| 头风·肝肾阴虚证 | 頭風·肝腎陰虛證 | intermittent headache with syndrome of yin deficiency of liver and kidney |
| 头风·肝阳上亢证 | 頭風·肝陽上亢證 | intermittent headache with syndrome of upward disturbance of hyperactive liver yang |
| 头风·气血两虚证 | 頭風·氣血兩虛證 | intermittent headache with syndrome of deficiency of both qi and blood |
| 头风·痰浊上扰证 | 頭風·痰濁上擾證 | intermittent headache with syndrome of upward disturbance of phlegm-turbidity |
| 头风·瘀阻脑络证 | 頭風·瘀阻腦絡證 | intermittent headache with syndrome of static blood blocking brain collateral |
| 头皮麻木 | 頭皮麻木 | numbness of scalp |
| 头皮针疗法 | 頭皮針療法 | scalp acupuncture therapy |

| 大陆名 | 台湾名 | 英文名 |
| --- | --- | --- |
| 头痛·风寒证 | 頭痛·風寒證 | headache with wind-cold syndrome |
| 头痛·风热证 | 頭痛·風熱證 | headache with wind-heat syndrome |
| 头痛·风湿证 | 頭痛·風濕證 | headache with wind-damp syndrome |
| 头痛·肝风内动证 | 頭痛·肝風內動證 | headache with syndrome of internal stirring of liver wind |
| 头痛·肝阳上亢证 | 頭痛·肝陽上亢證 | headache with syndrome of upward disturbance of liver yang |
| 头痛·气虚证 | 頭痛·氣虛證 | headache with qi deficiency syndrome |
| 头痛·肾精亏虚证 | 頭痛·腎精虧虛證 | headache with syndrome of kidney essence insufficiency |
| 头痛·食积证 | 頭痛·食積證 | headache with food retention syndrome |
| 头痛·痰厥证 | 頭痛·痰厥證 | headache with syndrome of phlegm syncope |
| 头痛·痰浊上扰清窍证 | 頭痛·痰濁上擾清竅證 | headache with syndrome of phlegm-turbidity disturbing clear orifices |
| 头痛·血虚证 | 頭痛·血虛證 | headache with blood deficiency syndrome |
| 头痛·瘀血闭阻证 | 頭痛·瘀血閉阻證 | headache with syndrome of blockade of static blood |
| 头项强痛 | 頭項強痛 | rigidity of nape and headache |
| 头摇 | 頭搖 | head tremor |

| 大陆名 | 台湾名 | 英文名 |
|---|---|---|
| 透光法 | 透光法 | light transmittance method |
| 突起睛高·风火热毒证 | 突起睛高·風火熱毒證 | sudden eyeball protrusion with pattern of wind-fire-heat toxin |
| 突起睛高·火毒内陷证 | 突起睛高·火毒內陷證 | sudden eyeball protrusion with pattern of fire-toxin sinking inward |
| 涂眼药膏法 | 塗眼藥膏法 | application of eye ointment |
| 土鳖虫 | 土鱉蟲 | ground beetle |
| 土风疮·风热犯表证 | 土風瘡·風熱犯表證 | urticaria papulosa with pattern of wind-heat assailing exterior |
| 土风疮·胃肠湿热证 | 土風瘡·胃腸濕熱證 | urticaria papulosa with pattern of dampness-heat in stomach and intestine |
| 土克水 | 土克水 | earth restricting water |
| 吐法 | 吐法 | emesis method |
| 吐酸·寒证 | 吐酸·寒證 | acid regurgitation with cold syndrome |
| 吐酸·热证 | 吐酸·熱證 | acid regurgitation with heat syndrome |
| 吐血·暴食伤胃证 | 吐血·暴食傷胃證 | hematemesis with syndrome of crapulence injuring stomach |
| 吐血·肝火犯胃证 | 吐血·肝火犯胃證 | hematemesis with syndrome of liver fire invading stomach |
| 吐血·肝胃阴虚证 | 吐血·肝胃陰虛證 | hematemesis with syndrome of yin deficiency of liver and stomach |
| 吐血·脾不统血证 | 吐血·脾不統血證 | hematemesis with syndrome of failure of spleen to control blood |

| 大陆名 | 台湾名 | 英文名 |
|--------|--------|--------|
| 吐血·胃火炽盛证 | 吐血·胃火熾盛證 | hematemesis with syndrome of blazing stomach fire |
| 吐血·瘀阻胃络证 | 吐血·瘀阻胃絡證 | hematemesis with syndrome of static blood blocking stomach collateral |
| 推扳疗法 | 推扳療法 | pushing and pulling manipulation |
| 推法 | 推法 | pushing manipulation |
| 推拿 | 推拿 | massage |
| 退翳明目法 | 退翳明目法 | removing nebula to brighten eye |
| 臀痈·气血两虚证 | 臀癰·氣血兩虛證 | gluteal cellulitis with qi-blood deficiency pattern |
| 臀痈·湿火蕴结证 | 臀癰·濕火蘊結證 | gluteal cellulitis with dampness-fire amassment pattern |
| 臀痈·湿痰凝结证 | 臀癰·濕痰凝結證 | gluteal cellulitis with pattern of dampness-phlegm coagulating and intermingling |
| 托里排脓 | 托裏排膿 | expelling pathogens by strengthening vital qi and expelling pus |
| 托盘疔 | 托盤疔 | palmar furuncle |
| 托腮痈 | 托腮癰 | cheek abscess |
| 脱肛·脾虚气陷证 | 脱肛·脾虚氣陷證 | rectal prolapse with pattern of spleen deficiency and qi sinking |
| 脱肛·肾气不固证 | 脱肛·腎氣不固證 | rectal prolapse with pattern of unconsolidation due to kidney qi deficiency |

| 大陆名 | 台湾名 | 英文名 |
|--------|--------|--------|
| 脱肛·湿热下注证 | 脱肛·濕熱下注證 | rectal prolapse with pattern of dampness-heat diffusing downward |
| 脱肛·血热肠燥证 | 脱肛·血熱腸燥證 | rectal prolapse with pattern of blood heat and intestine dryness |
| 脱疽·寒湿阻络证 | 脱疽·寒濕阻絡證 | gangrene with pattern of cold-dampness obstructing collateral |
| 脱疽·气血两虚证 | 脱疽·氣血兩虛證 | gangrene with qi-blood deficiency pattern |
| 脱疽·热毒伤阴证 | 脱疽·熱毒傷陰證 | gangrene with pattern of heat-toxin injuring yin |
| 脱疽·湿热毒盛证 | 脱疽·濕熱毒盛證 | gangrene with pattern of dampness-heat toxin excessiveness |
| 脱疽·血脉瘀阻证 | 脱疽·血脈瘀阻證 | gangrene with pattern of blood vessels stasis and obstruction |
| 脱囊·肝肾阴虚证 | 脱囊·肝腎陰虛證 | scrotal necrosis with liver-kidney yin deficiency pattern |
| 脱囊·湿热下注证 | 脱囊·濕熱下注證 | scrotal necrosis with pattern of dampness-heat diffusing downward |
| 脱位·肝肾亏虚证 | 脱位·肝腎虧虛證 | dislocation with liver-kidney deficiency pattern |
| 脱位·气血两虚证 | 脱位·氣血兩虛證 | dislocation with qi-blood deficiency pattern |
| 脱位·血瘀气滞证 | 脱位·血瘀氣滯證 | dislocation with pattern of blood stasis and qi stagnation |
| 脱证 | 脱證 | desertion disease |

# W

| 大陆名 | 台湾名 | 英文名 |
|--------|--------|--------|
| 外风证 | 外風證 | exogenous wind syndrome |
| 外敷法 | 外敷法 | topical application |
| 外感咳嗽 | 外感咳嗽 | exogenous cough |
| 外感咳嗽·风寒证 | 外感咳嗽·風寒證 | exogenous cough with wind-cold pattern |
| 外感咳嗽·风热证 | 外感咳嗽·風熱證 | exogenous cough with wind-cold syndrome,exogenous cough with wind-heat syndrome |
| 外感咳嗽·风燥证 | 外感咳嗽·風燥證 | exogenous cough with wind-dryness syndrome |
| 外感咳嗽·火热证 | 外感咳嗽·火熱證 | exogenous cough with fire-heat syndrome |
| 外感咳嗽·凉燥证 | 外感咳嗽·涼燥證 | exogenous cough with cool-dryness syndrome |
| 外感咳嗽·暑湿证 | 外感咳嗽·暑濕證 | exogenous cough with summerheat-damp syndrome |
| 外感咳嗽·外寒内热证 | 外感咳嗽·外寒内熱證 | exogenous cough with syndrome of external cold and internal heat |
| 外感咳嗽·温燥证 | 外感咳嗽·溫燥證 | exogenous cough with warm-dryness syndrome |
| 外感泄泻 | 外感泄瀉 | exogenous diarrhea |
| 外固定器疗法 | 外固定器療法 | external fixator treatment |
| 外踝骨折 | 外踝骨折 | fracture of external malleolus |

| 大陆名 | 台湾名 | 英文名 |
|--------|--------|--------|
| 外科补益法 | 外科補益法 | tonifying method |
| 外科调胃法 | 外科調胃法 | stomach-harmonizing method |
| 外科和营法 | 外科和營法 | nutrient-blood-harmonizing method |
| 外科解表法 | 外科解表法 | exterior-relieving method |
| 外科理湿法 | 外科理濕法 | dampness-removing method |
| 外科清热法 | 外科清熱法 | heat-clearing method |
| 外科祛痰法 | 外科祛痰法 | expelling-phlegm method |
| 外科通里法 | 外科通裏法 | interior-dredging method |
| 外科温通法 | 外科溫通法 | warm-dredging method |
| 外科行气法 | 外科行氣法 | qi-activating method |
| 外科证治全生集 | 外科證治全生集 | Waike Zhengzhi Quansheng Ji, Life-saving Manual of Diagnosis and Treatment of External Diseases |
| 外丘 | 外丘 | wàiqiū, G36, GB36 |
| 外台秘要方 | 外臺秘要方 | Waitai Miyao Fang, Arcane Essentials from the Imperial Library |
| 外阴熏洗 | 外陰熏洗 | vulval steaming and douche |
| 外燥证 | 外燥證 | exogenous dryness syndrome |
| 外证 | 外證 | exterior syndrome |
| 外治法 | 外治法 | external therapy |
| 外痔·脾虚气陷证 | 外痔·脾虛氣陷證 | external hemorrhoid with pattern of spleen deficiency and qi sinking |

| 大陆名 | 台湾名 | 英文名 |
| --- | --- | --- |
| 外痔·气滞血瘀证 | 外痔·氣滯血瘀證 | external hemorrhoid with pattern of qi stagnation and blood stasis |
| 外痔·湿热下注证 | 外痔·濕熱下注證 | external hemorrhoid with pattern of dampness-heat diffusing downward |
| 弯针 | 彎針 | bending of needle |
| 完谷不化 | 完穀不化 | diarrhea with undigested food |
| 完全骨折 | 完全骨折 | complete fracture |
| 顽湿聚结 | 頑濕聚結 | accumulation of stubborn dampness,prurigo nodularis |
| 顽湿聚结·湿热风毒证 | 頑濕聚結·濕熱風毒證 | accumulation of stubborn dampness with pattern of dampness-heat and wind-toxin |
| 顽湿聚结·血瘀风燥证 | 頑濕聚結·血瘀風燥證 | accumulation of stubborn dampness with pattern of blood stasis and wind-dryness |
| 晚期产后出血 | 晚期產後出血 | late stage of postpartum hemorrhage |
| 晚期血吸虫病 | 晚期血吸蟲病 | advanced stage of schistosomiasis |
| 脘腹积证 | 脘腹積證 | amassment disease of epigastrium and abdomen |
| 万病回春 | 萬病回春 | Wanbing Huichun,Curative Measures for All Diseases |
| 万密斋医学全书 | 萬密齋醫學全書 | Wan Mizhai Yixue Quanshu,Wan Mizhai's Complete Medical Book |
| 万全 | 萬全 | Wan Quan |

| 大陆名 | 台湾名 | 英文名 |
| --- | --- | --- |
| 万氏牛黄清心丸 | 萬氏牛黄清心丸 | wanshi niuhuang qingxin pills,wanshi niuhuang qingxin wan |
| 万应锭 | 萬應錠 | wanying troches,wanying ding |
| 腕管综合征 | 腕管綜合徵 | carpal tunnel syndrome |
| 腕管综合征·风寒湿阻证 | 腕管綜合徵·風寒濕阻證 | carpal tunnel syndrome with wind-cold-dampness obstruction pattern |
| 腕管综合征·血瘀气滞证 | 腕管綜合徵·血瘀氣滯證 | carpal tunnel syndrome with pattern of blood stasis and qi stagnation |
| 腕三角纤维软骨损伤 | 腕三角纖維軟骨損傷 | injury of triquetral fibrocartilage |
| 腕舟骨骨折 | 腕舟骨骨折 | fracture of scaphoid bone of wrist |
| 亡阳证 | 亡陽證 | yang depletion syndrome |
| 亡阴证 | 亡陰證 | yin depletion syndrome |
| 王肯堂 | 王肯堂 | Wang Kentang |
| 王叔和 | 王叔和 | Wang Shuhe |
| 望鼻前庭 | 望鼻前庭 | inspection of nasal vestibule |
| 望鼻腔 | 望鼻腔 | inspection of nasal cavity |
| 望鼻涕 | 望鼻涕 | inspection of snivel |
| 望鼻血 | 望鼻血 | inspection of nose bleeding |
| 望鼻咽部 | 望鼻咽部 | inspection of nasopharynx |
| 望带下 | 望帶下 | inspection of vaginal discharge |
| 望恶露 | 望惡露 | inspection of lochia |
| 望耳郭 | 望耳郭 | inspection of auricle |

| 大陆名 | 台湾名 | 英文名 |
|---|---|---|
| 望耳孔 | 望耳孔 | inspection of external acoustic meatus |
| 望耳膜 | 望耳膜 | inspection of tympanic membrane |
| 望耳周 | 望耳周 | inspection of periotic skin |
| 望颌面 | 望頜面 | inspection of maxillo-facial region |
| 望喉腔 | 望喉腔 | inspection of laryngeal cavity |
| 望喉外部 | 望喉外部 | inspection of external larynx |
| 望喉咽部 | 望喉咽部 | inspection of laryngopharynx |
| 望经血 | 望經血 | inspection of menstrual blood |
| 望口唇 | 望口唇 | inspection of lip |
| 望口腔黏膜 | 望口腔黏膜 | inspection of oral mucosa |
| 望口咽部 | 望口咽部 | inspection of oropharynx |
| 望络脉 | 望絡脈 | inspection of collateral |
| 望排出物 | 望排出物 | inspection of excreta |
| 望皮肤 | 望皮膚 | observation of skin |
| 望人中 | 望人中 | inspection of philtrum |
| 望乳房 | 望乳房 | inspection of breast |
| 望乳汁 | 望乳汁 | inspection of breast milk |
| 望色 | 望色 | inspection of color |
| 望舌体 | 望舌體 | inspection of tongue body |
| 望神 | 望神 | inspection of spirit |

| 大陆名 | 台湾名 | 英文名 |
|---|---|---|
| 望外鼻 | 望外鼻 | inspection of external nose |
| 望五官 | 望五官 | inspection of five apertures |
| 望形态 | 望形態 | inspection of body statue and movements |
| 望牙齿 | 望牙齒 | inspection of tooth |
| 望眼神 | 望眼神 | inspection of eye expression |
| 望阴道 | 望陰道 | inspection of vagina |
| 望阴户 | 望陰戶 | inspection of vulva |
| 望龈肉 | 望齦肉 | inspection of gum |
| 望远镜试验 | 望遠鏡試驗 | telescope test |
| 望诊 | 望診 | inspection |
| 威灵仙 | 威靈仙 | Chinese clematis root |
| 微脉 | 微脈 | faint pulse |
| 煨制 | 煨制 | roasting |
| 围刺法 | 圍刺法 | encircling needling |
| 尾骨骨折 | 尾骨骨折 | coccygeal fracture |
| 尾闾发 | 尾閭發 | coccygeal abscess |
| 尾痛症 | 尾痛症 | coccygodynia |
| 委中毒·气血两虚证 | 委中毒·氣血兩虛證 | Weizhong abscess with qi-blood deficiency pattern |
| 委中毒·气滞血瘀证 | 委中毒·氣滯血瘀證 | Weizhong abscess with pattern of qi stagnation and blood stasis |

| 大陆名 | 台湾名 | 英文名 |
| --- | --- | --- |
| 委中毒·湿热蕴结证 | 委中毒·濕熱蘊結證 | Weizhong abscess with dampness-heat amassment pattern |
| 痿病·肺热津伤证 | 痿病·肺熱津傷證 | flaccidity disease with syndrome of fluid consumption due to lung heat |
| 痿病·肝肾两虚证 | 痿病·肝腎兩虛證 | flaccidity disease with syndrome of deficiency of both liver and kidney |
| 痿病·脾胃气虚证 | 痿病·脾胃氣虛證 | flaccidity disease with syndrome of qi deficiency of spleen and stomach |
| 痿病·湿热浸淫证 | 痿病·濕熱浸淫證 | flaccidity disease with syndrome of inundated damp-heat |
| 痿病·瘀血阻络证 | 痿病·瘀血阻絡證 | flaccidity disease with syndrome of static blood blocking collaterals |
| 卫分证 | 衛分證 | weifen syndrome |
| 卫气同病证 | 衛氣同病證 | syndrome of disease involving weifen and qifen |
| 卫气营血辨证 | 衛氣營血辨證 | syndrome differentiation of weifen,qifen,yingfen and xuefen |
| 胃癌·肝胃不和证 | 胃癌·肝胃不和證 | stomach cancer with syndrome of disharmony between liver and stomach |
| 胃癌·脾胃虚寒证 | 胃癌·脾胃虛寒證 | stomach cancer with syndrome of deficient cold of spleen and stomach |
| 胃癌·痰湿瘀结证 | 胃癌·痰濕瘀結證 | stomach cancer with syndrome of stagnation and congelation of phlegm-damp |
| 胃癌·胃热伤阴证 | 胃癌·胃熱傷陰證 | stomach cancer with syndrome of stomach heat injuring yin |

| 大陆名 | 台湾名 | 英文名 |
|---|---|---|
| 胃癌·瘀毒内结证 | 胃癌·瘀毒内結證 | stomach cancer with syndrome of internal binding of static blood and poison |
| 胃不和 | 胃不和 | discomfort in stomach |
| 胃缓·脾虚气陷证 | 胃緩·脾虛氣陷證 | down-bearing stomachache with syndrome of qi collapse and spleen deficiency |
| 胃缓·胃阴虚证 | 胃緩·胃陰虛證 | down-bearing stomachache with syndrome of stomach yin deficiency |
| 胃火炽盛证 | 胃火熾盛證 | syndrome of exuberance of stomach fire |
| 胃火燔龈证 | 胃火燔齦證 | syndrome of stomach fire flaring gum |
| 胃家实 | 胃家實 | excessive heat in stomach and intestine |
| 胃纳呆滞 | 胃納呆滯 | anorexia |
| 胃气上逆证 | 胃氣上逆證 | syndrome of adverse rising of stomach qi |
| 胃气虚证 | 胃氣虛證 | syndrome of deficiency of stomach qi |
| 胃热消谷 | 胃熱消穀 | stomach heat accelerating digestion |
| 胃苏颗粒 | 胃蘇顆粒 | weisu granules |
| 胃痛·肝气犯胃证 | 胃痛·肝氣犯胃證 | stomachache with syndrome of liver qi invading stomach |
| 胃痛·肝胃郁热证 | 胃痛·肝胃鬱熱證 | stomachache with syndrome of heat stagnation in liver and stomach |

| 大陆名 | 台湾名 | 英文名 |
|--------|--------|--------|
| 胃痛·寒邪犯胃证 | 胃痛·寒邪犯胃證 | stomachache with syndrome of cold pathogen invading stomach |
| 胃痛·脾胃虚寒证 | 胃痛·脾胃虚寒證 | stomachache with syndrome of deficient cold of spleen and stomach |
| 胃痛·脾胃阴虚证 | 胃痛·脾胃陰虚證 | stomachache with syndrome of yin deficiency of spleen and stomach |
| 胃痛·湿热中阻证 | 胃痛·濕熱中阻證 | stomachache with syndrome of damp-heat blocking middle jiao |
| 胃痛·食积证 | 胃痛·食積證 | stomachache with food retention syndrome |
| 胃痛·痰湿内积证 | 胃痛·痰濕內積證 | stomachache with syndrome of internal amassment of phlegm-damp |
| 胃痛·胃火炽盛证 | 胃痛·胃火熾盛證 | stomachache with syndrome of blazing stomach fire |
| 胃痛·瘀阻胃络证 | 胃痛·瘀阻胃絡證 | stomachache with syndrome of static blood blocking stomach collateral |
| 胃喜润恶燥 | 胃喜潤惡燥 | stomach liking moistness and disliking dryness |
| 胃阴虚证 | 胃陰虚證 | syndrome of deficiency of stomach yin |
| 胃燥津伤证 | 胃燥津傷證 | syndrome of fluid injury due to stomach dryness |
| 温病劳复 | 溫病勞複 | recurrent warm disease caused by overstrain |

| 大陆名 | 台湾名 | 英文名 |
|---|---|---|
| 温病食复 | 溫病食複 | recurrent warm disease caused by improper diet |
| 温毒发癍 | 溫毒發癍 | warm-toxin disease with ecchymoses |
| 温法 | 溫法 | warming method |
| 温和灸 | 溫和灸 | mild-warm moxibustion |
| 温化水湿剂 | 溫化水濕劑 | formula for warmly resolving watery dampness |
| 温里法 | 溫裏法 | warming interior method |
| 温里剂 | 溫裏劑 | warming interior formula |
| 温清并用 | 溫清並用 | using warming and heat-clearing simultaneously |
| 温热遗症 | 溫熱遺症 | sequelae of warm-heat disease |
| 温热遗症·不便 | 溫熱遺症·不便 | constipation as a sequela of warm-heat disease |
| 温热遗症·不寐 | 溫熱遺症·不寐 | insomnia as a sequela of warm-heat disease |
| 温热遗症·不食 | 溫熱遺症·不食 | anorexia as a sequela of warm-heat disease |
| 温热遗症·额热 | 溫熱遺症·額熱 | hot forehead as a sequela of warm-heat disease |
| 温热遗症·耳聋 | 溫熱遺症·耳聾 | deafness as a sequela of warm-heat disease |
| 温热遗症·发疮 | 溫熱遺症·發瘡 | ulceration as a sequela of warm-heat disease |

| 大陆名 | 台湾名 | 英文名 |
|---|---|---|
| 温热遗症·发痿 | 溫熱遺症·發痿 | flaccidity as a sequela of warm-heat disease |
| 温热遗症·发颐 | 溫熱遺症·發頤 | swollen cheek as a sequela of warm-heat disease |
| 温热遗症·发蒸 | 溫熱遺症·發蒸 | steaming heat as a sequela of warm-heat disease |
| 温热遗症·发肿 | 溫熱遺症·發腫 | edema as a sequela of warm-heat disease |
| 温热遗症·腹热 | 溫熱遺症·腹熱 | abdominal heat as a sequela of warm-heat disease |
| 温热遗症·咳嗽 | 溫熱遺症·咳嗽 | cough as a sequela of warm-heat disease |
| 温热遗症·昏沉 | 溫熱遺症·昏沉 | lethargy as a sequela of warm-heat disease |
| 温热遗症·肌肤甲错 | 溫熱遺症·肌膚甲錯 | chapped skin as a sequela of warm-heat disease |
| 温热遗症·惊悸 | 溫熱遺症·驚悸 | palpitation as a sequela of warm-heat disease |
| 温热遗症·妄言 | 溫熱遺症·妄言 | delirium as a sequela of warm-heat disease |
| 温热遗症·喜唾 | 溫熱遺症·喜唾 | frequent spitting as a sequela of warm-heat disease |
| 温热遗症·下血 | 溫熱遺症·下血 | bloody stool/hematuria as sequelae of warm-heat disease |
| 温热遗症·遗精 | 溫熱遺症·遺精 | seminal emission as a sequela of warm-heat disease |

| 大陆名 | 台湾名 | 英文名 |
| --- | --- | --- |
| 温热遗症·语謇 | 溫熱遺症·語謇 | sluggish speech as a sequela of warm-heat disease |
| 温热遗症·怔忡 | 溫熱遺症·怔忡 | severe palpitation as a sequela of warm-heat disease |
| 温热遗症·自汗盗汗 | 溫熱遺症·自汗盜汗 | spontaneous and night sweating as sequelae of warm-heat disease |
| 温阳化饮 | 溫陽化飲 | warming yang for resolving fluid retention |
| 温燥证 | 溫燥證 | warm-dryness syndrome |
| 温针灸 | 溫針灸 | warming needle moxibustion, needle warming through moxibustion |
| 瘟毒下注证 | 瘟毒下注證 | syndrome of pestilential toxicity invading downward |
| 闻恶露 | 聞惡露 | smelling lochia |
| 蚊虫叮咬伤 | 蚊蟲叮咬傷 | insect sting |
| 蚊虫叮咬伤·热毒蕴结证 | 蚊蟲叮咬傷·熱毒蘊結證 | insect sting with heat-toxin amassment pattern |
| 稳定骨折 | 穩定骨折 | stable fracture |
| 问发音 | 問發音 | inquiry of phonation |
| 问咳嗽痰涎 | 問咳嗽痰涎 | inquiry of cough and sputum |
| 问呼吸 | 問呼吸 | inquiry of breath |
| 问口干 | 問口乾 | inquiry of dry mouth |
| 问吞咽 | 問吞嚥 | inquiry of deglutition |
| 问咽喉疼痛 | 問咽喉疼痛 | inquiry of sore throat |

| 大陆名 | 台湾名 | 英文名 |
|---|---|---|
| 问咽喉异物感 | 問咽喉異物感 | inquiry of sensation of foreign body in throat |
| 问周期 | 問週期 | inquiring about menstrual cycle |
| 涡静脉 | 渦静脈 | vortex vein |
| 乌风内障·肝胆实热证 | 烏風內障·肝膽實熱證 | dark wind glaucoma with pattern of liver-gallbladder excessive heat |
| 乌风内障·血瘀气滞证 | 烏風內障·血瘀氣滯證 | dark wind glaucoma with pattern of blood stasis and qi stagnation |
| 乌风内障·阴虚火旺证 | 烏風內障·陰虚火旺證 | dark wind glaucoma with pattern of yin deficiency and fire effulgence |
| 乌鸡白凤丸 | 烏雞白鳳丸 | wuji baifeng pills,wuji baifeng wan |
| 乌梢蛇 | 烏梢蛇 | black-tail snake |
| 吴昆 | 吳昆 | Wu Kun |
| 五迟·肝肾两虚证 | 五遲·肝腎兩虚證 | five retardations with syndrome of deficiency of both liver and kidney |
| 五迟·痰瘀阻滞证 | 五遲·痰瘀阻滯證 | five retardations with syndrome of blockade of phlegm and static blood |
| 五迟·心脾两虚证 | 五遲·心脾兩虚證 | five retardations with syndrome of deficiency of both heart and spleen |
| 五轮辨证法 | 五輪辨證法 | five wheel-pattern differentiation |
| 五禽戏 | 五禽戲 | wuqinxi,five mimic-animal exercise |
| 五色带·湿热下注证 | 五色帶·濕熱下注證 | parti-colored vaginal discharge with syndrome of downward diffusion of damp-heat |

| 大陆名 | 台湾名 | 英文名 |
|---|---|---|
| 五色带·五脏虚损证 | 五色帶·五臟虛損證 | parti-colored vaginal discharge with syndrome of deficiency of five zang-viscera |
| 五输配穴法 | 五輸配穴法 | five-shu points combination,five-shu points association |
| 五行相克 | 五行相克 | mutual restriction of five phases |
| 五脏咳 | 五臟咳 | five zang-viscera cough |
| 五志 | 五志 | five minds |
| 五志化火 | 五志化火 | five minds transforming into fire |
| 午后潮热 | 午後潮熱 | tidal fever in the afternoon |
| 恶风 | 惡風 | aversion to wind |
| 恶寒 | 惡寒 | aversion to cold |
| 恶寒发热 | 惡寒發熱 | aversion to cold with fever |
| 恶热 | 惡熱 | aversion to heat |

# X

| 大陆名 | 台湾名 | 英文名 |
|---|---|---|
| 息肉痔·大肠湿热证 | 息肉痔·大腸濕熱證 | rectal polyp with pattern of dampness-heat in large intestine |
| 息肉痔·风伤肠络证 | 息肉痔·風傷腸絡證 | rectal polyp with pattern of wind injuring intestine collaterals |
| 息肉痔·脾气虚证 | 息肉痔·脾氣虛證 | rectal polyp with spleen qi deficiency pattern |

| 大陆名 | 台湾名 | 英文名 |
|---|---|---|
| 息肉痔·气滞血瘀证 | 息肉痔·氣滯血瘀證 | rectal polyp with pattern of qi stagnation and blood stasis |
| 豨莶草 | 豨薟草 | siegesbeckia herb |
| 膝高低征 | 膝高低徵 | Allis' sign |
| 膝关节半月板损伤 | 膝關節半月板損傷 | injury of meniscus of knee joint |
| 膝关节创伤性滑膜炎 | 膝關節創傷性滑膜炎 | traumatic synovitis of knee joint |
| 膝关节弹跳征 | 膝關節彈跳徵 | bounce sign of knee joint |
| 膝内翻 | 膝內翻 | genu varum |
| 膝屈曲畸形 | 膝屈曲畸形 | flexion deformity of knee |
| 膝外翻 | 膝外翻 | genu valgum |
| 洗鼻法 | 洗鼻法 | method of nasal douche |
| 洗涤法 | 洗滌法 | rinsing and compressing method |
| 洗耳疗法 | 洗耳療法 | ear-washing therapy |
| 洗眼法 | 洗眼法 | douche therapy for eye |
| 洗冤录 | 洗冤錄 | Xiyuan Lu,Records for Washing Away of Wrong Cases |
| 细脉 | 細脈 | thready pulse |
| 侠溪 | 俠溪 | xiáxī,G43,GB43 |
| 下法 | 下法 | purgative method |
| 下焦湿热 | 下焦濕熱 | dampness-heat in lower jiao |
| 下焦湿热证 | 下焦濕熱證 | syndrome of dampness-heat in lower jiao |

| 大陆名 | 台湾名 | 英文名 |
|--------|--------|--------|
| 下消·津伤燥热证 | 下消·津傷燥熱證 | lower consumption with syndrome of dryness-heat injuring fluid |
| 下消·气阴两虚证 | 下消·氣陰兩虛證 | lower consumption with syndrome of deficiency of both qi and yin |
| 下消·肾阴虚证 | 下消·腎陰虛證 | lower consumption with syndrome of kidney yin deficiency |
| 下消·阴阳两虚证 | 下消·陰陽兩虛證 | lower consumption with syndrome of deficiency of both yin and yang |
| 下消·瘀血闭阻证 | 下消·瘀血閉阻證 | lower consumption with syndrome of blockade of static blood |
| 下志室 | 下志室 | xiàzhìshì, EX-B5 |
| 夏季热·上盛下虚证 | 夏季熱·上盛下虛證 | summer fever with syndrome of upper excess and lower deficiency |
| 夏季热·暑伤肺胃证 | 夏季熱·暑傷肺胃證 | summer fever with summerheat injuring lung and stomach |
| 夏枯草 | 夏枯草 | common selfheal fruit-spike |
| 仙方活命饮 | 仙方活命飲 | xianfang huoming drink |
| 仙鹤草 | 仙鶴草 | hairyvein agrimonia herb |
| 仙茅 | 仙茅 | common curculigo rhizome |
| 先天性髋内翻 | 先天性髋內翻 | congenital coax vara |
| 先天性马蹄内翻足 | 先天性馬蹄內翻足 | congenital talipes equinovarus |
| 先兆子痫·脾虚肝旺证 | 先兆子癇·脾虛肝旺證 | preeclampsia with syndrome of spleen deficiency and liver hyperactivity |

| 大陆名 | 台湾名 | 英文名 |
|---|---|---|
| 先兆子痫·阴虚动风证 | 先兆子癇·陰虛動風證 | preeclampsia with syndrome of wind stirring due to yin deficiency |
| 鲜地黄 | 鮮地黃 | fresh rehmannia root |
| 鲜药 | 鮮藥 | fresh medicine |
| 鲜竹沥 | 鮮竹瀝 | fresh bamboo sap |
| 弦脉 | 弦脈 | stringy pulse |
| 咸 | 鹹 | salty |
| 显微鉴定 | 顯微鑒定 | microscopical identification |
| 陷谷 | 陷谷 | xiàngǔ,S43,ST43 |
| 相火妄动证 | 相火妄動證 | syndrome of hyperactivity of ministerial fire |
| 相兼脉 | 相兼脈 | concurrent pulse |
| 相恶 | 相惡 | mutual inhibition |
| 相须 | 相須 | mutual promotion |
| 香砂枳术丸 | 香砂枳術丸 | xiangsha zhizhu pills,xiangsha zhizhu wan |
| 香苏散 | 香蘇散 | xiangsu powder |
| 项背肌筋膜炎 | 項背肌筋膜炎 | dorsonuchal myofascitis |
| 项背筋膜炎 | 項背筋膜炎 | fasciitis of nape muscle |
| 项背拘急 | 項背拘急 | spasm of nape and back |
| 项强 | 項強 | stiff neck |
| 消导法 | 消導法 | promoting removing digestion method |

| 大陆名 | 台湾名 | 英文名 |
|--------|--------|--------|
| 消法 | 消法 | resolving method |
| 消谷善饥 | 消穀善饑 | rapid digestion of food and polyorexia |
| 消咳喘糖浆 | 消咳喘糖漿 | xiaokechuan syrup,xiaokechuan tangjiang |
| 消渴脉痹 | 消渴脈痹 | consumptive thirst with syndrome of vessel painful impediment |
| 小便夹精 | 小便夾精 | semen in urine |
| 小便涩痛 | 小便澀痛 | difficulty and pain in micturition |
| 小肠实热 | 小腸實熱 | excessive heat of small intestine |
| 小肠实热证 | 小腸實熱證 | syndrome of excessive heat of small intestine |
| 小儿便秘 | 小兒便秘 | infantile constipation |
| 小儿痴呆 | 小兒癡呆 | infantile dementia |
| 小儿癫痫 | 小兒癲癇 | infantile epilepsy |
| 小儿癫痫·发作期 | 小兒癲癇·發作期 | seizure stage of infantile epilepsy |
| 小儿癫痫·肝肾两虚证 | 小兒癲癇·肝腎兩虛證 | infantile epilepsy with syndrome of deficiency of both liver and kidney |
| 小儿癫痫·脾肾气虚证 | 小兒癲癇·脾腎氣虛證 | infantile epilepsy with syndrome of qi deficiency of spleen and kidney |
| 小儿癫痫·脾虚湿困证 | 小兒癲癇·脾虛濕困證 | infantile epilepsy with syndrome of damp retention due to spleen deficiency |

| 大陆名 | 台湾名 | 英文名 |
|---|---|---|
| 小儿癫痫·心脾两虚证 | 小兒癲癇·心脾兩虛證 | infantile epilepsy with syndrome of deficiency of both heart and spleen |
| 小儿癫痫·休止期 | 小兒癲癇·休止期 | quiescent stage of infantile epilepsy |
| 小儿肺炎 | 小兒肺炎 | infantile pneumonia |
| 小儿风 | 小兒風 | infantile wind epilepsy |
| 小儿腹痛 | 小兒腹痛 | infantile abdominal pain |
| 小儿腹痛·腹部中寒证 | 小兒腹痛·腹部中寒證 | infantile abdominal pain with syndrome of cold attacking abdomen |
| 小儿腹痛·脾胃虚寒证 | 小兒腹痛·脾胃虛寒證 | infantile abdominal pain with syndrome of deficient cold of spleen and stomach |
| 小儿腹痛·气滞血瘀证 | 小兒腹痛·氣滯血瘀證 | infantile abdominal pain with syndrome of qi stagnation and blood stasis |
| 小儿腹痛·乳食积滞证 | 小兒腹痛·乳食積滯證 | infantile abdominal pain with syndrome of milk and food stagnation |
| 小儿腹痛·胃肠积热证 | 小兒腹痛·胃腸積熱證 | infantile abdominal palm with syndrome of accumulated heat in stomach and intestine |
| 小儿腹痛病 | 小兒腹痛病 | abdominal pain in children |
| 小儿肝炎颗粒 | 小兒肝炎顆粒 | xiao'er ganyan granules,xiao'er ganyan keli |
| 小儿感冒 | 小兒感冒 | infantile common cold |

| 大陆名 | 台湾名 | 英文名 |
|--------|--------|--------|
| 小儿感冒·风寒束表证 | 小兒感冒·風寒束表證 | infantile common cold with syndrome of wind-cold tightening superficies |
| 小儿感冒·风热袭表证 | 小兒感冒·風熱襲表證 | infantile common cold with syndrome of wind-heat invading superficies |
| 小儿感冒·夹惊 | 小兒感冒·夾驚 | infantile common cold complicated with fright |
| 小儿感冒·夹痰 | 小兒感冒·夾痰 | infantile common cold complicated with phlegm |
| 小儿感冒·夹滞 | 小兒感冒·夾滯 | infantile common cold complicated with dyspepsia |
| 小儿感冒·暑湿袭表证 | 小兒感冒·暑濕襲表證 | infantile common cold with syndrome of summerheat-damp invading superficies |
| 小儿感冒颗粒 | 小兒感冒顆粒 | xiao'er ganmao granules,xiao'er ganmao keli |
| 小儿钩虫病 | 小兒鉤蟲病 | infantile ancylostomiasis |
| 小儿咳嗽 | 小兒咳嗽 | infantile cough |
| 小儿咳嗽·肺气虚证 | 小兒咳嗽·肺氣虛證 | infantile cough with syndrome of lung qi deficiency |
| 小儿咳嗽·肺阴虚证 | 小兒咳嗽·肺陰虛證 | infantile cough with syndrome of lung yin deficiency |
| 小儿咳嗽·风寒袭肺证 | 小兒咳嗽·風寒襲肺證 | infantile cough with syndrome of wind-cold invading lung |
| 小儿咳嗽·风热犯肺证 | 小兒咳嗽·風熱犯肺證 | infantile cough with syndrome of wind-heat invading lung |

| 大陆名 | 台湾名 | 英文名 |
|---|---|---|
| 小儿咳嗽·痰热壅肺证 | 小兒咳嗽·痰熱壅肺證 | infantile cough with syndrome of phlegm-heat congesting lung |
| 小儿咳嗽·痰湿蕴肺证 | 小兒咳嗽·痰濕蘊肺證 | infantile cough with syndrome of phlegm-damp amassing in lung |
| 小儿咳嗽病 | 小兒咳嗽病 | infantile cough |
| 小儿汗证 | 小兒汗證 | sweating disease in children |
| 小儿蛔虫病 | 小兒蛔蟲病 | infantile ascariasis |
| 小儿蛔虫病·虫积肠道证 | 小兒蛔蟲病·蟲積腸道證 | infantile ascariasis with syndrome of accumulation of worms in intestine |
| 小儿蛔虫病·脾胃气虚证 | 小兒蛔蟲病·脾胃氣虛證 | infantile ascariasis with syndrome of qi deficiency of spleen and stomach |
| 小儿姜片虫病 | 小兒薑片蟲病 | infantile fasciolopsiasis |
| 小儿惊痫 | 小兒驚癎 | infantile frightened epilepsy |
| 小儿厥证 | 小兒厥證 | infantile syncope |
| 小儿厥证·寒厥 | 小兒厥證·寒厥 | infantile cold syncope |
| 小儿厥证·气厥 | 小兒厥證·氣厥 | infantile qi syncope |
| 小儿厥证·热厥 | 小兒厥證·熱厥 | infantile heat syncope |
| 小儿厥证·食厥 | 小兒厥證·食厥 | infantile crapulent syncope |
| 小儿厥证·痰厥 | 小兒厥證·痰厥 | infantile phlegm syncope |
| 小儿厥证·血厥 | 小兒厥證·血厥 | infantile blood syncope |
| 小儿口疮 | 小兒口瘡 | infantile oral ulcer |

| 大陆名 | 台湾名 | 英文名 |
|---|---|---|
| 小儿口疮·气血两虚证 | 小兒口瘡·氣血兩虛證 | infantile oral ulcer with syndrome of deficiency of both qi and blood |
| 小儿口疮·心火上炎证 | 小兒口瘡·心火上炎證 | infantile oral ulcer with syndrome of flaring up of heart fire |
| 小儿口疮·心脾积热证 | 小兒口瘡·心脾積熱證 | infantile oral ulcer with syndrome of accumulated heat in heart and spleen |
| 小儿口疮·虚火上浮证 | 小兒口瘡·虛火上浮證 | infantile oral ulcer with upward floating of deficient fire |
| 小儿烂喉丹痧 | 小兒爛喉丹痧 | infantile scarlet fever |
| 小儿烂喉丹痧·气营两燔证 | 小兒爛喉丹痧·氣營兩燔證 | infantile scarlet fever with syndrome of blazing heat in both qi and nutrient phases |
| 小儿烂喉丹痧·邪侵肺卫证 | 小兒爛喉丹痧·邪侵肺衛證 | infantile scarlet fever with syndrome of pathogen invading lung-defense phase |
| 小儿烂喉丹痧·邪退阴伤证 | 小兒爛喉丹痧·邪退陰傷證 | infantile scarlet fever with syndrome of yin injury after pathogen subsidence |
| 小儿痢疾 | 小兒痢疾 | infantile dysentery |
| 小儿淋证 | 小兒淋證 | infantile strangury |
| 小儿淋证·膀胱湿热证 | 小兒淋證·膀胱濕熱證 | infantile strangury with syndrome of damp-heat in bladder |
| 小儿淋证·脾肾气虚证 | 小兒淋證·脾腎氣虛證 | infantile strangury with syndrome of qi deficiency of spleen and kidney |
| 小儿麻痹症 | 小兒麻痹症 | infantile paralysis,poliomyelitis |

| 大陆名 | 台湾名 | 英文名 |
|---|---|---|
| 小儿麻痹症·肝肾两虚证 | 小兒麻痹症·肝肾兩虛證 | infantile paralysis with syndrome of deficiency of both liver and kidney |
| 小儿麻痹症·气虚血瘀证 | 小兒麻痹症·氣虛血瘀證 | infantile paralysis with syndrome of qi deficiency and blood stasis |
| 小儿麻痹症·邪郁肺胃证 | 小兒麻痹症·邪鬱肺胃證 | infantile paralysis with syndrome of pathogen stagnated in lung and stomach |
| 小儿麻痹症·邪注经络证 | 小兒麻痹症·邪注經絡證 | infantile paralysis with syndrome of pathogen diffusing into channel-collaterals |
| 小儿囊虫病 | 小兒囊蟲病 | infantile cysticercosis |
| 小儿蛲虫病 | 小兒蟯蟲病 | infantile oxyuriasis |
| 小儿内伤咳嗽 | 小兒內傷咳嗽 | infantile endogenous cough |
| 小儿尿频 | 小兒尿頻 | infantile frequent urination |
| 小儿尿频·脾肾气虚证 | 小兒尿頻·脾肾氣虛證 | infantile frequent urination with syndrome of qi deficiency of spleen and kidney |
| 小儿尿频·阴虚内热证 | 小兒尿頻·陰虛內熱證 | infantile frequent urination with internal heat due to yin deficiency |
| 小儿尿浊 | 小兒尿濁 | infantile urinary turbidity |
| 小儿疟疾 | 小兒瘧疾 | infantile malaria |
| 小儿呕吐 | 小兒嘔吐 | infantile vomiting |
| 小儿呕吐·肝气犯胃证 | 小兒嘔吐·肝氣犯胃證 | infantile vomiting with syndrome of liver qi invading stomach |

| 大陆名 | 台湾名 | 英文名 |
|---|---|---|
| 小儿呕吐·脾胃虚寒证 | 小兒嘔吐·脾胃虛寒證 | infantile vomiting with syndrome of deficient cold of spleen and stomach |
| 小儿呕吐·乳食积滞证 | 小兒嘔吐·乳食積滯證 | infantile vomiting with syndrome of milk and food stagnation |
| 小儿呕吐·外邪犯胃证 | 小兒嘔吐·外邪犯胃證 | infantile vomiting with syndrome of exogenous pathogen invading stomach |
| 小儿呕吐·胃热气逆证 | 小兒嘔吐·胃熱氣逆證 | infantile vomiting with syndrome of stomach heat and qi counter-flowing |
| 小儿脐风 | 小兒臍風 | neonatal tetanus |
| 小儿乳蛾 | 小兒乳蛾 | infantile tonsillitis |
| 小儿乳蛾·肺胃阴虚证 | 小兒乳蛾·肺胃陰虛證 | infantile tonsillitis with syndrome of yin deficiency of lung and stomach |
| 小儿乳蛾·风热搏结证 | 小兒乳蛾·風熱搏結證 | infantile tonsillitis with syndrome of intermingling of wind-heat |
| 小儿乳蛾·热毒炽盛证 | 小兒乳蛾·熱毒熾盛證 | infantile tonsillitis with blazing heat-toxin |
| 小儿时行感冒 | 小兒時行感冒 | infantile influenza |
| 小儿暑温 | 小兒暑溫 | infantile summerheat warm disease |
| 小儿暑温·风邪留络证 | 小兒暑溫·風邪留絡證 | infantile summerheat warm disease with syndrome of wind pathogen stagnating in collaterals |
| 小儿暑温·肝风内动证 | 小兒暑溫·肝風內動證 | infantile summerheat warm disease with syndrome of internal stirring of liver wind |

| 大陆名 | 台湾名 | 英文名 |
| --- | --- | --- |
| 小儿暑温·内闭外脱证 | 小兒暑溫·內閉外脫證 | infantile summerheat warm disease with syndrome of internal blockade and external collapse |
| 小儿暑温·气虚血瘀证 | 小兒暑溫·氣虛血瘀證 | infantile summerheat warm disease with syndrome of qi deficiency and blood stasis |
| 小儿暑温·气营两燔证 | 小兒暑溫·氣營兩燔證 | infantile summerheat warm disease with syndrome of blazing heat in both qi and nutrient phases |
| 小儿暑温·热入营血证 | 小兒暑溫·熱入營血證 | infantile summerheat warm disease with syndrome of heat invading nutrient and blood phases |
| 小儿暑温·痰火内扰证 | 小兒暑溫·痰火內擾證 | infantile summerheat warm disease with syndrome of internal disturbance of phlegm-fire |
| 小儿暑温·痰蒙清窍证 | 小兒暑溫·痰矇清竅證 | infantile summerheat warm disease with syndrome of phlegm clouding clear orifices |
| 小儿暑温·卫气同病证 | 小兒暑溫·衛氣同病證 | infantile summerheat warm disease with syndrome of involving both defense and qi phases |
| 小儿暑温·阴虚内热证 | 小兒暑溫·陰虛內熱證 | infantile summerheat warm disease with syndrome of internal heat due to yin deficiency |
| 小儿暑温·营卫不和证 | 小兒暑溫·營衛不和證 | infantile summerheat warm disease with syndrome of disharmony between nutrient and defense phases |
| 小儿水肿 | 小兒水腫 | infantile edema |

| 大陆名 | 台湾名 | 英文名 |
|---|---|---|
| 小儿水肿·变证 | 小兒水腫·變證 | deteriorated case of infantile edema |
| 小儿水肿·常证 | 小兒水腫·常證 | regular cases of infantile edema |
| 小儿水肿·肺脾气虚证 | 小兒水腫·肺脾氣虛證 | infantile edema with syndrome of qi deficiency of lung and spleen |
| 小儿水肿·风水相搏证 | 小兒水腫·風水相搏證 | infantile edema with syndrome of intermingling of wind and water |
| 小儿水肿·脾肾阳虚证 | 小兒水腫·脾腎陽虛證 | infantile edema with syndrome of yang deficiency of spleen and kidney |
| 小儿水肿·脾虚湿困证 | 小兒水腫·脾虛濕困證 | infantile edema with syndrome of damp retention due to spleen deficiency |
| 小儿水肿·湿热内侵证 | 小兒水腫·濕熱內侵證 | infantile edema with syndrome of internal invasion of damp-heat |
| 小儿水肿·水毒内闭证 | 小兒水腫·水毒內閉證 | infantile edema with syndrome of internal blockade of water-poison |
| 小儿水肿·水气凌心证 | 小兒水腫·水氣凌心證 | infantile edema with syndrome of water qi invading heart |
| 小儿水肿·邪陷心肝证 | 小兒水腫·邪陷心肝證 | infantile edema with syndrome of pathogen invading heart and liver |
| 小儿水肿病 | 小兒水腫病 | infantile edema |
| 小儿丝虫病 | 小兒絲蟲病 | infantile filariasis |
| 小儿痰痫 | 小兒痰癇 | infantile phlegm epilepsy |
| 小儿绦虫病 | 小兒條蟲病 | infantile taeniasis |

| 大陆名 | 台湾名 | 英文名 |
|---|---|---|
| 小儿推拿 | 小兒推拿 | infantile massage |
| 小儿脱肛 | 小兒脫肛 | infantile proctoptosis |
| 小儿脱证 | 小兒脫證 | infantile collapse |
| 小儿脱证·阳气暴脱证 | 小兒脫證·陽氣暴脫證 | infantile collapse with syndrome of sudden collapse of yang qi |
| 小儿脱证·阴虚液脱证 | 小兒脫證·陰虛液脫證 | infantile collapse with syndrome of fluid depletion and yin deficiency |
| 小儿脱证·阴阳两脱证 | 小兒脫證·陰陽兩脫證 | infantile collapse with syndrome of collapse of both yin and yang |
| 小儿外感咳嗽 | 小兒外感咳嗽 | infantile exogenous cough |
| 小儿痿病 | 小兒痿病 | infantile flaccidity |
| 小儿哮喘 | 小兒哮喘 | infantile asthma |
| 小儿哮喘·发作期 | 小兒哮喘·發作期 | attacking stage of infantile asthma |
| 小儿哮喘·肺脾气虚证 | 小兒哮喘·肺脾氣虛證 | infantile asthma with syndrome of qi deficiency of lung and spleen |
| 小儿哮喘·缓解期 | 小兒哮喘·緩解期 | remitting stage of infantile asthma |
| 小儿哮喘·脾气虚证 | 小兒哮喘·脾氣虛證 | infantile asthma with syndrome of spleen qi deficiency |
| 小儿哮喘·肾虚不纳证 | 小兒哮喘·腎虛不納證 | infantile asthma with syndrome of failure to receive qi due to kidney deficiency |
| 小儿哮喘·外寒内热证 | 小兒哮喘·外寒內熱證 | infantile asthma with syndrome of external cold and internal heat |

| 大陆名 | 台湾名 | 英文名 |
|---|---|---|
| 小儿哮喘·虚实夹杂证 | 小兒哮喘·虛實夾雜證 | infantile asthma with syndrome of intermingling of deficiency and excess |
| 小儿泄泻 | 小兒泄瀉 | infantile diarrhea |
| 小儿泄泻·变证 | 小兒泄瀉·變證 | deteriorated case of infantile diarrhea |
| 小儿泄泻·常证 | 小兒泄瀉·常證 | regular case of infantile diarrhea |
| 小儿泄泻·风寒证 | 小兒泄瀉·風寒證 | infantile diarrhea with wind-cold syndrome |
| 小儿泄泻·脾肾阳虚证 | 小兒泄瀉·脾腎陽虛證 | infantile diarrhea with syndrome of yang deficiency of spleen and kidney |
| 小儿泄泻·脾虚证 | 小兒泄瀉·脾虛證 | infantile diarrhea with spleen deficiency syndrome |
| 小儿泄泻·气阴两虚证 | 小兒泄瀉·氣陰兩虛證 | infantile diarrhea with syndrome of deficiency of both qi and yin |
| 小儿泄泻·伤食证 | 小兒泄瀉·傷食證 | infantile diarrhea with syndrome of improper diet |
| 小儿泄泻·湿热蕴结证 | 小兒泄瀉·濕熱蘊結證 | infantile diarrhea with syndrome of accumulation and binding of damp-heat |
| 小儿泄泻·阴竭阳脱证 | 小兒泄瀉·陰竭陽脫證 | infantile diarrhea with syndrome of yin depletion and yang collapse |
| 小儿心悸 | 小兒心悸 | infantile palpitations |
| 小儿心悸·水气凌心证 | 小兒心悸·水氣凌心證 | infantile palpitation with syndrome of water qi invading heart |

| 大陆名 | 台湾名 | 英文名 |
|---|---|---|
| 小儿心悸·心脾两虚证 | 小兒心悸·心脾兩虛證 | infantile palpitation with syndrome of deficiency of both heart and spleen |
| 小儿心悸·心虚胆怯证 | 小兒心悸·心虛膽怯證 | infantile palpitation with syndrome of heart deficiency and timidity |
| 小儿心悸·心血瘀阻证 | 小兒心悸·心血瘀阻證 | infantile palpitation with syndrome of blockade due to heart blood stasis |
| 小儿心悸·心阳虚证 | 小兒心悸·心陽虛證 | infantile palpitation with syndrome of heart yang deficiency |
| 小儿心悸·阴虚火旺证 | 小兒心悸·陰虛火旺證 | infantile palpitation with syndrome of exuberant fire due to yin deficiency |
| 小儿心悸病 | 小兒心悸病 | infantile palpitations |
| 小儿虚证感冒 | 小兒虛證感冒 | deficient type infantile common cold |
| 小儿血吸虫病 | 小兒血吸蟲病 | infantile schistosomiasis |
| 小儿厌食 | 小兒厭食 | infantile anorexia |
| 小儿厌食·脾胃气虚证 | 小兒厭食·脾胃氣虛證 | infantile anorexia with syndrome of qi deficiency of spleen and stomach |
| 小儿厌食·脾胃阴虚证 | 小兒厭食·脾胃陰虛證 | infantile anorexia with syndrome of yin deficiency of spleen and stomach |
| 小儿阳水 | 小兒陽水 | infantile yang edema |
| 小儿药证直诀 | 小兒藥證直訣 | Xiao'er Yao Zheng Zhi Jue,Key to Therapeutics of Children's Diseases |

| 大陆名 | 台湾名 | 英文名 |
|--------|--------|--------|
| 小儿遗尿 | 小兒遺尿 | infantile enuresis |
| 小儿遗尿·肺脾气虚证 | 小兒遺尿·肺脾氣虛證 | infantile enuresis with syndrome of qi deficiency of lung and spleen |
| 小儿遗尿·肝经湿热证 | 小兒遺尿·肝經濕熱證 | infantile enuresis with syndrome of damp-heat in Liver Channel |
| 小儿遗尿·肾气不固证 | 小兒遺尿·腎氣不固證 | infantile enuresis with syndrome of unconsolidated kidney qi |
| 小儿遗尿·心肾不交证 | 小兒遺尿·心腎不交證 | infantile enuresis with syndrome of incoordination between heart and kidney |
| 小儿疫毒痢 | 小兒疫毒痢 | infantile fulminant dysentery |
| 小儿疫毒痢·内闭外脱证 | 小兒疫毒痢·内閉外脱證 | infantile fulminant dysentery with syndrome of internal blockade and external collapse |
| 小儿疫毒痢·疫毒内闭证 | 小兒疫毒痢·疫毒内閉證 | infantile fulminant dysentery with syndrome of internal blockade of pestilent toxin |
| 小儿阴水 | 小兒陰水 | infantile yin edema |
| 小儿瘀血 | 小兒瘀血 | static blood epilepsy |
| 小儿指纹 | 小兒指紋 | infantile venule of index finger |
| 小儿至宝丸 | 小兒至寶丸 | xiao'er zhibao pills,xiao'er zhibao wan |
| 小儿疰夏 | 小兒疰夏 | summer non-acclimatization in infant |

| 大陆名 | 台湾名 | 英文名 |
|---|---|---|
| 小儿疰夏·脾胃气虚证 | 小兒疰夏·脾胃氣虛證 | summer non-acclimatization in infant with syndrome of qi deficiency of spleen and stomach |
| 小儿疰夏·湿困脾胃证 | 小兒疰夏·濕困脾胃證 | summer non-acclimatization in infant with syndrome of dampness retaining in spleen and stomach |
| 小儿紫癜 | 小兒紫癜 | infantile purpura |
| 小儿紫癜·风热扰络证 | 小兒紫癜·風熱擾絡證 | infantile purpura with syndrome of wind-heat disturbing collaterals |
| 小儿紫癜·脾肾阳虚证 | 小兒紫癜·脾腎陽虛證 | infantile purpura with syndrome of yang deficiency of spleen and kidney |
| 小儿紫癜·气不摄血证 | 小兒紫癜·氣不攝血證 | infantile purpura with syndrome of failure of qi to keep blood |
| 小儿紫癜·气滞血瘀证 | 小兒紫癜·氣滯血瘀證 | infantile purpura with syndrome of qi stagnation and blood stasis |
| 小儿紫癜·血热伤络证 | 小兒紫癜·血熱傷絡證 | infantile purpura with syndrome of blood-heat injuring collaterals |
| 小儿紫癜·阴虚火旺证 | 小兒紫癜·陰虛火旺證 | infantile purpura with syndrome of exuberant fire due to yin deficiency |
| 小方脉 | 小方脈 | medical department for children |
| 小结胸证 | 小結胸證 | minor chest binding syndrome, chest binding syndrome with phlegm and heat |
| 哮病·不发作期 | 哮病·不發作期 | intermittent stage of wheezing |
| 哮病·发作期 | 哮病·發作期 | attacking stage of wheezing |

| 大陆名 | 台湾名 | 英文名 |
|---|---|---|
| 哮病·肺肾气虚证 | 哮病·肺腎氣虛證 | wheezing with syndrome of qi deficiency of lung and kidney |
| 哮病·脾肺气虚证 | 哮病·脾肺氣虛證 | wheezing with syndrome of qi deficiency of spleen and lung |
| 歇止脉 | 歇止脈 | stopped pulse |
| 邪伏膜原证 | 邪伏膜原證 | syndrome of pathogen hidden in moyuan,syndrome of pathogen hidden in interpleuro-diaphramatic space |
| 邪郁少阳 | 邪鬱少陽 | stagnant pathogen of Shaoyang |
| 胁痛·胆腑郁热证 | 脅痛·膽腑鬱熱證 | hypochondriac pain with syndrome of heat stagnation in gallbladder |
| 胁痛·肝火胁痛证 | 脅痛·肝火脅痛證 | hypochondriac pain with liver fire syndrome |
| 胁痛·肝经湿热证 | 脅痛·肝經濕熱證 | hypochondriac pain with syndrome of damp-heat in Liver Channel |
| 胁痛·肝气郁结证 | 脅痛·肝氣鬱結證 | hypochondriac pain with syndrome of liver qi depression |
| 胁痛·肝虚证 | 脅痛·肝虛證 | hypochondriac pain with liver deficiency syndrome |
| 胁痛·肝阴虚证 | 脅痛·肝陰虛證 | hypochondriac pain with syndrome of liver yin deficiency |
| 胁痛·瘀血阻络证 | 脅痛·瘀血阻絡證 | hypochondriac pain with syndrome of static blood blocking collaterals |
| 挟持进针法 | 挾持進針法 | fingers-squeezed-needle inserting |

| 大陆名 | 台湾名 | 英文名 |
|---|---|---|
| 斜飞脉 | 斜飛脈 | oblique flying pulse |
| 斜形骨折 | 斜形骨折 | oblique fracture |
| 泄剂 | 泄劑 | purgative formula |
| 泄泻 | 泄瀉 | diarrhea |
| 泄泻·肝气郁结证 | 泄瀉·肝氣鬱結證 | diarrhea with syndrome of liver qi depression |
| 泄泻·寒湿证 | 泄瀉·寒濕證 | diarrhea with cold-damp syndrome |
| 泄泻·伤酒证 | 泄瀉·傷酒證 | diarrhea with alcoholism syndrome |
| 泄泻·伤食证 | 泄瀉·傷食證 | diarrhea with syndrome of improper diet |
| 泄泻·湿热蕴结证 | 泄瀉·濕熱蘊結證 | diarrhea with syndrome of accumulation and binding of damp-heat |
| 泄泻·暑湿证 | 泄瀉·暑濕證 | diarrhea with summerheat-damp syndrome |
| 泄泻·痰积证 | 泄瀉·痰積證 | diarrhea with syndrome of phlegm accumulation |
| 泄泻病 | 泄瀉病 | diarrhea |
| 泻肺逐饮 | 瀉肺逐飲 | eliminating pathogens from lung for expelling fluid retention |
| 泻火解毒法 | 瀉火解毒法 | purging fire and detoxifying |
| 蟹睛·肝胆实热证 | 蟹睛·肝膽實熱證 | crab-eye with pattern of liver-gallbladder excessive heat |
| 蟹睛·阴虚火旺证 | 蟹睛·陰虛火旺證 | crab-eye with pattern of yin deficiency and fire effulgence |

| 大陆名 | 台湾名 | 英文名 |
| --- | --- | --- |
| 蟹足肿·瘀血阻络证 | 蟹足腫·瘀血阻絡證 | crab feet swelling with pattern of static blood obstructing collateral |
| 心恶 | 心惡 | critical condition of heart |
| 心肺气虚证 | 心肺氣虛證 | syndrome of qi deficiency of heart and lung |
| 心火炽盛证 | 心火熾盛證 | syndrome of exuberance of heart fire |
| 心火上炎证 | 心火上炎證 | syndrome of flaring up of heart fire |
| 心及小肠辨证 | 心及小腸辨證 | syndrome differentiation of heart and small intestine |
| 心悸·肝肾阴虚证 | 心悸·肝腎陰虛證 | palpitation with syndrome of yin deficiency of liver and kidney |
| 心悸·脾肾阳虚证 | 心悸·脾腎陽虛證 | palpitation with syndrome of yang deficiency of spleen and kidney |
| 心悸·水气凌心证 | 心悸·水氣凌心證 | palpitation with syndrome of water qi invading heart |
| 心悸·痰火扰神证 | 心悸·痰火擾神證 | palpitation with syndrome of phlegm-fire disturbing spirit |
| 心悸·痰浊阻滞证 | 心悸·痰濁阻滯證 | palpitation with syndrome of blockade of phlegm-turbidity |
| 心悸·邪毒犯心证 | 心悸·邪毒犯心證 | palpitation with syndrome of pathogenic poison invading heart |
| 心悸·心脾两虚证 | 心悸·心脾兩虛證 | palpitation with syndrome of deficiency of both heart and spleen |
| 心悸·心气虚证 | 心悸·心氣虛證 | palpitation with syndrome of heart qi deficiency |

| 大陆名 | 台湾名 | 英文名 |
|---|---|---|
| 心悸·心虚胆怯证 | 心悸·心虚膽怯證 | palpitation with syndrome of heart deficiency and timidity |
| 心悸·心阳不振证 | 心悸·心陽不振證 | palpitation with syndrome of debilitated heart yang |
| 心悸·血脉瘀阻证 | 心悸·血脈瘀阻證 | palpitation with syndrome of static blood blocking blood vessels |
| 心悸·阴虚火旺证 | 心悸·陰虚火旺證 | palpitation with syndrome of exuberant fire due to yin deficiency |
| 心悸·阴血不足证 | 心悸·陰血不足證 | palpitation with syndrome of yin blood insufficiency |
| 心开窍于舌 | 心開竅於舌 | heart opening at tongue |
| 心脉痹阻证 | 心脈痹阻證 | syndrome of blockade of heart vessel |
| 心脉通片 | 心脈通片 | xinmaitong tablets |
| 心脾两虚证 | 心脾兩虚證 | syndrome of deficiency of both heart and spleen |
| 心气虚血瘀证 | 心氣虚血瘀證 | syndrome of deficiency of heart qi and blood stasis |
| 心气虚证 | 心氣虚證 | syndrome of deficiency of heart qi |
| 心气血两虚证 | 心氣血兩虚證 | syndrome of deficiency of both qi and blood of heart |
| 心气阴两虚证 | 心氣陰兩虚證 | syndrome of deficiency of both qi and yin of heart |
| 心肾不交证 | 心腎不交證 | syndrome of disharmony between heart and kidney |

| 大陆名 | 台湾名 | 英文名 |
|---|---|---|
| 心肾阳虚证 | 心腎陽虛證 | syndrome of yang deficiency of heart and kidney |
| 心肾阴虚证 | 心腎陰虛證 | syndrome of yin deficiency of heart and kidney |
| 心痛·寒凝心脉证 | 心痛·寒凝心脈證 | heart pain with syndrome of yang deficiency and cold congelation |
| 心痛·火邪热结证 | 心痛·火邪熱結證 | heart pain with syndrome of binding of heat and fire pathogen |
| 心痛·气阴两虚证 | 心痛·氣陰兩虛證 | heart pain with syndrome of deficiency of both qi and yin |
| 心痛·气滞心胸证 | 心痛·氣滯心胸證 | heart pain with syndrome of qi stagnating in chest |
| 心痛·痰浊闭阻证 | 心痛·痰濁閉阻證 | heart pain with syndrome of blockade of phlegm-turbidity |
| 心痛·心气虚证 | 心痛·心氣虛證 | heart pain with syndrome of heart qi deficiency |
| 心痛·心阳虚证 | 心痛·心陽虛證 | heart pain with syndrome of heart yang deficiency |
| 心痛·心阴虚证 | 心痛·心陰虛證 | heart pain with syndrome of heart yin deficiency |
| 心痛·瘀血闭阻证 | 心痛·瘀血閉阻證 | heart pain with syndrome of blockade of static blood |
| 心恶热 | 心惡熱 | heart being averse to heat |
| 心虚胆怯 | 心虛膽怯 | timidity due to deficiency of heart qi |
| 心虚胆怯证 | 心虛膽怯證 | syndrome of timidity due to deficiency of heart qi |

| 大陆名 | 台湾名 | 英文名 |
|--------|--------|--------|
| 心血虚证 | 心血虚證 | syndrome of deficiency of heart blood |
| 心阳暴脱证 | 心陽暴脱證 | syndrome of sudden collapse of heart yang |
| 心阳虚血瘀证 | 心陽虚血瘀證 | syndrome of deficiency of heart yang and blood stasis |
| 心阳虚证 | 心陽虚證 | syndrome of deficiency of heart yang |
| 心阴虚证 | 心陰虚證 | syndrome of deficiency of heart yin |
| 心阴阳两虚证 | 心陰陽兩虚證 | syndrome of deficiency of both yin and yang of heart |
| 心主血脉 | 心主血脈 | heart governing blood and vessels |
| 辛凉解表 | 辛凉解表 | resolving superficies syndrome with pungent and cool natured drugs |
| 辛凉解表剂 | 辛凉解表劑 | formula for relieving superficies syndrome with pungent and cool natured drugs |
| 辛温解表 | 辛溫解表 | relieving superficies syndrome with pungent and warm natured drugs |
| 辛温解表剂 | 辛溫解表劑 | formula for relieving superficies syndrome with pungent and warm natured drugs |
| 新产后 | 新產後 | new postpartum |
| 新清宁片 | 新清寧片 | xinqingning tablets,xinqingning pian |

| 大陆名 | 台湾名 | 英文名 |
|---|---|---|
| 新生儿肺炎 | 新生兒肺炎 | neonatal pneumonia |
| 新生儿肺炎·肺热血瘀证 | 新生兒肺炎·肺熱血瘀證 | neonatal pneumonia with syndrome of lung heat and blood stasis |
| 新生儿肺炎·风寒袭肺证 | 新生兒肺炎·風寒襲肺證 | neonatal pneumonia with syndrome of wind-cold invading lung |
| 新生儿肺炎·风热犯肺证 | 新生兒肺炎·風熱犯肺證 | neonatal pneumonia with syndrome of wind-heat invading lung |
| 新生儿期 | 新生兒期 | neonatal stage |
| 新生儿硬肿病 | 新生兒硬腫病 | scleredema neonatorum |
| 新生儿硬肿病·寒凝血瘀证 | 新生兒硬腫病·寒凝血瘀證 | scleredema neonatorum of cold congelation and blood stasis |
| 新生儿硬肿病·阳气虚衰证 | 新生兒硬腫病·陽氣虛衰證 | scleredema neonatorum of yang qi exhaustion |
| 新鲜骨折 | 新鮮骨折 | fresh fracture |
| 新鲜脱位 | 新鮮脱位 | fresh dislocation |
| 新修本草 | 新修本草 | Xinxiu Bencao,Newly Revised Materia Medica |
| 新针灸学 | 新針灸學 | New Acupuncture and Moxibustion |
| 行针 | 行針 | manipulating needle |
| 行针手法 | 行針手法 | needling manipulation,needle manipulation technique |
| 杏仁止咳糖浆 | 杏仁止咳糖漿 | xingren zhike syrup,xingren zhike tangjiang |

| 大陆名 | 台湾名 | 英文名 |
|---|---|---|
| 性早熟·肝郁化火证 | 性早熟·肝鬱化火證 | sexual prematurity with syndrome of liver depression transforming into fire |
| 性早熟·阴虚火旺证 | 性早熟·陰虚火旺證 | sexual prematurity with syndrome of exuberant fire due to yin deficiency |
| 胸骨骨折 | 胸骨骨折 | sternal fracture |
| 胸廓出口综合征 | 胸廓出口綜合徵 | syndrome of chest outlet |
| 胸腰椎椎体骨折 | 胸腰椎椎體骨折 | thoracolumbar fracture |
| 胸椎骨折 | 胸椎骨折 | fracture of thoracic vertebrae |
| 胸椎小关节紊乱症 | 胸椎小關節紊亂症 | thoracal facet joint disturbance |
| 休息痢·发作期 | 休息痢·發作期 | attacking stage of intermittent dysentery |
| 休息痢·寒热错杂证 | 休息痢·寒熱錯雜證 | intermittent dysentery with syndrome of intermingled heat and cold |
| 休息痢·脾气虚证 | 休息痢·脾氣虚證 | intermittent dysentery with syndrome of spleen qi deficiency |
| 休息痢·脾阳虚证 | 休息痢·脾陽虚證 | intermittent dysentery with syndrome of exhaustion of spleen yang |
| 休息痢·瘀血内阻证 | 休息痢·瘀血内阻證 | intermittent dysentery with syndrome of internal blockade of static blood |
| 修事 | 修事 | processing |
| 须发早白 | 鬚髮早白 | premature graying hair |

| 大陆名 | 台湾名 | 英文名 |
|---|---|---|
| 虚喘·脾肺气虚证 | 虚喘·脾肺氣虛證 | deficient dyspnea with syndrome of qi deficiency of both spleen and lung |
| 虚喘·肾阳衰微证 | 虚喘·腎陽衰微證 | deficient dyspnea with syndrome of kidney yang exhaustion |
| 虚喘·肾阴虚证 | 虚喘·腎陰虛證 | deficient dyspnea with syndrome of kidney yin deficiency |
| 虚火上炎证 | 虚火上炎證 | syndrome of flaring up of deficient fire |
| 虚火灼龈证 | 虚火灼齦證 | syndrome of deficient fire flaring gum |
| 虚劳·肺气虚证 | 虚勞·肺氣虛證 | consumptive disease with syndrome of lung qi deficiency |
| 虚劳·肺肾气虚证 | 虚勞·肺腎氣虛證 | consumptive disease with syndrome of qi deficiency of lung and kidney |
| 虚劳·肺阴虚证 | 虚勞·肺陰虛證 | consumptive disease with syndrome of lung yin deficiency |
| 虚劳·肝肾阴虚证 | 虚勞·肝腎陰虛證 | consumptive disease with syndrome of yin deficiency of liver and kidney |
| 虚劳·肝血虚证 | 虚勞·肝血虛證 | consumptive disease with syndrome of liver blood deficiency |
| 虚劳·肝阴虚证 | 虚勞·肝陰虛證 | consumptive disease with syndrome of liver yin deficiency |
| 虚劳·脾气虚证 | 虚勞·脾氣虛證 | consumptive disease with syndrome of spleen qi deficiency |

| 大陆名 | 台湾名 | 英文名 |
|---|---|---|
| 虚劳·脾肾阳虚证 | 虚勞·脾腎陽虚證 | consumptive disease with syndrome of yang deficiency of spleen and kidney |
| 虚劳·脾胃阴虚证 | 虚勞·脾胃陰虚證 | consumptive disease with syndrome of yin deficiency of spleen and stomach |
| 虚劳·脾血虚证 | 虚勞·脾血虚證 | consumptive disease with syndrome of spleen blood deficiency |
| 虚劳·脾阳虚证 | 虚勞·脾陽虚證 | consumptive disease with syndrome of spleen yang deficiency |
| 虚劳·气阴两虚证 | 虚勞·氣陰兩虚證 | consumptive disease with syndrome of deficiency of both qi and yin |
| 虚劳·肾精亏虚证 | 虚勞·腎精虧虚證 | consumptive disease with syndrome of kidney essence insufficiency |
| 虚劳·肾气虚证 | 虚勞·腎氣虚證 | consumptive disease with syndrome of kidney qi deficiency |
| 虚劳·肾阳虚证 | 虚勞·腎陽虚證 | consumptive disease with syndrome of kidney yang deficiency |
| 虚劳·肾阴虚证 | 虚勞·腎陰虚證 | consumptive disease with syndrome of kidney yin deficiency |
| 虚劳·肾阴阳两虚证 | 虚勞·腎陰陽兩虚證 | consumptive disease with syndrome of deficiency of both kidney yin and kidney yang |
| 虚劳·心脾两虚证 | 虚勞·心脾兩虚證 | consumptive disease with syndrome of deficiency of both heart and spleen |

| 大陆名 | 台湾名 | 英文名 |
|---|---|---|
| 虚劳·心气虚证 | 虚勞·心氣虛證 | consumptive disease with syndrome of heart qi deficiency |
| 虚劳·心肾阳虚证 | 虚勞·心腎陽虛證 | consumptive disease with syndrome of yang deficiency of both heart and kidney |
| 虚劳·心血虚证 | 虚勞·心血虛證 | consumptive disease with syndrome of heart blood deficiency |
| 虚劳·心阳虚证 | 虚勞·心陽虛證 | consumptive disease with syndrome of heart yang deficiency |
| 虚劳·心阴虚证 | 虚勞·心陰虛證 | consumptive disease with syndrome of heart yin deficiency |
| 虚里疼痛 | 虚裏疼痛 | pain at xuli |
| 虚脉 | 虚脈 | feeble pulse |
| 虚呕·脾胃气虚证 | 虚嘔·脾胃氣虛證 | deficient vomiting with syndrome of qi deficiency of spleen and stomach |
| 虚呕·脾胃虚寒证 | 虚嘔·脾胃虛寒證 | deficient vomiting with syndrome of deficient cold of spleen and stomach |
| 虚呕·脾胃阳虚证 | 虚嘔·脾胃陽虛證 | deficient vomiting with syndrome of yang deficiency of spleen and stomach |
| 虚呕·胃阴虚证 | 虚嘔·胃陰虛證 | deficient vomiting with syndrome of stomach yin deficiency |
| 虚实辨证 | 虚實辨證 | syndrome differentiation of excess and deficiency |
| 虚实夹杂 | 虚實夾雜 | intermingled deficiency and excess |

| 大陆名 | 台湾名 | 英文名 |
|---|---|---|
| 虚实夹杂证 | 虛實夾雜證 | syndrome of intermingled deficiency and excess |
| 虚实真假 | 虛實真假 | true-false of excess-deficiency |
| 虚中夹实 | 虛中夾實 | deficiency complicated with excess |
| 徐发 | 徐發 | insidious onset |
| 徐之才 | 徐之才 | Xu Zhicai |
| 蓄水证 | 蓄水證 | stagnated fluid syndrome |
| 蓄血证 | 蓄血證 | stagnated blood syndrome |
| 悬饮 | 懸飲 | suspending fluid |
| 悬饮·肺络不畅证 | 懸飲·肺絡不暢證 | suspending fluid retention with syndrome of impediments of lung collaterals |
| 悬饮·阴虚内热证 | 懸飲·陰虛內熱證 | suspending fluid retention with syndrome of internal heat due to yin deficiency |
| 悬饮·饮停胸胁证 | 懸飲·飲停胸脅證 | suspending fluid retention with syndrome of fluid retaining in chest and hypochondrium |
| 悬珠痔·气滞血瘀证 | 懸珠痔·氣滯血瘀證 | fibropapilloma of anus with pattern of qi stagnation and blood stasis |
| 悬珠痔·湿热下注证 | 懸珠痔·濕熱下注證 | fibropapilloma of anus with pattern of dampness-heat diffusing downward |
| 旋耳疮 | 旋耳瘡 | ear eczema |

| 大陆名 | 台湾名 | 英文名 |
|---|---|---|
| 旋耳疮·风热湿邪证 | 旋耳瘡·風熱濕邪證 | ear eczema with wind-heat-dampness pattern |
| 旋耳疮·血虚风燥证 | 旋耳瘡·血虚風燥證 | ear eczema with pattern of wind-dryness due to blood deficiency |
| 旋覆代赭石汤 | 旋覆代赭石湯 | xuanfu daizheshi decoction |
| 旋覆花 | 旋覆花 | inula flower |
| 旋后肌综合征 | 旋後肌綜合徵 | supinator syndrome |
| 旋螺风 | 旋螺風 | balanoposthitis |
| 旋前圆肌综合征 | 旋前圓肌綜合徵 | pronator syndrome |
| 旋转法 | 旋轉法 | rotating manipulation |
| 旋转复位法 | 旋轉複位法 | rotative restoration |
| 旋转屈伸 | 旋轉屈伸 | rotation and flexion-extension |
| 璇玑 | 璇璣 | xuánjī,CV21,RN21 |
| 癣湿药水 | 癬濕藥水 | xuanshi solution,xuanshi yaoshui |
| 眩晕·肝火上炎证 | 眩暈·肝火上炎證 | endogenous vertigo with syndrome of flaring up of liver fire |
| 眩晕·肝阳上亢证 | 眩暈·肝陽上亢證 | endogenous vertigo with syndrome of upward disturbance of hyperactive liver yang |
| 眩晕·痰湿阻滞证 | 眩暈·痰濕阻滯證 | vertigo with syndrome of stagnation and blockade of phlegm-damp |
| 眩晕·痰浊上扰证 | 眩暈·痰濁上擾證 | endogenous vertigo with syndrome of upward disturbance of phlegm-turbidity |

| 大陆名 | 台湾名 | 英文名 |
|---|---|---|
| 眩晕·外感风寒证 | 眩暈·外感風寒證 | vertigo with syndrome of exogenous wind-cold |
| 眩晕·外感暑湿证 | 眩暈·外感暑濕證 | vertigo with syndrome of exogenous summerheat-damp |
| 眩晕·外感燥火证 | 眩暈·外感燥火證 | vertigo with syndrome of exogenous dryness-fire |
| 眩晕·瘀血阻窍证 | 眩暈·瘀血阻竅證 | endogenous vertigo with syndrome of static blood blocking orifices |
| 血分证 | 血分證 | xuefen syndrome |
| 血灌瞳神·肝胆实热证 | 血灌瞳神·肝膽實熱證 | hyphema and vitreous hemorrhage with pattern of liver-gallbladder excessive heat |
| 血灌瞳神·虚火伤络证 | 血灌瞳神·虛火傷絡證 | hyphema and vitreous hemorrhage with pattern of deficiency-fire injuring collateral |
| 血灌瞳神·血热妄行证 | 血灌瞳神·血熱妄行證 | hyphema and vitreous hemorrhage with pattern of bleeding due to blood heat |
| 血灌瞳神·瘀血内阻证 | 血灌瞳神·瘀血內阻證 | hyphema and vitreous hemorrhage with pattern of internal obstruction of static blood |
| 血寒证 | 血寒證 | syndrome of cold in blood |
| 血汗·肝胃火炽证 | 血汗·肝胃火熾證 | bloody sweating with syndrome of blazing fire of liver and stomach |
| 血汗·气血两虚证 | 血汗·氣血兩虛證 | bloody sweating with syndrome of deficiency of both qi and blood |
| 血汗·阴虚火旺证 | 血汗·陰虛火旺證 | bloody sweating with syndrome of exuberant fire due to yin deficiency |

| 大陆名 | 台湾名 | 英文名 |
| --- | --- | --- |
| 血结胸证 | 血結胸證 | chest binding syndrome with static blood |
| 血厥·实证 | 血厥·實證 | blood syncope with excess syndrome |
| 血厥·虚证 | 血厥·虚證 | blood syncope with deficiency syndrome |
| 血淋 | 血淋 | stranguria due to hematuria |
| 血瘤·肝经火旺证 | 血瘤·肝經火旺證 | blood tumor with pattern of effulgent fire in liver channel |
| 血瘤·脾失统摄证 | 血瘤·脾失統攝證 | blood tumor with pattern of spleen failing to control and manage |
| 血瘤·肾伏郁火证 | 血瘤·腎伏鬱火證 | blood tumor with pattern of stagnated fire hidden in kidney |
| 血瘤·心火妄动证 | 血瘤·心火妄動證 | blood tumor with pattern of frenetic stirring of heart fire |
| 血热肠燥证 | 血熱腸燥證 | syndrome of intestine dryness due to blood heat |
| 血热动风证 | 血熱動風證 | syndrome of stirring wind due to blood heat |
| 血脱证 | 血脫證 | syndrome of blood depletion |
| 血吸虫病 | 血吸蟲病 | schistosomiasis |
| 血虚肠燥证 | 血虚腸燥證 | syndrome of intestine dryness due to blood deficiency |
| 血虚动风证 | 血虚動風證 | syndrome of stirring wind due to blood deficiency |
| 血虚风燥证 | 血虚風燥證 | syndrome of wind and dryness due to blood deficiency |

| 大陆名 | 台湾名 | 英文名 |
|---|---|---|
| 血虚寒凝证 | 血虚寒凝證 | syndrome of coagulation cold due to blood deficiency |
| 血虚津亏证 | 血虚津虧證 | syndrome of blood deficiency and depleted fluid |
| 血虚证 | 血虚證 | syndrome of blood deficiency |
| 血瘀耳窍证 | 血瘀耳竅證 | syndrome of blood stasis in ear |
| 血瘀气滞证 | 血瘀氣滯證 | syndrome of blood stasis and stagnant qi |
| 血瘀舌下证 | 血瘀舌下證 | syndrome of sublingual blood stasis |
| 血瘀证 | 血瘀證 | syndrome of blood stasis |
| 血余炭 | 血餘炭 | carbonized hair |
| 血郁 | 血鬱 | blood stagnation |
| 血证 | 血證 | blood disease |
| 血症论 | 血症論 | Xuezheng Lun,On Blood Syndromes |
| 熏法 | 熏法 | fumigation |
| 熏洗疗法 | 熏洗療法 | fumigating and washing therapy |
| 熏眼法 | 熏眼法 | fumigating therapy for eye |
| 熏蒸疗法 | 薰蒸療法 | fumigation and steaming therapy |
| 循法 | 循法 | mild pressing along channel course,mild pressing along meridian course |

# Y

| 大陆名 | 台湾名 | 英文名 |
|--------|--------|--------|
| 丫痈 | 丫癰 | abscess between fingers |
| 压缩性骨折 | 壓縮性骨折 | compression fracture |
| 鸦胆子 | 鴉膽子 | java brucea fruit |
| 鸭跖草 | 鴨蹠草 | dayflower herb |
| 牙痛·风寒证 | 牙痛·風寒證 | toothache with wind-cold pattern |
| 牙痛·风热证 | 牙痛·風熱證 | toothache with wind-heat pattern |
| 牙痛·胃火证 | 牙痛·胃火證 | toothache with stomach fire pattern |
| 牙痛·虚火证 | 牙痛·虚火證 | toothache with deficiency-fire pattern |
| 牙宣·气血两虚证 | 牙宣·氣血兩虛證 | periodontal disease with qi-blood deficiency pattern |
| 牙宣·肾阴虚证 | 牙宣·腎陰虛證 | periodontal disease with kidney yin deficiency pattern |
| 牙宣·胃火炽盛证 | 牙宣·胃火熾盛證 | periodontal disease with blazing stomach fire pattern |
| 牙岩 | 牙岩 | carcinoma of gum |
| 牙咬痈·风热上扰证 | 牙咬癰·風熱上擾證 | acute wisdom tooth pericoronitis with pattern of wind-heat disturbing upward |
| 牙咬痈·肝胆火盛证 | 牙咬癰·肝膽火盛證 | acute wisdom tooth pericoronitis with pattern of liver-gallbladder fire excessiveness |

| 大陆名 | 台湾名 | 英文名 |
| --- | --- | --- |
| 亚麻子 | 亞麻子 | linseed |
| 咽 | 咽 | pharynx |
| 咽部吹药法 | 咽部吹藥法 | method of throat insufflation |
| 咽干 | 咽乾 | dry throat |
| 咽鼓管自行吹张法 | 咽鼓管自行吹張法 | self-inflation of eustachian tube, valsalva maneuver |
| 咽喉 | 咽喉 | yānhóu,TG3,pharynx larynx |
| 咽喉病 | 咽喉病 | throat disease |
| 咽喉病刺烙法 | 咽喉病刺烙法 | puncture cauterization method for throat disease |
| 咽喉病刺破排脓法 | 咽喉病刺破排膿法 | expelling pus by puncturing for throat disease |
| 咽喉病导引法 | 咽喉病導引法 | daoyin for throat disease |
| 咽喉病敷贴法 | 咽喉病敷貼法 | application method for throat disease |
| 咽喉病烙治法 | 咽喉病烙治法 | cauterization method for throat disease |
| 咽喉部切诊 | 咽喉部切診 | palpation of throat |
| 咽喉部闻诊 | 咽喉部聞診 | auscultation and olfaction of larynx and pharynx |
| 咽喉梗塞不利 | 咽喉梗塞不利 | sticking sensation in throat |
| 咽喉菌 | 咽喉菌 | throat cancer |
| 咽喉菌·火毒蕴结证 | 咽喉菌·火毒蘊結證 | throat cancer with fire-toxin amassment pattern |

| 大陆名 | 台湾名 | 英文名 |
| --- | --- | --- |
| 咽喉菌·气血凝结证 | 咽喉菌·氣血凝結證 | throat cancer with pattern of qi-blood coagulating and intermingling |
| 咽喉菌·痰浊凝聚证 | 咽喉菌·痰濁凝聚證 | throat cancer with pattern of phlegm-turbidity coagulation and aggregation |
| 咽喉科 | 咽喉科 | department of pharynx and larynx |
| 咽喉口腔病雾化吸入法 | 咽喉口腔病霧化吸入法 | spray inhalation for oral and throat disease |
| 咽喉口腔病蒸气吸入法 | 咽喉口腔病蒸氣吸入法 | vapor inhalation for oral and throat disease |
| 咽喉瘤 | 咽喉瘤 | throat tumor |
| 咽喉瘤·气滞血瘀证 | 咽喉瘤·氣滯血瘀證 | throat tumor with pattern of qi stagnation and blood stasis |
| 咽喉瘤·痰浊凝聚证 | 咽喉瘤·痰濁凝聚證 | throat tumor with pattern of phlegm-turbidity coagulation and aggregation |
| 咽喉损伤 | 咽喉損傷 | throat injury |
| 咽喉损伤·热毒壅盛证 | 咽喉損傷·熱毒壅盛證 | throat injury with pattern of heat-toxin congestion and excessiveness |
| 咽喉损伤·血瘀咽喉证 | 咽喉損傷·血瘀咽喉證 | throat injury with pattern of blood stasis in throat |
| 咽喉疼痛按摩法 | 咽喉疼痛按摩法 | massage for sore throat |
| 咽喉肿痛 | 咽喉腫痛 | inflamed and sore throat |
| 咽菌 | 咽菌 | carcinoma of pharynx |
| 咽路 | 咽路 | esophagus |

| 大陆名 | 台湾名 | 英文名 |
|---|---|---|
| 咽痛 | 咽痛 | sore throat,pharyngalgia |
| 咽肿 | 咽腫 | throat swelling |
| 阳强 | 陽強 | persistent erection of penis |
| 阳水·风水相搏证 | 陽水·風水相搏證 | yang edema with syndrome of intermingling of wind and water |
| 阳水·湿热蕴结证 | 陽水·濕熱蘊結證 | yang edema with syndrome of accumulation and binding of damp-heat |
| 阳水·水湿浸渍证 | 陽水·水濕浸漬證 | yang edema with syndrome of retention and diffusion of water-damp |
| 阳损及阴证 | 陽損及陰證 | syndrome of yang deficiency involving yin |
| 阳亡阴竭证 | 陽亡陰竭證 | syndrome of depletion of yang involving yin |
| 阳痿·肝气郁结证 | 陽痿·肝氣鬱結證 | impotence with syndrome of liver qi depression |
| 阳痿·惊恐伤肾证 | 陽痿·驚恐傷腎證 | impotence with syndrome of scare impairing kidney |
| 阳痿·命门火衰证 | 陽痿·命門火衰證 | impotence with syndrome of declination of vital gate fire |
| 阳痿·湿热下注证 | 陽痿·濕熱下注證 | impotence with syndrome of downward diffusion of damp-heat |
| 阳痿·心脾两虚证 | 陽痿·心脾兩虛證 | impotence with syndrome of deficiency of both heart and spleen |
| 阳溪 | 陽溪 | yángxī,LI5 |

| 大陆名 | 台湾名 | 英文名 |
|---|---|---|
| 阳性掌骨征 | 陽性掌骨徵 | positive metacarpal sign |
| 阳虚寒凝证 | 陽虚寒凝證 | syndrome of yang deficiency and coagulated cold |
| 阳虚气滞证 | 陽虚氣滯證 | syndrome of yang deficiency and qi stagnation |
| 阳虚水泛证 | 陽虚水泛證 | syndrome of water overflowing due to yang deficiency |
| 阳虚痰凝证 | 陽虚痰凝證 | syndrome of yang deficiency and coagulated phlegm |
| 阳虚外感证 | 陽虚外感證 | syndrome of exogenous disease due to yang deficiency |
| 阳虚血瘀证 | 陽虚血瘀證 | syndrome of yang deficiency and blood stasis |
| 阳虚证 | 陽虚證 | yang deficiency syndrome |
| 阳证 | 陽證 | yang syndrome |
| 夭疽 | 夭疽 | carbuncle of mastoid |
| 腰背部肌筋膜炎 | 腰背部肌筋膜炎 | lumbodorsal myofascitis |
| 腰背偻俯 | 腰背僂俯 | kyphosis |
| 腰部斜扳法 | 腰部斜扳法 | lumbar oblique thrust |
| 腰肌劳损·肝肾亏虚证 | 腰肌勞損·肝肾虧虚證 | lumbar muscle strain with liver-kidney deficiency pattern |
| 腰肌劳损·寒湿证 | 腰肌勞損·寒濕證 | lumbar muscle strain with cold-dampness pattern |
| 腰肌劳损·湿热证 | 腰肌勞損·濕熱證 | lumbar muscle strain with dampness-heat pattern |

| 大陆名 | 台湾名 | 英文名 |
|---|---|---|
| 腰肌劳损·瘀血证 | 腰肌勞損·瘀血證 | lumbar muscle strain with static blood pattern |
| 腰痛·风寒证 | 腰痛·風寒證 | lumbago with wind-cold syndrome |
| 腰痛·风热证 | 腰痛·風熱證 | lumbago with wind-heat syndrome |
| 腰痛·风湿证 | 腰痛·風濕證 | lumbago with wind-damp syndrome |
| 腰痛·肝气郁结证 | 腰痛·肝氣鬱結證 | lumbago with syndrome of liver qi depression |
| 腰痛·寒湿证 | 腰痛·寒濕證 | lumbago with cold-damp syndrome |
| 腰痛·脾湿证 | 腰痛·脾濕證 | lumbago with spleen damp syndrome |
| 腰痛·肾虚证 | 腰痛·腎虛證 | lumbago with kidney deficiency syndrome |
| 腰痛·湿热蕴结证 | 腰痛·濕熱蘊結證 | lumbago with syndrome of accumulation and binding of damp-heat |
| 腰痛·湿痰证 | 腰痛·濕痰證 | lumbago with damp-phlegm syndrome |
| 腰痛·瘀血证 | 腰痛·瘀血證 | lumbago with static blood syndrome |
| 腰椎骨折 | 腰椎骨折 | fracture of lumbar vertebrae |
| 腰椎管狭窄症·风寒闭阻证 | 腰椎管狭窄症·風寒閉阻證 | lumbar spinal canal stenosis with wind-cold blockage pattern |
| 腰椎管狭窄症·气虚血瘀证 | 腰椎管狭窄症·氣虛血瘀證 | lumbar spinal canal stenosis with pattern of qi deficiency and blood stasis |

| 大陆名 | 台湾名 | 英文名 |
| --- | --- | --- |
| 腰椎管狭窄症·肾气亏虚证 | 腰椎管狭窄症·肾氣虧虚證 | lumbar spinal canal stenosis with kidney-qi deficiency pattern |
| 腰椎后关节紊乱症 | 腰椎後關節紊亂症 | disturbance of postlumbar joint |
| 腰椎滑脱症 | 腰椎滑脱症 | lumbar spondylolisthesis |
| 腰椎滑脱症·风寒湿阻证 | 腰椎滑脱症·風寒濕阻證 | lumbar spondylolisthesis with wind-cold-dampness obstruction pattern |
| 腰椎滑脱症·肝肾亏虚证 | 腰椎滑脱症·肝肾虧虚證 | lumbar spondylolisthesis with liver-kidney deficiency pattern |
| 腰椎滑脱症·血瘀气滞证 | 腰椎滑脱症·血瘀氣滞證 | lumbar spondylolisthesis with pattern of blood stasis and qi stagnation |
| 腰椎间盘突出症 | 腰椎間盤突出症 | prolapse of lumbar intervertebral disc |
| 腰椎间盘突出症·风寒湿阻证 | 腰椎間盤突出症·風寒濕阻證 | lumbar intervertebral disc prolapse with wind-cold-dampness obstruction pattern |
| 腰椎间盘突出症·肝肾亏虚证 | 腰椎間盤突出症·肝肾虧虚證 | lumbar intervertebral disc prolapse with liver-kidney deficiency pattern |
| 腰椎间盘突出症·湿热闭阻证 | 腰椎間盤突出症·濕熱閉阻證 | lumbar intervertebral disc prolapse with dampness-heat blockage pattern |
| 腰椎间盘突出症·血瘀气滞证 | 腰椎間盤突出症·血瘀氣滞證 | lumbar intervertebral disc prolapse with pattern of blood stasis and qi stagnation |
| 腰椎椎管狭窄症 | 腰椎椎管狭窄症 | straitness of lumbar vertebrae |

| 大陆名 | 台湾名 | 英文名 |
| --- | --- | --- |
| 摇摆触碰 | 搖擺觸碰 | sway-and-feel manipulation |
| 摇法 | 搖法 | rotating and shaking manipulation |
| 药兜疗法 | 藥兜療法 | medicinal bag therapy |
| 药毒疹·气阴两虚证 | 藥毒疹·氣陰兩虛證 | drug eruption with qi-yin deficiency pattern |
| 药毒疹·热毒入营证 | 藥毒疹·熱毒入營證 | drug eruption with pattern of heat-toxin entering nutrient phase |
| 药毒疹·湿毒蕴结证 | 藥毒疹·濕毒蘊結證 | drug eruption with dampness-toxin amassment pattern |
| 药膏疗法 | 藥膏療法 | ointment therapy |
| 药罐法 | 藥罐法 | medicated cupping |
| 药栓疗法 | 藥栓療法 | medicinal suppository therapy |
| 药筒拔法 | 藥筒拔法 | medicated cup drainage |
| 药物疗法 | 藥物療法 | medication therapy |
| 药线疗法 | 藥線療法 | medicated thread therapy |
| 药浴疗法 | 藥浴療法 | medicinal bath therapy |
| 药熨疗法 | 藥熨療法 | hot medicinal compress therapy |
| 药枕疗法 | 藥枕療法 | medicinal pillow therapy |
| 噎膈·津亏热结证 | 噎膈·津虧熱結證 | dysphagia with syndrome of fluid insufficiency and heat binding |
| 噎膈·气虚阳微证 | 噎膈·氣虛陽微證 | dysphagia with syndrome of qi deficiency and yang debility |
| 噎膈·痰气阻膈证 | 噎膈·痰氣阻膈證 | dysphagia with syndrome of phlegm-qi blocking diaphragm |

| 大陆名 | 台湾名 | 英文名 |
|---|---|---|
| 噎膈·痰瘀互结证 | 噎膈·痰瘀互結證 | dysphagia with syndrome of intermingling of phlegm and static blood |
| 噎膈·瘀血闭阻证 | 噎膈·瘀血閉阻證 | dysphagia with syndrome of blockade of static blood |
| 野菊花 | 野菊花 | wild chrysanthemum flower |
| 野山参 | 野山參 | wild ginseng |
| 野屎风 | 野屎風 | hookworm dermatitis |
| 叶 | 葉 | leaf |
| 叶桂 | 葉桂 | Ye Gui |
| 夜啼·惊恐伤神证 | 夜啼·驚恐傷神證 | nocturnal crying with syndrome of fright injuring spirit |
| 夜啼·脾虚中寒证 | 夜啼·脾虛中寒證 | nocturnal crying with syndrome of spleen deficiency and cold attack |
| 夜啼·心经积热证 | 夜啼·心經積熱證 | nocturnal crying with syndrome of accumulated heat in Heart Channel |
| 液脱证 | 液脫證 | syndrome of turbid fluid depletion |
| 腋痈·风温阻络证 | 腋癰·風溫阻絡證 | axillary abscess with pattern of wind-warm obstructing collaterals |
| 腋痈·肝郁痰火证 | 腋癰·肝鬱痰火證 | axillary abscess with pattern of liver depression and phlegm-fire |
| 腋痈·热毒壅滞证 | 腋癰·熱毒壅滯證 | axillary abscess with pattern of heat-toxin congestion and stagnation |
| 医和 | 醫和 | Yihe |

| 大陆名 | 台湾名 | 英文名 |
| --- | --- | --- |
| 医圣 | 醫聖 | medical sage |
| 医宗金鉴 | 醫宗金鑒 | Yizong Jinjian, Golden Mirror of Medicine |
| 胰癌·肝胆湿热证 | 胰癌·肝膽濕熱證 | pancreas cancer with syndrome of damp-heat in liver and gallbladder |
| 胰癌·气血两虚证 | 胰癌·氣血兩虛證 | pancreas cancer with syndrome of deficiency of both qi and blood |
| 胰癌·气血瘀滞证 | 胰癌·氣血瘀滯證 | pancreas cancer with syndrome of qi stagnation and blood stasis |
| 胰癌·湿浊阻遏证 | 胰癌·濕濁阻遏證 | pancreas cancer with syndrome of damp-turbidity blockade |
| 胰胆 | 胰膽 | yídǎn, CO11, pancreas and gallbladder |
| 遗精·肝火偏盛证 | 遺精·肝火偏盛證 | spermatorrhea with syndrome of liver fire exuberance |
| 遗精·君相火旺证 | 遺精·君相火旺證 | spermatorrhea with syndrome of blazing monarchic and ministerial fire |
| 遗精·劳伤心脾证 | 遺精·勞傷心脾證 | spermatorrhea with syndrome of overstrain injuring heart and spleen |
| 遗精·肾气不固证 | 遺精·腎氣不固證 | spermatorrhea with syndrome of unconsolidated kidney qi |
| 遗精·肾阳衰微证 | 遺精·腎陽衰微證 | spermatorrhea with syndrome of kidney yang exhaustion |
| 遗精·肾阴虚证 | 遺精·腎陰虛證 | spermatorrhea with syndrome of kidney yin deficiency |

| 大陆名 | 台湾名 | 英文名 |
|---|---|---|
| 遗精·湿热下注证 | 遺精·濕熱下注證 | spermatorrhea with syndrome of downward diffusion of damp-heat |
| 遗精·痰火内蕴证 | 遺精·痰火內蘊證 | spermatorrhea with syndrome of internal retention of phlegm-fire |
| 遗精·心肾不交证 | 遺精·心腎不交證 | spermatorrhea with syndrome of incoordination between heart and kidney |
| 遗精·阴虚火旺证 | 遺精·陰虛火旺證 | spermatorrhea with syndrome of exuberant fire due to yin deficiency |
| 遗尿·肺脾气虚证 | 遺尿·肺脾氣虛證 | enuresis with syndrome of qi deficiency of lung and spleen |
| 遗尿·肾督不足证 | 遺尿·腎督不足證 | enuresis with syndrome of insufficiency of kidney and governor vessel |
| 遗尿·湿热下注证 | 遺尿·濕熱下注證 | enuresis with syndrome of downward diffusion of damp-heat |
| 遗尿·下焦虚冷证 | 遺尿·下焦虛冷證 | enuresis with syndrome of deficient cold in lower jiao |
| 遗尿·下焦蓄血证 | 遺尿·下焦蓄血證 | enuresis with syndrome of blood amassment in lower jiao |
| 遗尿·心肾阴虚证 | 遺尿·心腎陰虛證 | enuresis with syndrome of yin deficiency of heart and kidney |
| 乙肝宁颗粒 | 乙肝寧顆粒 | yiganning granules |
| 异位妊娠·休克型 | 異位妊娠·休克型 | ectopic pregnancy with shock |
| 异物入目·睛伤邪侵证 | 異物入目·睛傷邪侵證 | foreign body entering eye with pattern of eye trauma with pathogen invasion |

| 大陆名 | 台湾名 | 英文名 |
|---|---|---|
| 异物入目·睛伤邪盛证 | 異物入目·睛傷邪盛證 | foreign body entering eye with pattern of eye trauma with pathogen excessiveness |
| 易虚易实 | 易虚易實 | vulnerable to manifestation of deficiency and excess |
| 疫疔·疫毒蕴结证 | 疫疔·疫毒蘊結證 | cutaneous anthrax with pestilent toxin amassment pattern |
| 疫毒内闭证 | 疫毒内閉證 | syndrome of epidemic toxin blocked internally |
| 疫毒侵袭证 | 疫毒侵襲證 | syndrome of epidemic toxin invasion |
| 疫疹·风热伤络证 | 疫疹·風熱傷絡證 | pestilence with petechiae with syndrome of wind-heat injuring collaterals |
| 疫疹·气营两燔证 | 疫疹·氣營兩燔證 | pestilence with petechiae with syndrome of blazing heat in both qi and nutrient phases |
| 疫疹·热迫营血证 | 疫疹·熱迫營血證 | pestilence with petechiae with syndrome of toxin entering nutrient and blood phases |
| 疫疹·卫气同病证 | 疫疹·衛氣同病證 | pestilence with petechiae with syndrome of involving both defense and qi phases |
| 疫疹·邪犯肝心证 | 疫疹·邪犯肝心證 | pestilence with petechiae with syndrome of pathogen invading liver and heart |
| 疫疹·邪阻膜原证 | 疫疹·邪阻膜原證 | pestilence with petechiae with syndrome of pathogen blocking pleuro-diaphragmatic interspace |

| 大陆名 | 台湾名 | 英文名 |
|---|---|---|
| 疫疹·血热妄行证 | 疫疹·血熱妄行證 | pestilence with petechiae with syndrome of bleeding due to blood heat |
| 疫疹·余邪未净证 | 疫疹·餘邪未淨證 | pestilence with petechiae with syndrome of lingering remnant pathogen |
| 疫疹·正气暴脱证 | 疫疹·正氣暴脫證 | pestilence with petechiae with syndrome of sudden collapse of vital qi |
| 益母草 | 益母草 | motherwort herb |
| 益母草膏 | 益母草膏 | yimucao paste,yimucao gao |
| 益气固表 | 益氣固表 | invigorating qi for consolidating superficies |
| 益气解表 | 益氣解表 | benefiting qi for relieving superficies syndrome |
| 益气养血法 | 益氣養血法 | replenishing qi and nourishing blood |
| 意舍 | 意舍 | yìshè,B49,BL49 |
| 溢饮 | 溢飲 | anasarcous fluid retention |
| 因地制宜 | 因地制宜 | treatment in accordance with local conditions |
| 因人制宜 | 因人制宜 | treatment in accordance with patient's individuality |
| 因时制宜 | 因時制宜 | treatment in accordance with seasonal conditions |
| 因虚致实 | 因虛致實 | excess resulted from deficiency |

| 大陆名 | 台湾名 | 英文名 |
|---|---|---|
| 阴病出阳 | 陰病出陽 | yin disease involving yang |
| 阴部热疮·肝经湿热证 | 陰部熱瘡·肝經濕熱證 | genitalia herpes with pattern of dampness-heat in liver channel |
| 阴部热疮·正虚邪恋证 | 陰部熱瘡·正虚邪戀證 | genitalia herpes with pattern of healthy qi deficiency and lingering pathogen |
| 阴疮·寒湿证 | 陰瘡·寒濕證 | vulval sore with cold-damp syndrome |
| 阴疮·气虚夹热证 | 陰瘡·氣虛夾熱證 | vulval sore with syndrome of qi deficiency complicated with heat |
| 阴疮·热毒证 | 陰瘡·熱毒證 | vulval sore with heat-toxin syndrome |
| 阴吹·气虚证 | 陰吹·氣虛證 | flatus vaginalis with qi deficiency syndrome |
| 阴吹·气郁证 | 陰吹·氣鬱證 | flatus vaginalis with qi depression syndrome |
| 阴吹·痰湿证 | 陰吹·痰濕證 | flatus vaginalis with phlegm-damp syndrome |
| 阴吹·胃燥证 | 陰吹·胃燥證 | flatus vaginalis with stomach dryness syndrome |
| 阴道冲洗 | 陰道沖洗 | vaginal douche |
| 阴干 | 陰乾 | drying in shade |
| 阴谷 | 陰谷 | yīngǔ,K10,KI10 |
| 阴黄·肝脾不调证 | 陰黃·肝脾不調證 | yin jaundice with syndrome of disharmony between liver and spleen |

| 大陆名 | 台湾名 | 英文名 |
|---|---|---|
| 阴黄·寒湿证 | 陰黃·寒濕證 | yin jaundice with cold-damp syndrome |
| 阴黄·脾虚湿困证 | 陰黃·脾虛濕困證 | yin jaundice with syndrome of damp retention due to spleen deficiency |
| 阴黄·湿热蕴结证 | 陰黃·濕熱蘊結證 | yin jaundice with syndrome of accumulation and binding of damp-heat |
| 阴黄·血瘀肝郁证 | 陰黃·血瘀肝鬱證 | yin jaundice with syndrome of blood stasis and liver depression |
| 阴黄·阳虚寒凝证 | 陰黃·陽虛寒凝證 | yin jaundice with syndrome of yang deficiency and cold congelation |
| 阴竭阳脱证 | 陰竭陽脫證 | syndrome of depletion of yin causing yang collapse |
| 阴茎痰核 | 陰莖痰核 | phlegmatic tubercle of penis, Peyronie's disease |
| 阴茎痰核·痰浊凝聚证 | 陰莖痰核·痰濁凝聚證 | phlegmatic tubercle of penis with pattern of phlegm-turbidity coagulation and aggregation |
| 阴茎痰核·阴虚痰热证 | 陰莖痰核·陰虛痰熱證 | phlegmatic tubercle of penis with pattern of yin deficiency and phlegm-heat |
| 阴冷·风寒束表证 | 陰冷·風寒束表證 | vulval coldness with syndrome of wind-cold tightening superficies |
| 阴冷·肾阳衰微证 | 陰冷·腎陽衰微證 | vulval coldness with syndrome of kidney yang exhaustion |
| 阴盛阳衰证 | 陰盛陽衰證 | syndrome of yang deficiency due to yin excess |

| 大陆名 | 台湾名 | 英文名 |
| --- | --- | --- |
| 阴水·脾虚湿困证 | 陰水·脾虚濕困證 | yin edema with syndrome of damp retention due to spleen deficiency |
| 阴水·阳虚水泛证 | 陰水·陽虚水泛證 | yin edema with syndrome of water overflowing due to yang deficiency |
| 阴水·瘀水互结证 | 陰水·瘀水互結證 | yin edema with syndrome of binding of static blood and water |
| 阴损及阳证 | 陰損及陽證 | syndrome of yin deficiency involving yang |
| 阴挺·脾虚气陷证 | 陰挺·脾虚氣陷證 | uterine or vaginal prolapse with syndrome of spleen deficiency and qi collapse |
| 阴挺·肾气不固证 | 陰挺·腎氣不固證 | uterine or vaginal prolapse with syndrome of unconsolidated kidney qi |
| 阴挺·湿热下注证 | 陰挺·濕熱下注證 | uterine or vaginal prolapse with syndrome of downward diffusion of damp-heat |
| 阴痛·肝气郁结证 | 陰痛·肝氣鬱結證 | vaginal pain with syndrome of liver qi depression |
| 阴痛·肝肾两虚证 | 陰痛·肝腎兩虚證 | vaginal pain with syndrome of deficiency of both liver and kidney |
| 阴痛·寒滞肝脉证 | 陰痛·寒滞肝脈證 | vaginal pain with syndrome of cold stagnation in Liver Channel |
| 阴虚肠燥证 | 陰虚腸燥證 | syndrome of intestine dryness due to yin deficiency |
| 阴虚齿燥证 | 陰虚齒燥證 | syndrome of teeth dryness due to yin deficiency |

| 大陆名 | 台湾名 | 英文名 |
| --- | --- | --- |
| 阴虚动风证 | 陰虚動風證 | syndrome of stirring wind due to yin deficiency |
| 阴虚动血证 | 陰虚動血證 | syndrome of stirring blood due to yin deficiency |
| 阴虚发热 | 陰虚發熱 | fever due to yin deficiency |
| 阴虚肺燥证 | 陰虚肺燥證 | syndrome of lung dryness due to yin deficiency |
| 阴虚火旺证 | 陰虚火旺證 | syndrome of hyperactivity of fire due to yin deficiency |
| 阴虚津亏证 | 陰虚津虧證 | syndrome of yin deficiency and depletion of fluid |
| 阴虚内热证 | 陰虚內熱證 | syndrome of endogenous heat due to yin deficiency |
| 阴虚湿热证 | 陰虚濕熱證 | syndrome of yin deficiency and dampness-heat |
| 阴虚外感证 | 陰虚外感證 | syndrome of exogenous disease due to yin deficiency |
| 阴虚血热证 | 陰虚血熱證 | syndrome of yin deficiency and blood heat |
| 阴虚血瘀证 | 陰虚血瘀證 | syndrome of yin deficiency and blood stasis |
| 阴虚血燥证 | 陰虚血燥證 | syndrome of yin deficiency and blood dryness |
| 阴虚咽喉失濡证 | 陰虚咽喉失濡證 | syndrome of loss of moistening of throat due to yin deficiency |
| 阴虚阳亢证 | 陰虚陽亢證 | syndrome of hyperactivity of yang due to yin deficiency |

| 大陆名 | 台湾名 | 英文名 |
|--------|--------|--------|
| 阴虚证 | 陰虛證 | yin deficiency syndrome |
| 阴阳辨证 | 陰陽辨證 | syndrome differentiation of yin-yang |
| 阴阳并补剂 | 陰陽並補劑 | formula for benefiting both yin and yang |
| 阴阳两虚证 | 陰陽兩虛證 | syndrome of deficiency of both yin and yang |
| 阴阳自和 | 陰陽自和 | natural harmony of yin-yang |
| 阴痒·肝经湿热证 | 陰癢·肝經濕熱證 | pruritus vulvae with syndrome of damp-heat in Liver Channel |
| 阴痒·阴虚血燥证 | 陰癢·陰虛血燥證 | pruritus vulvae with syndrome of yin deficiency and blood dryness |
| 阴燥·肝肾阴虚证 | 陰燥·肝腎陰虛證 | vulval dryness with syndrome of yin deficiency of liver and kidney |
| 阴燥·脾肾阳虚证 | 陰燥·脾腎陽虛證 | vulval dryness with syndrome of yang deficiency of spleen and kidney |
| 阴燥·血虚化燥证 | 陰燥·血虛化燥證 | vulval dryness with syndrome of blood deficiency transforming into dryness |
| 阴证 | 陰證 | yin syndrome |
| 阴肿·肝经湿热证 | 陰腫·肝經濕熱證 | vulval swelling with syndrome of damp-heat in Liver Channel |
| 阴肿·寒湿证 | 陰腫·寒濕證 | vulval swelling with cold-damp syndrome |
| 阴肿·气陷证 | 陰腫·氣陷證 | vulval swelling with syndrome of qi collapse |

| 大陆名 | 台湾名 | 英文名 |
|--------|--------|--------|
| 阴肿·气滞水停证 | 陰腫·氣滯水停證 | vulval swelling with syndrome of qi and water stagnation |
| 阴肿·外伤证 | 陰腫·外傷證 | vulval swelling with traumatic syndrome |
| 殷门 | 殷門 | yīnmén,B37,BL37 |
| 银柴胡 | 銀柴胡 | star-wort root |
| 银杏叶 | 銀杏葉 | ginkgo leaf |
| 引流法 | 引流法 | drainage method |
| 引流疗法 | 引流療法 | drainage therapy |
| 饮 | 飲 | fluid retention |
| 饮留胃肠证 | 飲留胃腸證 | syndrome of fluid retained in stomach and intestines |
| 饮片 | 飲片 | prepared drug in pieces |
| 饮膳正要 | 飲膳正要 | Yin Shan Zhengyao,Principles of Correct Diet |
| 饮食调理 | 飲食調理 | dietetic regulation |
| 饮食禁忌 | 飲食禁忌 | dietetic contraindication |
| 饮食所伤 | 飲食所傷 | injury due to diet |
| 饮水则呛 | 飲水則嗆 | choke when drinking |
| 饮停胸胁证 | 飲停胸脅證 | syndrome of fluid retained in chest and hypochondrium |
| 饮溢四肢证 | 飲溢四肢證 | syndrome of fluid retention overflowing in limbs |
| 饮证 | 飲證 | fluid retention syndrome |

| 大陆名 | 台湾名 | 英文名 |
|--------|--------|--------|
| 瘾疹·风寒束表证 | 癮疹·風寒束表證 | hidden rash with pattern of wind-cold fettering exterior |
| 瘾疹·风热袭表证 | 癮疹·風熱襲表證 | hidden rash with pattern of wind-heat assaulting exterior |
| 瘾疹·气血两虚证 | 癮疹·氣血兩虛證 | hidden rash with qi-blood deficiency pattern |
| 瘾疹·气滞血瘀证 | 癮疹·氣滯血瘀證 | hidden rash with pattern of qi stagnation and blood stasis |
| 瘾疹·卫表不固证 | 癮疹·衛表不固證 | hidden rash with pattern of unconsolidation of defensive exterior |
| 瘾疹·胃肠湿热证 | 癮疹·胃腸濕熱證 | hidden rash with pattern of dampness-heat in stomach and intestine |
| 婴儿期 | 嬰兒期 | babyhood |
| 婴儿喂养 | 嬰兒餵養 | feeding baby |
| 罂粟壳 | 罌粟殼 | poppy capsule |
| 营分证 | 營分證 | yingfen syndrome |
| 营卫不和 | 營衛不和 | disharmony between nutrient qi and defensive qi |
| 瘿气·肝郁火旺证 | 癭氣·肝鬱火旺證 | goiter qi with pattern of liver depression and fire effulgence |
| 瘿气·心脾气虚证 | 癭氣·心脾氣虛證 | goiter qi with heart-spleen qi deficiency pattern |
| 瘿气·阴虚阳亢证 | 癭氣·陰虛陽亢證 | goiter qi with pattern of yin deficiency and yang hyperactivity |

| 大陆名 | 台湾名 | 英文名 |
|---|---|---|
| 瘿痈·风热痰凝证 | 癭癰·風熱痰凝證 | thyroiditis with pattern of wind-heat and phlegm coagulation |
| 瘿痈·气滞痰凝证 | 癭癰·氣滯痰凝證 | thyroiditis with pattern of qi stagnation and phlegm coagulation |
| 应力骨折 | 應力骨折 | stress fracture |
| 硬腭 | 硬齶 | hard palate |
| 痈·气血两虚证 | 癰·氣血兩虛證 | abscess with qi-blood deficiency pattern |
| 痈·热毒蕴结证 | 癰·熱毒蘊結證 | abscess with heat-toxin amassment pattern |
| 痈·热盛酿脓证 | 癰·熱盛釀膿證 | abscess with pattern of suppuration due to heat exuberance |
| 涌泉 | 湧泉 | yǒngquán,K1,KI1 |
| 涌吐法 | 湧吐法 | emesis method |
| 涌吐剂 | 湧吐劑 | emetic formula |
| 由实转虚 | 由實轉虛 | deficiency transformed from excess |
| 油风·肝肾两虚证 | 油風·肝腎兩虛證 | alopecia areata with liver-kidney deficiency pattern |
| 油风·气血两虚证 | 油風·氣血兩虛證 | alopecia areata with qi-blood deficiency pattern |
| 油风·气滞血瘀证 | 油風·氣滯血瘀證 | alopecia areata with pattern of qi stagnation and blood stasis |
| 油风·血热生风证 | 油風·血熱生風證 | alopecia areata with pattern of blood heat generating wind |
| 油风脱发 | 油風脫髮 | seborrheic alopecia |

| 大陆名 | 台湾名 | 英文名 |
|---|---|---|
| 油制 | 油制 | processed with oil |
| 有头疽·火毒蕴结证 | 有頭疽·火毒蘊結證 | headed carbuncle with fire-toxin amassment pattern |
| 有头疽·气虚毒滞证 | 有頭疽·氣虛毒滯證 | headed carbuncle with pattern of qi deficiency and toxin stagnation |
| 有头疽·湿热壅滞证 | 有頭疽·濕熱壅滯證 | headed carbuncle with pattern of dampness-heat congestion and stagnation |
| 有头疽·阴虚火旺证 | 有頭疽·陰虛火旺證 | headed carbuncle with pattern of yin deficiency and fire effulgence |
| 右腹积证 | 右腹積證 | amassment disease of right abdomen |
| 右归饮 | 右歸飲 | yougui drink |
| 幼儿期 | 幼兒期 | infancy |
| 幼儿喂养 | 幼兒餵養 | infantile feeding |
| 瘀热入络证 | 瘀熱入絡證 | syndrome of stagnant-heat invading collaterals |
| 瘀血流注 | 瘀血流注 | deep multiple abscess due to static blood |
| 瘀血流注·产后败瘀证 | 瘀血流注·產後敗瘀證 | deep multiple abscess due to static blood with pattern of postpartum infection |
| 瘀血流注·跌扑成瘀证 | 瘀血流注·跌撲成瘀證 | deep multiple abscess due to static blood with pattern of falls and knocks |
| 瘀血内结积证 | 瘀血內結積證 | amassment disease with syndrome of internal binding of static blood |

| 大陆名 | 台湾名 | 英文名 |
|---|---|---|
| 瘀血阻络证 | 瘀血阻絡證 | syndrome of static blood blocking collaterals |
| 瘀阻胞宫证 | 瘀阻胞宮證 | syndrome of static blood blocking in uterus,syndrome of static blood blocking in womb |
| 瘀阻胞脉证 | 瘀阻胞脈證 | syndrome of static blood blocking in uterine vessel |
| 瘀阻冲任 | 瘀阻沖任 | blood stasis blocking thoroughfare and conception channels |
| 瘀阻脑络证 | 瘀阻腦絡證 | syndrome of blood stasis blocking brain |
| 瘀阻胃络证 | 瘀阻胃絡證 | syndrome of static blood in stomach collaterals |
| 瘀阻咽喉证 | 瘀阻咽喉證 | syndrome of static blood stagnated in throat |
| 余毒流注 | 餘毒流注 | deep multiple abscess due to remnant toxin |
| 余毒流注·毒邪炽盛证 | 餘毒流注·毒邪熾盛證 | deep multiple abscess due to remnant toxin with blazing toxin pattern |
| 余毒流注·火毒攻心证 | 餘毒流注·火毒攻心證 | deep multiple abscess due to remnant toxin with pattern of fire-toxin attacking heart |
| 余毒流注·气血两虚证 | 餘毒流注·氣血兩虛證 | deep multiple abscess due to remnant toxin with qi-blood deficiency pattern |
| 余毒未清证 | 餘毒未清證 | syndrome of remained toxicity |
| 余热未清证 | 餘熱未清證 | syndrome of lingering heat |

| 大陆名 | 台湾名 | 英文名 |
|---|---|---|
| 鱼腥草 | 魚腥草 | heartleaf houttuynia herb |
| 禹余粮 | 禹餘糧 | limonite |
| 语言謇涩 | 語言謇澀 | dysphasia |
| 郁病 | 鬱病 | depression disease |
| 郁病·肝气郁结证 | 鬱病·肝氣鬱結證 | depression with syndrome of liver qi depression |
| 郁病·肝阴虚证 | 鬱病·肝陰虛證 | depression with syndrome of liver yin deficiency |
| 郁病·气郁化火证 | 鬱病·氣鬱化火證 | depression with syndrome of qi depression transforming into fire |
| 郁病·痰气郁结证 | 鬱病·痰氣鬱結證 | depression with syndrome of phlegm-qi stagnation and binding |
| 郁病·心脾两虚证 | 鬱病·心脾兩虛證 | depression with syndrome of deficiency of both heart and spleen |
| 郁病·心神失养证 | 鬱病·心神失養證 | depression with syndrome of malnutrition of heart spirit |
| 郁病·心肾阴虚证 | 鬱病·心腎陰虛證 | depression with syndrome of yin deficiency of heart and kidney |
| 郁病·心阴虚证 | 鬱病·心陰虛證 | depression with syndrome of heart yin deficiency |
| 郁病·血瘀证 | 鬱病·血瘀證 | depression with blood stasis syndrome |
| 郁病·阴虚火旺证 | 鬱病·陰虛火旺證 | depression with syndrome of exuberant fire due to yin deficiency |
| 郁病·忧郁伤神证 | 鬱病·憂鬱傷神證 | depression with syndrome of anxiety injuring spirit |

| 大陆名 | 台湾名 | 英文名 |
|---|---|---|
| 郁金 | 鬱金 | turmeric root tuber |
| 郁厥 | 鬱厥 | depression syncope |
| 郁李仁 | 鬱李仁 | Chinese dwarf cherry seed |
| 预防接种 | 預防接種 | vaccination |
| 御药院 | 御藥院 | Royal Drug Museum |
| 愈风宁心片 | 愈風寧心片 | yufeng ningxin tablets,yufeng ningxin pian |
| 元胡止痛片 | 元胡止痛片 | yuanhu zhitong tablets,yuanhu zhitong pian |
| 员针 | 員針 | round-point needle |
| 原动物鉴定 | 原動物鑒定 | identification of original animal |
| 原发不孕症 | 原發不孕症 | primary infertility |
| 原发性皮损 | 原發性皮損 | primary lesion |
| 原矿物鉴定 | 原礦物鑒定 | identification of original mineral |
| 原络配穴法 | 原絡配穴法 | yuan-source points and collateral-points combination |
| 原植物鉴定 | 原植物鑒定 | identification of original plant |
| 圆利针 | 圓利針 | round-sharp needle |
| 圆翳内障·肝热上扰证 | 圓翳内障·肝熱上擾證 | round nebular cataract with pattern of liver-heat disturbing upward |
| 圆翳内障·肝肾两虚证 | 圓翳内障·肝腎兩虚證 | round nebular cataract with liver-kidney deficiency pattern |

| 大陆名 | 台湾名 | 英文名 |
|---|---|---|
| 圆翳内障·脾胃气虚证 | 圆翳内障·脾胃氣虛證 | round nebular cataract with spleen-stomach qi deficiency pattern |
| 远近配穴法 | 遠近配穴法 | distal-proximal points combination,distal-proximal points association |
| 远视·肝肾两虚证 | 遠視·肝腎兩虛證 | hyperopia with liver-kidney deficiency pattern |
| 远视·气血两虚证 | 遠視·氣血兩虛證 | hyperopia with qi-blood deficiency pattern |
| 远志 | 遠志 | milkwort root |
| 月经病脉 | 月經病脈 | morbid pulse in menstruation |
| 月经病诊法 | 月經病診法 | menopathy diagnostics |
| 月经常脉 | 月經常脈 | regular pulse in menstruation |
| 月经过多·气虚证 | 月經過多·氣虛證 | menorrhagia with qi deficiency syndrome |
| 月经过多·血热证 | 月經過多·血熱證 | menorrhagia with blood heat syndrome |
| 月经过多·血瘀证 | 月經過多·血瘀證 | menorrhagia with blood stasis syndrome |
| 月经过少·肾虚证 | 月經過少·腎虛證 | hypomenorrhea with kidney deficiency syndrome |
| 月经过少·痰湿证 | 月經過少·痰濕證 | hypomenorrhea with phlegm-damp syndrome |
| 月经过少·血虚证 | 月經過少·血虛證 | hypomenorrhea with blood deficiency syndrome |

| 大陆名 | 台湾名 | 英文名 |
| --- | --- | --- |
| 月经过少·血瘀证 | 月經過少·血瘀證 | hypomenorrhea with blood stasis syndrome |
| 月经后期 | 月經後期 | retarded menstruation |
| 月经后期·肝气郁结证 | 月經後期·肝氣鬱結證 | delayed menstruation with syndrome of liver qi depression |
| 月经后期·脾虚湿困证 | 月經後期·脾虛濕困證 | delayed menstruation with syndrome of damp retention due to spleen deficiency |
| 月经后期·肾精亏虚证 | 月經後期·腎精虧虛證 | delayed menstruation with syndrome of kidney essence insufficiency |
| 月经后期·血寒凝滞证 | 月經後期·血寒凝滯證 | delayed menstruation with syndrome of blood stagnation and congelation due to cold |
| 月经后期·血虚证 | 月經後期·血虛證 | delayed menstruation with blood deficiency syndrome |
| 月经先后无定期 | 月經先後無定期 | irregular menstrual cycle |
| 月经先后无定期·肝气郁结证 | 月經先後無定期·肝氣鬱結證 | irregular menstruation with syndrome of liver qi depression |
| 月经先后无定期·肾气虚证 | 月經先後無定期·腎氣虛證 | irregular menstruation with syndrome of kidney qi deficiency |
| 月经先期·肝郁化热证 | 月經先期·肝鬱化熱證 | advanced menstruation with syndrome of liver depression transforming into heat |
| 月经先期·脾气虚证 | 月經先期·脾氣虛證 | advanced menstruation with syndrome of spleen qi deficiency |

| 大陆名 | 台湾名 | 英文名 |
|---|---|---|
| 月经先期·肾气虚证 | 月經先期·腎氣虛證 | advanced menstruation with syndrome of kidney qi deficiency |
| 月经先期·阳盛实热证 | 月經先期·陽盛實熱證 | advanced menstruation with syndrome of exuberant yang and excessive heat |
| 月经先期·阴虚内热证 | 月經先期·陰虛內熱證 | advanced menstruation with syndrome of internal heat due to yin deficiency |
| 月经周期 | 月經週期 | menstrual cycle |
| 越鞠保和丸 | 越鞠保和丸 | yueju baohe pills |
| 晕针 | 暈針 | fainting during acupuncture |
| 云门 | 雲門 | yúnmén,L2,LU2 |
| 云南白药 | 雲南白藥 | yunnan baiyao powder |
| 云雾移睛 | 雲霧移睛 | fog moving into eye,vitreous opacity |
| 云雾移睛·肝肾阴虚证 | 雲霧移睛·肝腎陰虛證 | fog moving before eye with liver-kidney yin deficiency pattern |
| 云雾移睛·气血两虚证 | 雲霧移睛·氣血兩虛證 | fog moving before eye with qi-blood deficiency pattern |
| 云雾移睛·气滞血瘀证 | 雲霧移睛·氣滯血瘀證 | fog moving before eye with pattern of qi stagnation and blood stasis |
| 云雾移睛·湿热蕴蒸证 | 雲霧移睛·濕熱蘊蒸證 | fog moving before eye with pattern of dampness-heat amassing and steaming |
| 云翳 | 雲翳 | cloud nebula |
| 熨法 | 熨法 | hot packet method |

| 大陆名 | 台湾名 | 英文名 |
|---|---|---|
| 熨烙法 | 熨烙法 | method of fomentation and cauterization |

## Z

| 大陆名 | 台湾名 | 英文名 |
|---|---|---|
| 脏毒·脾虚气陷证 | 髒毒·脾虛氣陷證 | anal cryptitis with pattern of spleen deficiency and qi sinking |
| 脏毒·热毒蕴结证 | 髒毒·熱毒蘊結證 | anal cryptitis with heat-toxin amassment pattern |
| 脏毒·湿热下注证 | 髒毒·濕熱下注證 | anal cryptitis with pattern of dampness-heat diffusing downward |
| 脏腑败坏 | 臟腑敗壞 | corruption of zang-fu organs |
| 脏腑辨证 | 臟腑辨證 | syndrome differentiation of zang-fu viscera |
| 脏腑兼病辨证 | 臟腑兼病辨證 | syndrome differentiation of concurrent visceral manifestation |
| 脏躁·痰火交炽证 | 髒躁·痰火交熾證 | hysteria with syndrome of blazing of phlegm-fire |
| 脏躁·心肝火旺证 | 髒躁·心肝火旺證 | hysteria with syndrome of exuberant fire of heart and liver |
| 脏躁·心脾两虚证 | 髒躁·心脾兩虛證 | hysteria with syndrome of deficiency of both heart and spleen |
| 脏躁·心肾不交证 | 髒躁·心腎不交證 | hysteria with syndrome of incoordination between heart and kidney |
| 早泄 | 早泄 | prospermia |

| 大陆名 | 台湾名 | 英文名 |
|--------|--------|--------|
| 早泄·肝经湿热证 | 早泄·肝經濕熱證 | premature ejaculation with syndrome of damp-heat in Liver Channel |
| 早泄·肾气不固证 | 早泄·腎氣不固證 | premature ejaculation with syndrome of unconsolidated kidney qi |
| 早泄·心脾两虚证 | 早泄·心脾兩虚證 | premature ejaculation with syndrome of deficiency of both heart and spleen |
| 早泄·阴虚火旺证 | 早泄·陰虚火旺證 | premature ejaculation with syndrome of exuberant fire due to yin deficiency |
| 早泄·阴阳两虚证 | 早泄·陰陽兩虚證 | premature ejaculation with syndrome of deficiency of both yin and yang |
| 早泄病 | 早泄病 | premature ejaculation,prospermia |
| 皂角刺 | 皂角刺 | Chinese honeylocust spine |
| 燥干清窍 | 燥乾清竅 | dryness affecting clear orifices |
| 燥伤鼻窍证 | 燥傷鼻竅證 | syndrome of dryness invading nose |
| 燥胜则干 | 燥勝則乾 | predominant dryness causing withering |
| 燥湿化痰 | 燥濕化痰 | eliminating dampness and phlegm |
| 燥湿敛疮 | 燥濕敛瘡 | eliminating dampness and astringing sores |
| 燥痰证 | 燥痰證 | dry-phlegm syndrome |
| 燥邪犯肺证 | 燥邪犯肺證 | syndrome of dryness invading lung |

| 大陆名 | 台湾名 | 英文名 |
|---|---|---|
| 燥性干涩 | 燥性乾澀 | dryness being dry and puckery |
| 燥证 | 燥證 | dryness syndrome |
| 痄腮·变证 | 痄腮·變證 | deteriorated case of mumps |
| 痄腮·常证 | 痄腮·常證 | regular case of mumps |
| 痄腮·毒窜睾腹证 | 痄腮·毒竄睾腹證 | mumps with toxin attacking testes |
| 痄腮·温毒袭表证 | 痄腮·溫毒襲表證 | mumps with syndrome of warm-toxin invading superficies |
| 痄腮·温毒蕴结证 | 痄腮·溫毒蘊結證 | mumps with accumulation and binding of warm-toxin syndrome |
| 痄腮·邪陷心肝证 | 痄腮·邪陷心肝證 | mumps with syndrome of pathogen invading heart and liver |
| 张景岳 | 張景岳 | Zhang Jingyue |
| 张子和 | 張子和 | Zhang Zihe |
| 掌骨骨折 | 掌骨骨折 | fracture of metacarpal bones |
| 爪切法 | 爪切法 | nail pressing needle inserting |
| 照海 | 照海 | zhàohǎi,K6,KI6 |
| 折断面 | 折斷面 | fracture surface |
| 折针 | 折針 | breaking of inserted needle |
| 针博士 | 針博士 | erudite for acupuncture |
| 针刺补泻 | 針刺補瀉 | reinforcing and reducing manipulations of acupuncture therapy |
| 针刺角度 | 針刺角度 | needling angle |
| 针刺麻醉 | 針刺麻醉 | acupuncture anesthesia |

| 大陆名 | 台湾名 | 英文名 |
|---|---|---|
| 针刺镇痛 | 針刺鎮痛 | acupuncture analgesia |
| 针刀 | 針刀 | akupotomye |
| 针刀疗法 | 針刀療法 | akupotomye treatment |
| 针感 | 針感 | needling sensation |
| 针罐法 | 針罐法 | needling associated with cupping, needling combained with cupping |
| 针灸处方 | 針灸處方 | acupuncture and moxibustion prescription, acu-moxibustion prescription |
| 针灸大成 | 針灸大成 | Zhenjiu Dacheng, Compendium of Acupuncture and Moxibustion |
| 针灸法 | 針灸法 | acupuncture and moxibustion therapy |
| 针灸甲乙经 | 針灸甲乙經 | Zhenjiu Jiayi Jing, A-B Classic of Acupuncture and Moxibustion |
| 针灸科 | 針灸科 | department of acupuncture and moxibustion |
| 针灸学 | 針灸學 | science of acupuncture and moxibustion of traditional Chinese medicine |
| 针灸治疗学 | 針灸治療學 | subject of acupuncture and moxibustion theraphy |
| 针眼 | 針眼 | hordeolum |
| 针眼·风热客睑证 | 針眼·風熱客瞼證 | stye with pattern of wind-heat lodging in eyelid |

| 大陆名 | 台湾名 | 英文名 |
|---|---|---|
| 针眼·脾虚湿热证 | 針眼·脾虛濕熱證 | stye with pattern of spleen deficiency and dampness-heat |
| 针眼·热毒壅盛证 | 針眼·熱毒壅盛證 | stye with pattern of heat-toxin congestion and excessiveness |
| 针眼·正虚邪恋证 | 針眼·正虛邪戀證 | stye with pattern of healthy qi deficiency and lingering pathogen |
| 真寒假热证 | 真寒假熱證 | syndrome of true cold disease with false heat manifestation |
| 真睛破损·风邪外袭证 | 真睛破損·風邪外襲證 | ruptured wound of eyeball with pattern of external assault by wind |
| 真睛破损·脓毒侵袭证 | 真睛破損·膿毒侵襲證 | ruptured wound of eyeball with purulent toxin invasion pattern |
| 真睛破损·气滞血瘀证 | 真睛破損·氣滯血瘀證 | ruptured wound of eyeball with pattern of qi stagnation and blood stasis |
| 真热假寒证 | 真熱假寒證 | syndrome of true heat disease with false cold manifestation |
| 真实假虚 | 真實假虛 | true excess disease with false deficient manifestation |
| 真实假虚证 | 真實假虛證 | syndrome of true excess disease with false deficient manifestation |
| 真心痛·寒凝心脉证 | 真心痛·寒凝心脈證 | true heart pain with syndrome of yang deficiency and cold congelation |
| 真心痛·气虚血瘀证 | 真心痛·氣虛血瘀證 | true heart pain with syndrome of qi deficiency and blood stasis |

| 大陆名 | 台湾名 | 英文名 |
|---|---|---|
| 真心痛·正虚阳脱证 | 真心痛·正虚陽脱證 | true heart pain with syndrome of vital qi deficiency and yang collapse |
| 真虚假实 | 真虚假實 | true deficiency disease with false excessive manifestation |
| 真虚假实证 | 真虚假實證 | syndrome of true deficiency disease with false excessive manifestation |
| 真脏脉 | 真髒脈 | critical pulse manifestation |
| 诊法 | 診法 | diagnostic method |
| 诊虚里 | 診虚裏 | examining xuli |
| 阵发痛 | 陣發痛 | paroxysmal pain |
| 鸩酒毒 | 鳩酒毒 | poisonous bird wine poisoning |
| 振法 | 振法 | vibration manipulation |
| 震颤法 | 震顫法 | needle-body trembling |
| 蒸汽吸入疗法 | 蒸汽吸入療法 | steam-inhaling therapy |
| 蒸制 | 蒸制 | steaming |
| 整复疗法 | 整複療法 | reduction therapy |
| 整体观念 | 整體觀念 | holism |
| 正骨手法 | 正骨手法 | bone-setting manipulation |
| 正骨推拿 | 正骨推拿 | massage for bone orthopedics |
| 正虚邪恋证 | 正虚邪戀證 | syndrome of lingering pathogen due to deficient vital qi |

| 大陆名 | 台湾名 | 英文名 |
|--------|--------|--------|
| 正虚瘀结积证 | 正虚瘀結積證 | amassment disease with syndrome of vital qi deficiency and binding of static blood |
| 正治法 | 正治法 | orthodox treatment |
| 证 | 證 | syndrome,pattern |
| 证候 | 證候 | syndrome |
| 证候错杂 | 證候錯雜 | intermingling syndrome |
| 证候禁忌 | 證候禁忌 | incompatibility of drugs in pattern |
| 证候相兼 | 證候相兼 | concurrent syndromes |
| 证候真假 | 證候真假 | true-false of syndrome |
| 证治准绳 | 證治準繩 | Zhengzhi Zhunsheng,Standards for Diagnosis and Treatment |
| 症状 | 症狀 | symptom |
| 支饮 | 支飲 | thoracic fluid retention |
| 脂瘤·痰气互结证 | 脂瘤·痰氣互結證 | adipose tumor with pattern of intermingled phlegm and qi |
| 脂瘤·痰湿化热证 | 脂瘤·痰濕化熱證 | adipose tumor with pattern of phlegm-dampness transforming into heat |
| 直肠前突·脾气虚证 | 直腸前突·脾氣虛證 | rectocele with spleen qi deficiency pattern |
| 直肠前突·气阴两虚证 | 直腸前突·氣陰兩虛證 | rectocele with qi-yin deficiency pattern |
| 直腿抬高加强试验 | 直腿抬高加強試驗 | Bragard additional test |

| 大陆名 | 台湾名 | 英文名 |
|---|---|---|
| 植物名实图考 | 植物名實圖考 | Zhiwu Mingshi Tukao, Textual Research on Reality and Titles of Plants |
| 跖骨骨折 | 蹠骨骨折 | fracture of metatarsus |
| 跖管综合征 | 蹠管綜合徵 | metatarsal tunnel syndrome |
| 跖痛症 | 蹠痛症 | pain in metatarsus |
| 止血带止血法 | 止血帶止血法 | hemostasis with tourniquet |
| 指寸定位法 | 指寸定位法 | finger-cun measurement |
| 指骨骨折 | 指骨骨折 | fracture of phalanges of fingers |
| 指切进针法 | 指切進針法 | fingernail-pressure needle inserting |
| 指压推拿 | 指壓推拿 | finger-pressing massage |
| 指压止痛法 | 指壓止痛法 | method of finger pressing for relieving pain |
| 指压止血法 | 指壓止血法 | digital pressure hemostasis |
| 指针疗法 | 指針療法 | acupressure |
| 枳实 | 枳實 | immature orange fruit |
| 枳实导滞丸 | 枳實導滯丸 | zhishi daozhi pills, zhishi daozhi wan |
| 枳实消痞丸 | 枳實消痞丸 | zhishi xiaopi pills |
| 枳实薤白桂枝汤 | 枳實薤白桂枝湯 | zhishi xiebai guizhi decoction |
| 枳术丸 | 枳尤丸 | zhizhu pills, zhizhu wan |
| 趾骨骨折 | 趾骨骨折 | phalangeal fracture |

| 大陆名 | 台湾名 | 英文名 |
|---|---|---|
| 志 | 志 | will |
| 志室 | 志室 | zhìshì,B52,BL52 |
| 制草乌 | 制草烏 | prepared kusnezoff monkshood root |
| 制川乌 | 制川烏 | prepared common monkshood mother root |
| 制何首乌 | 制何首烏 | prepared fleeceflower root |
| 制化 | 制化 | restriction and generation |
| 制霜 | 制霜 | frost-like powder |
| 制炭 | 制炭 | carbonizing |
| 制炭存性 | 制炭存性 | burn as charcoal with function preserved |
| 质量标准 | 質量標準 | quality standard |
| 质量控制 | 質量控制 | quality control |
| 炙甘草汤 | 炙甘草湯 | zhigancao decoction |
| 治崩三法 | 治崩三法 | three methods for arresting massive uterine hemorrhage |
| 治法 | 治法 | method of treatment |
| 治风法 | 治風法 | dispelling wind method |
| 治痈疡法 | 治癰瘍法 | method for treating sores and carbuncles |
| 滞针 | 滯針 | stucking of needle |
| 中冲 | 中冲 | zhōngchōng,P9,PC9 |

| 大陆名 | 台湾名 | 英文名 |
| --- | --- | --- |
| 中恶 | 中惡 | noxious pathogen attack |
| 中焦湿热 | 中焦濕熱 | dampness-heat in middle jiao |
| 中焦湿热证 | 中焦濕熱證 | syndrome of dampness-heat in middle jiao |
| 中焦实热证 | 中焦實熱證 | syndrome of excessive heat in middle jiao |
| 中消·气阴两虚证 | 中消·氣陰兩虚證 | middle consumption with syndrome of deficiency of both qi and yin |
| 中消·湿热中阻证 | 中消·濕熱中阻證 | middle consumption with syndrome of damp-heat blocking middle jiao |
| 中消·胃燥津伤证 | 中消·胃燥津傷證 | middle consumption with syndrome of fluid damage and stomach dryness |
| 中心视力检查法 | 中心視力檢查法 | examination of central vision |
| 中药鉴别学 | 中藥鑒別學 | identification of Chinese materia medica |
| 中药炮制学 | 中藥炮製學 | science of processing Chinese materia medica |
| 中药制剂分析 | 中藥製劑分析 | analysising drug form of Chinese materia medica |
| 中医儿科学 | 中醫兒科學 | pediatrics of traditional Chinese medicine |
| 中医各家学说 | 中醫各家學說 | theories of schools of traditional Chinese medicine |

| 大陆名 | 台湾名 | 英文名 |
|---|---|---|
| 中医康复学 | 中醫康復學 | science of rehabilitation of traditional Chinese medicine |
| 中医推拿学 | 中醫推拿學 | science of tuina of traditional Chinese medicine |
| 中医药周期疗法 | 中醫藥週期療法 | menstrual cycle therapy with Chinese medicine |
| 中注 | 中注 | zhōngzhù,K15,KI15 |
| 中风闭证 | 中風閉證 | apoplexy with blocking syndrome |
| 中风·风火闭窍证 | 中風·風火閉竅證 | apoplexy with syndrome of wind-fire blocking orifices |
| 中风·风火上扰证 | 中風·風火上擾證 | apoplexy with syndrome of upward disturbance of wind-fire |
| 中风·风痰火亢证 | 中風·風痰火亢證 | apoplexy with syndrome of hyperactivity of wind-phlegm-fire |
| 中风·风痰瘀阻证 | 中風·風痰瘀阻證 | apoplexy with syndrome of blockade of wind-phlegm-static blood |
| 中风后遗症 | 中風後遺症 | sequela of apoplexy |
| 中风·气虚血瘀证 | 中風·氣虛血瘀證 | apoplexy with syndrome of qi deficiency and blood stasis |
| 中风·痰火闭窍证 | 中風·痰火閉竅證 | apoplexy with syndrome of phlegm-fire blocking orifices |
| 中风·痰火瘀闭证 | 中風·痰火瘀閉證 | apoplexy with syndrome of blockade caused by phlegm-fire stasis and blocade |

| 大陆名 | 台湾名 | 英文名 |
|---|---|---|
| 中风·痰热腑实证 | 中風·痰熱腑實證 | apoplexy with syndrome of excessive fu-viscera caused by phlegm-heat |
| 中风·痰湿蒙窍证 | 中風·痰濕矇竅證 | apoplexy with syndrome of phlegm-damp clouding orifices |
| 中风·痰湿蒙神证 | 中風·痰濕矇神證 | apoplexy with syndrome of phlegm-damp clouding orifices |
| 中风·痰浊瘀闭证 | 中風·痰濁瘀閉證 | apoplexy with syndrome of blockade of phlegm-turbidity and static blood |
| 中风脱证 | 中風脫證 | apoplectic collapse |
| 中风·阴虚动风证 | 中風·陰虛動風證 | apoplexy with syndrome of wind stirring due to yin deficiency |
| 种子 | 種子 | promoting conception |
| 周痹 | 周痹 | general arthralgia |
| 周荣 | 周榮 | zhōuróng,SP20 |
| 肘管综合征 | 肘管綜合徵 | elbow tunnel syndrome,cubital tunnel syndrome |
| 肘后备急方 | 肘後備急方 | Zhouhou Beiji Fang,Handbook of Prescriptions for Emergency |
| 朱砂 | 朱砂 | cinnabar |
| 朱砂点 | 朱砂點 | spot of oil cavity |
| 朱砂掌 | 朱砂掌 | cinnabar palm |
| 朱震亨 | 朱震亨 | Zhu Zhenheng |

| 大陆名 | 台湾名 | 英文名 |
| --- | --- | --- |
| 珠突出眶 | 珠突出眶 | eyeball protrusion related to head position |
| 猪牙皂 | 豬牙皂 | Chinese honeylocust abnormal fruit |
| 主客配穴法 | 主客配穴法 | host-guest points combination,host-guest points association |
| 煮制 | 煮制 | boiling |
| 助阳解表 | 助陽解表 | reinforcing yang to relieve superficies syndrome |
| 注射法 | 注射法 | injection method |
| 注射剂 | 注射劑 | injection |
| 筑宾 | 築賓 | zhùbīn,K9,KI9 |
| 壮水制阳 | 壯水制陽 | strengthening governor of water for restraining hyperactivity of yang |
| 撞击伤目·风热犯目证 | 撞擊傷目·風熱犯目證 | ocular contusion with pattern of wind-heat assailing eye |
| 撞击伤目·气滞血瘀证 | 撞擊傷目·氣滯血瘀證 | ocular contusion with pattern of qi stagnation and blood stasis |
| 啄治法 | 啄治法 | knife pecking method |
| 滋阴降火法 | 滋陰降火法 | nourishing yin and descending fire |
| 滋阴解表 | 滋陰解表 | nourishing yin to relieve superficies syndrome |
| 子烦·痰火内蕴证 | 子煩·痰火內蘊證 | gestational dysphoria with syndrome of internal retention of phlegm-fire |

| 大陆名 | 台湾名 | 英文名 |
|--------|--------|--------|
| 子烦·阴虚火旺证 | 子煩·陰虛火旺證 | gestational dysphoria with syndrome of exuberant fire due to yin deficiency |
| 子宫颈癌·肝气郁结证 | 子宮頸癌·肝氣鬱結證 | cervical cancer with syndrome of liver qi depression |
| 子宫颈癌·肝肾阴虚证 | 子宮頸癌·肝腎陰虛證 | cervical cancer with syndrome of yin deficiency of liver and kidney |
| 子宫颈癌·脾肾阳虚证 | 子宮頸癌·脾腎陽虛證 | cervical cancer with syndrome of yang deficiency of spleen and kidney |
| 子宫颈癌·湿热瘀毒证 | 子宮頸癌·濕熱瘀毒證 | cervical cancer with syndrome of poisonous damp-heat and static blood |
| 子淋 | 子淋 | gestational stranguria |
| 子淋·膀胱湿热证 | 子淋·膀胱濕熱證 | gestational stranguria with syndrome of damp-heat in bladder |
| 子淋·心火炽盛证 | 子淋·心火熾盛證 | gestational stranguria with syndrome of heart fire hyperactivity |
| 子淋·阴虚内热证 | 子淋·陰虛內熱證 | gestational stranguria with syndrome of internal heat due to yin deficiency |
| 子满·脾气虚证 | 子滿·脾氣虛證 | hydramnios with syndrome of spleen qi deficiency |
| 子满·气滞湿阻证 | 子滿·氣滯濕阻證 | hydramnios with syndrome of qi stagnation and damp retention |
| 子嗽·痰饮犯肺证 | 子嗽·痰飲犯肺證 | gestational cough with syndrome of phlegm-fluid invading lung |

| 大陆名 | 台湾名 | 英文名 |
| --- | --- | --- |
| 子嗽·阴虚肺燥证 | 子嗽·陰虛肺燥證 | gestational cough with syndrome of yin deficiency and lung dryness |
| 子痰·气血两虚证 | 子痰·氣血兩虛證 | tuberculosis of epididymis with qi-blood deficiency pattern |
| 子痰·湿痰凝结证 | 子痰·濕痰凝結證 | tuberculosis of epididymis with pattern of dampness-phlegm coagulating and intermingling |
| 子痰·阳虚痰凝证 | 子痰·陽虛痰凝證 | tuberculosis of epididymis with pattern of yang deficiency and phlegm coagulation |
| 子痰·阴虚内热证 | 子痰·陰虛內熱證 | tuberculosis of epididymis with pattern of yin deficiency and internal heat |
| 子午流注法 | 子午流注法 | point selection by midday-midnight flowing of qi-blood-point,midnight-noon ebb-flow acupoint selection |
| 子痫发作期 | 子癇發作期 | attacking stage of eclampsia |
| 子痫·肝风内动证 | 子癇·肝風內動證 | eclampsia with syndrome of internal stirring of liver wind |
| 子痫·痰火扰神证 | 子癇·痰火擾神證 | eclampsia with syndrome of phlegm-fire disturbing spirit |
| 子悬·肝气犯脾证 | 子懸·肝氣犯脾證 | gestational suspension with syndrome of liver qi invading spleen |
| 子悬·心肾不交证 | 子懸·心腎不交證 | gestational suspension with syndrome of incoordination between heart and kidney |
| 子岩 | 子岩 | testicle cancer |

| 大陆名 | 台湾名 | 英文名 |
|---|---|---|
| 子喑·肺阴虚证 | 子喑·肺陰虛證 | gestational aphonia with syndrome of lung yin deficiency |
| 子喑·肾阴虚证 | 子喑·腎陰虛證 | gestational aphonia with syndrome of kidney yin deficiency |
| 子痈·气滞痰凝证 | 子癰·氣滯痰凝證 | testicular abscess with pattern of qi stagnation and phlegm coagulation |
| 子痈·湿热下注证 | 子癰·濕熱下注證 | testicular abscess with pattern of dampness-heat diffusing downward |
| 子痈·阳虚寒凝证 | 子癰·陽虛寒凝證 | testicular abscess with pattern of yang deficiency and cold congelation |
| 子晕·肝肾阴虚证 | 子暈·肝腎陰虛證 | gestational vertigo with syndrome of yin deficiency of liver and kidney |
| 子晕·肝阳上亢证 | 子暈·肝陽上亢證 | gestational vertigo with syndrome of upward disturbance of hyperactive liver yang |
| 子晕·脾虚肝旺证 | 子暈·脾虛肝旺證 | gestational vertigo with syndrome of spleen deficiency and liver hyperactivity |
| 子晕·气血两虚证 | 子暈·氣血兩虛證 | gestational vertigo with syndrome of deficiency of both qi and blood |
| 子肿·脾虚证 | 子腫·脾虛證 | gestational anasarca with spleen deficiency syndrome |
| 子肿·气滞证 | 子腫·氣滯證 | gestational anasarca with qi stagnation syndrome |
| 子肿·肾虚证 | 子腫·腎虛證 | gestational anasarca with kidney deficiency syndrome |

| 大陆名 | 台湾名 | 英文名 |
|--------|--------|--------|
| 紫草 | 紫草 | Radix Arnebiae,gromwell root, arnebia root |
| 紫草膏 | 紫草膏 | zicao soft plaster,zicao gao |
| 紫癜·风热伤络证 | 紫癜·風熱傷絡證 | purpura with syndrome of wind-heat injuring collaterals |
| 紫癜·气不摄血证 | 紫癜·氣不攝血證 | purpura with syndrome of failure of qi to keep blood |
| 紫癜·血热妄行证 | 紫癜·血熱妄行證 | purpura with syndrome of bleeding due to blood heat |
| 紫癜·阴虚火旺证 | 紫癜·陰虛火旺證 | purpura with syndrome of exuberant fire due to yin deficiency |
| 紫癜风·风热阻络证 | 紫癜風·風熱阻絡證 | lichen planus with pattern of wind-heat obstructing collateral |
| 紫癜风·风湿蕴肤证 | 紫癜風·風濕蘊膚證 | lichen planus with pattern of wind-dampness amassing in skin |
| 紫癜风·气滞血瘀证 | 紫癜風·氣滯血瘀證 | lichen planus with pattern of qi stagnation and blood stasis |
| 紫癜风·虚火上炎证 | 紫癜風·虛火上炎證 | lichen planus with pattern of deficiency-fire flaring upward |
| 紫苏梗 | 紫蘇梗 | perilla stem |
| 紫苏叶 | 紫蘇葉 | perilla leaf |
| 紫苏子 | 紫蘇子 | perilla fruit |
| 自汗·肺脾气虚证 | 自汗·肺脾氣虛證 | spontaneous sweating with syndrome of qi deficiency of lung and spleen |

| 大陆名 | 台湾名 | 英文名 |
|--------|--------|--------|
| 自汗·气阴两虚证 | 自汗·氣陰兩虛證 | spontaneous sweating with syndrome of deficiency of both qi and yin |
| 自汗·邪热郁蒸证 | 自汗·邪熱鬱蒸證 | spontaneous sweating with syndrome of stagnation and steaming of pathogenic heat |
| 自汗·心肾两虚证 | 自汗·心腎兩虛證 | spontaneous sweating with syndrome of deficiency of both heart and kidney |
| 自汗·阴虚火旺证 | 自汗·陰虛火旺證 | spontaneous sweating with syndrome of exuberant fire due to yin deficiency |
| 自汗·营卫不和证 | 自汗·營衛不和證 | spontaneous sweating with syndrome of disharmony between nutrient and defense phases |
| 走黄·热毒内闭证 | 走黃·熱毒內閉證 | running yellow with pattern of internal blockage of heat-toxin |
| 走黄·热毒入血证 | 走黃·熱毒入血證 | running yellow with pattern of heat-toxin entering blood phase |
| 走黄·壮热亡阴证 | 走黃·壯熱亡陰證 | running yellow with pattern of yin exhaustion due to high fever |
| 足发背 | 足發背 | pyogenic carbuncle of back of foot |
| 足发背·湿热下注证 | 足發背·濕熱下注證 | cellulitis of foot dorsum with pattern of dampness-heat diffusing downward |
| 足发背·虚火灼筋证 | 足發背·虛火灼筋證 | cellulitis of foot dorsum with pattern of deficiency-fire scorching tendon |

| 大陆名 | 台湾名 | 英文名 |
| --- | --- | --- |
| 足内翻试验 | 足内翻試驗 | varus stress test,inversion stress test |
| 足三里 | 足三裏 | zúsānlǐ,S36,ST36 |
| 足通谷 | 足通谷 | zútōnggǔ,B66,BL66 |
| 足外翻试验 | 足外翻試驗 | valgus stress test,eversion stress test |
| 足五里 | 足五裏 | zúwǔlǐ,Liv10,LR10 |
| 足舟骨·骨折 | 足舟骨·骨折 | fracture of scaphoid of foot |
| 左腹积证 | 左腹積證 | amassment disease of left abdomen |
| 左归饮 | 左歸飲 | zuogui drink |
| 左右配穴法 | 左右配穴法 | left-right points combination,left-right points association |
| 佐制药 | 佐制藥 | supplementary inhibitory medicines |
| 坐板疮 | 坐板瘡 | furunculosis of buttock |